医学病例集系列丛书

JIZHENKE CHANGJIANBING
ZHENZHI JI BINGLI JINGXUAN

急诊科
常见病诊治及
病例精选

主编 吴展兴 李晓辉 张修进
刘 春 马殿宝 王亚楠

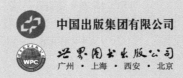

中国出版集团有限公司

世界图书出版公司
广州·上海·西安·北京

图书在版编目（CIP）数据

急诊科常见病诊治及病例精选 / 吴展兴等主编. --
广州 : 世界图书出版广东有限公司, 2025. 5. -- ISBN
978-7-5232-2250-8

Ⅰ. R459.7

中国国家版本馆CIP数据核字第2025YR4843号

书　　名　急诊科常见病诊治及病例精选
　　　　　JIZHENKE CHANGJIANBING ZHENZHI JI BINGLI JINGXUAN
主　　编　吴展兴　李晓辉　张修进　刘　春　马殿宝　王亚楠
责任编辑　曾跃香
责任技编　刘上锦
装帧设计　品雅传媒
出版发行　世界图书出版有限公司　世界图书出版广东有限公司
地　　址　广州市海珠区新港西路大江冲25号
邮　　编　510300
电　　话　（020）84460408
网　　址　http://www.gdst.com.cn
邮　　箱　wpc_gdst@163.com
经　　销　新华书店
印　　刷　广州小明数码印刷有限公司
开　　本　787 mm × 1 092 mm　1/16
印　　张　18.75
字　　数　451千字
版　　次　2025年5月第1版　2025年5月第1次印刷
国际书号　ISBN 978-7-5232-2250-8
定　　价　148.00元

编 委 会

前　言

　　近年来，随着医学的飞速发展和科学技术的进步，现代急救医学和重症医学的发展也日益完善。急救医学是一门跨专业、跨学科的独立医学分科，很多内容纵横交错，但它在医疗服务模式、诊断的认识规律和治疗原则等方面，又具有其自身的特殊性。为进一步提高急诊科及危重症患者的救治成功率，编者们根据自身多年的丰富临床经验，结合国内外最新的诊疗技术，推陈出新，合力著以此书，以求与广大同仁共同进步，为社会民生提供更高水平的医疗服务。

　　全书系统地介绍了急危重症领域诊疗方面的问题，对各类急症的诊疗及监测等方面进行了阐述，包呼吸系统急症、循环系统急症、消化系统急症、内分泌系统急症、神经系统急症等内容，并精选了急诊科相关病案进行分析。本书紧扣临床，简明实用，内容丰富，资料新颖，适用于急诊、ICU 等相关科室的医护人员，以及医学院校师生参考与学习。

　　本书涵盖了当今急诊专业的前沿知识和实践操作，但由于时间仓促，专业水平有限，书中难免存在一些不妥之处和纰漏，敬请读者和同仁批评指正。

编　者

2024 年 11 月

目　录

>>> 第一章　急救常用操作技术

第一节　吸痰术 ························· 3

第二节　洗胃术 ························· 4

第三节　导尿术 ························· 7

第四节　中心静脉导管插入术 ············ 10

第五节　动脉穿刺及置管术 ·············· 16

>>> 第二章　呼吸系统急重症

第一节　重症支气管哮喘 ················ 21

第二节　急性肺水肿 ···················· 32

>>> 第三章　循环系统急重症

第一节　急性心力衰竭 ·················· 43

第二节　高血压危象 ···················· 48

>>> 第四章　消化系统急重症

第一节　急性胃炎 ······················ 61

第二节　食管胃底静脉曲张破裂出血 ……………………………………………… 68

第三节　下消化道出血 ……………………………………………………………… 75

第四节　急性胰腺炎 ………………………………………………………………… 79

》》》 **第五章　内分泌系统急重症**

第一节　甲状腺功能亢进危象 ……………………………………………………… 97

第二节　肾上腺危象 ………………………………………………………………… 102

第三节　糖尿病酮症酸中毒 ………………………………………………………… 105

第四节　高渗性非酮症高血糖昏迷综合征 ………………………………………… 112

》》》 **第六章　神经系统急重症**

第一节　急性缺血性脑血管病 ……………………………………………………… 123

第二节　急性出血性脑血管病 ……………………………………………………… 132

第三节　癫痫持续状态 ……………………………………………………………… 140

》》》 **第七章　临床病例**

第一节　重症肺炎 …………………………………………………………………… 145

第二节　心肌梗死合并肾衰竭 ……………………………………………………… 147

第三节　急性脑梗死、癫痫持续状态 ……………………………………………… 149

第四节　重症肺炎、多器官衰竭 …………………………………………………… 151

第五节　颌面部间隙感染并发心梗 ………………………………………………… 153

第六节　骨折后并发过敏性休克 …………………………………………………… 155

第七节　肝硬化并发消化道大出血、休克 ………………………………………… 158

第八节　多发伤、脾破裂、急性呼吸窘迫综合征 ………………………………… 161

第九节　病毒性脑膜脑炎 …………………………………………………………… 163

第十节　肺炎链球菌脑膜炎合并脑脓肿 …………………………………………… 167

第十一节　单核细胞增多性李斯特菌感染脑膜炎 ………………………………… 172

第十二节　流行性脑脊髓膜炎 ……………………………………………………… 174

第十三节　抗 N-甲基-D-天门冬氨酸受体脑炎 …………………………………… 176

第十四节　神经精神狼疮 ……………………………………………………………… 179

第十五节　血栓性血小板减少性紫癜 ………………………………………………… 183

第十六节　抗磷脂综合征合并脑梗死 ………………………………………………… 187

第十七节　噬血细胞综合征 …………………………………………………………… 190

第十八节　恙虫病 ……………………………………………………………………… 194

第十九节　热射病 ……………………………………………………………………… 198

第二十节　糖尿病酮症酸中毒 ………………………………………………………… 202

第二十一节　妊娠期甲亢合并妊娠剧吐 ……………………………………………… 206

第二十二节　枪击伤诊治 ……………………………………………………………… 210

第二十三节　结核性脑膜炎 …………………………………………………………… 213

第二十四节　肾移植术后播散性结核病 ……………………………………………… 218

第二十五节　重症肺炎所致的多脏器功能衰竭 ……………………………………… 222

第二十六节　多发性骨髓瘤合并多重病原重症肺炎 ………………………………… 226

第二十七节　整形手术后的脓毒性休克 ……………………………………………… 231

第二十八节　重症肺炎支原体肺炎 …………………………………………………… 236

第二十九节　鹦鹉热衣原体重症肺炎救治 …………………………………………… 242

第三十节　呈大叶性肺炎样改变的腺病毒肺炎 ……………………………………… 249

第三十一节　成人不典型病原体肺炎：支原体肺炎 ………………………………… 254

第三十二节　潜伏在社区获得性肺炎中的隐球菌肺炎 ……………………………… 263

第三十三节　非人类免疫缺陷病毒相关耶氏肺孢子菌肺炎 ………………………… 268

第三十四节　伴颅内静脉窦血栓形成的肺炎克雷伯菌肝脓肿 ……………………… 274

第三十五节　肺炎克雷伯菌致侵袭性多发脓肿 ……………………………………… 282

参考文献 ……………………………………………………………………………… 289

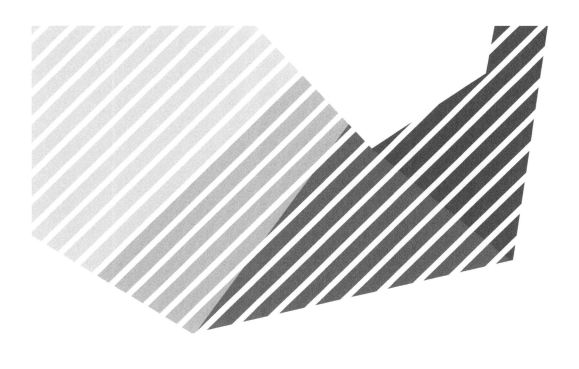

第一章

急救常用操作技术

吸痰术

一、适应证

吸除气道内沉积的分泌物；获取痰标本，用于培养或涂片确定肺炎或其他肺部感染，或送痰液做细胞病理学检查；维持人工气道通畅；对不能有效咳嗽导致精神变化的患者，通过吸痰刺激患者咳嗽，或吸除痰液，缓解痰液刺激引发的咳嗽；因气道分泌物潴积导致肺不张或实变者，吸痰可促进肺复张。

二、禁忌证

气管内吸痰术对人工气道患者是必要的常规操作，无绝对禁忌证。

三、主要器械

1. 必要器械 负压源，集痰器，连接管，无菌手套，无菌水和杯，无菌生理盐水，护目镜、面罩和其他保护装置，氧源，带活瓣和氧源的人工气囊，听诊器，心电监护仪，脉氧监测仪，无菌痰标本收集装置等。

2. 吸痰管 吸痰管直径不超过气管插管内径的1/2。

四、操作

1. 患者准备 如条件允许，吸痰前应先予100%O_2至少30秒（最好吸纯氧2分钟）；可适当增加呼吸频率和（或）潮气量，使患者稍微过度通气，吸痰前可调节呼吸机"叹息"呼吸1~2次，或用呼吸球囊通气数次（3~5次）；机械通气患者最好在不中断通气的情况下吸痰或密闭式吸痰；吸痰前后最好有脉搏氧饱和度监测，以观察患者有无缺氧；吸痰时可向气道内注入少许生理盐水以稀释痰液或促使气道内的痰液移动，以利吸除。

2. 吸引负压 吸引管负压一般按新生儿60~80mmHg，婴儿80~100mmHg，儿童100~120mmHg，成人100~150mmHg。吸引负压不超过150mmHg，否则可能因吸引导致气道损伤、低氧血症和肺膨胀不全等。

3. 吸痰目的 至少达到下列之一：①呼吸音改善。②机械通气患者的吸气峰压（PIP）与平台压间距缩小，气道阻力下降或顺应性增加，压力控制型通气患者的潮气量增加。③PaO_2或经皮氧饱和度（SpO_2）改善。④吸除了肺内分泌物。⑤患者症状改善，如咳嗽减少或消失等。

4. 监测 吸痰前、中、后应做好以下监测：呼吸音变化，血氧饱和度或经皮氧饱和度，肤色变化，呼吸频率和模式，血流动力学参数（脉搏、血压、心电），痰液特征（颜色、量、黏稠度、气味）、咳嗽有无及强度、颅内压（必要时）、通气机参数（PIP、平台压、潮气量、FiO$_2$）、动脉血气，以及吸痰前后气管导管位置有无移动等。

5. 吸痰　吸痰时遵守无菌操作原则，术者戴无菌手套，如有需要可戴防护眼镜、隔离衣等。吸痰管经人工气道插入气管/支气管时应关闭负压源，待吸痰管插入到气管/支气管深部后，再开放负压吸引，边吸引边退出吸痰管，吸痰管宜旋转式返出，而非反复抽插式吸痰。每次吸痰的吸引时间 10～15 秒，如痰液较多，可在一次吸引后通气/吸氧至少 10 秒（最好能吸氧 1 分钟左右）再吸引，避免连续吸引，以防产生低氧血症和肺膨胀不全等。吸痰完成后，应继续给予纯氧约 2 分钟，待血氧饱和度恢复正常或超过 94% 后，再将吸氧浓度调至吸痰前水平。多功能呼吸机有专用的吸纯氧键，按压该键后，会自动提供纯氧约 2 分钟（具体时间因产品不同而异）。吸除气道内的痰后，再吸除患者口鼻中的分泌物（特别是经口气管插管或吞咽功能受影响者）。

五、并发症

气管内吸引主要并发症包括：低氧血症或缺氧；气管/支气管黏膜组织损伤；心搏骤停；呼吸骤停；心律失常；肺膨胀不全；支气管收缩/痉挛；感染；支气管/肺出血；引起颅内压增高；影响机械通气疗效；高血压；低血压。这些并发症大多是吸引不当所致，规范的操作，可大大降低有关并发症的风险。

（吴展兴）

第二节　洗胃术

口服毒物后，洗胃是清除毒物、防止毒物吸收的主要方法之一。洗胃应尽早进行，一般在服毒物后 6 小时内洗胃最佳；部分毒物即使超过 6 小时仍可滞留胃内，多数情况下依然有洗胃的必要。

一、适应证

1. 清除胃内各种毒物。
2. 治疗完全性或不完全性幽门梗阻。
3. 治疗急、慢性胃扩张。

二、禁忌证

1. 腐蚀性食管炎。
2. 食管胃底静脉曲张。
3. 食管或贲门狭窄或梗阻。

4. 严重心肺功能不全。

三、操作

根据患者情况及急救场所与设备条件采用不同的洗胃方法:

1. 口服催吐法 适用于神志清醒且能合作的患者。胸前铺防水布、身前置一污水盆或桶,令患者尽快口服灌洗液,至饱胀感时再让患者自行用手指刺激咽部引起呕吐,也可用压舌板或筷子刺激咽部或舌根诱发呕吐排出胃内容物。如此反复,直至排出的洗胃液清洁无味为止。本法操作简单,方便易行,但洗胃常不彻底,不能有效防止毒物进入肠道。

2. 胃管洗胃法 适用于不合作、神志不清的患者。清醒患者取坐位,解开上衣纽扣,松解裤带,患者面前放一污物桶;昏迷患者取头低左侧卧位,头转向一侧,以免液体误入气管内。胃管前端 10cm 涂液状石蜡,经口腔插管时,使患者充分张口,昏迷患者可使用开口器,放入牙垫,避免患者咬住胃管。胃管插入食管 45~50cm 即至胃内,如不能肯定,可由胃管注入适量空气,同时在胃区听到咕噜声,则证实胃管已入胃内,将胃管固定于鼻背部,可采用下列任一方法洗胃:①电动洗胃机洗胃法,电动洗胃机有自控和手控两种,按工作程序操作,将胃管与洗胃机输液管相连接,先用负压将胃内容物吸尽,留送标本。以后每次用正压灌注 300~500mL 洗胃液,然后将胃内容物以负压吸出,反复灌洗,直至洗净。②漏斗式胃管洗胃法,先用注射器将胃内容物尽量抽尽,留作分析用,将胃管漏斗部抬高,由漏斗部灌入 300~500mL 洗胃液,立即放低漏斗,利用虹吸原理将胃内液体引出,反复清洗,直至洗出的液体透亮无味。③注射器抽吸洗胃法,对患者极度衰竭或重症休克者可采用此法,用注射器经胃管注入 300~500mL 洗胃液,再用注射器抽出,如此反复,直至洗出的液体透亮无味为止。洗胃完毕可从胃管内注入解毒剂、活性炭等,拔出胃管。

3. 剖腹胃造口洗胃术 适用于急性口服中毒、凡插管洗胃确有困难的危重病例。危重患者可在抢救室进行手术。患者取仰卧位,常规消毒铺巾,局部麻醉,取上腹部纵向切口 7~8cm 进入腹腔,胃前壁先作一荷包缝合,切开胃壁,插入吸引导管,先吸尽胃内容物,反复灌洗。术后将导管保留,以便必要时再次灌洗,还可由此注入解毒剂或营养物质。

四、注意事项

凡有心搏骤停者,应先复苏,然后洗胃,严密观察洗胃术后的并发症,如吸入性肺炎、上消化道出血等,并及时治疗。

五、洗胃溶液

可根据毒物种类不同,选用适当溶液或加入相应解毒物质,如保护剂:食入腐蚀性毒物后,为保护胃肠黏膜,可用牛奶、蛋清、米汤、植物油等;溶剂:饮入脂溶性毒物如汽油、煤油等有机溶剂后,先用液状石蜡 150~200mL,使其溶解而不吸收,然后洗胃;吸附剂:

活性炭是强有力的吸附剂，可用于吸附生物碱、磺胺、巴比妥类、水杨酸、苯酚、砷、氯化汞等，一般用30~50g；解毒剂：通过与体内残留的毒物起中和、氧化、沉淀等化学作用，改变毒物的理化性质，使其失去毒性。根据毒物种类不同，选用氧化剂：1 : 5 000 高锰酸钾溶液，可使生物碱、蕈类氧化解毒；中和剂：吞服强酸时可用弱碱中和（表1-1）。

表1-1　常用洗胃液的作用和注意事项

名称	作用及用量	注意事项
微温水及生理盐水	物理溶解、机械冲洗作用，用于毒物不明的急性中毒；成人每次300~500mL，儿童每次100~200mL，反复进行	液体温度36~37℃，以防血管扩张加速毒物吸收，注意出入量平衡
活性炭混悬液	吸附作用，用于多种药物及化学物质的急性中毒；2~5g置于1 000mL水中，摇匀，反复进行	
鞣酸溶液	沉淀作用，用于生物碱及某些金属（砷、汞除外）中毒；2%~4%溶液	
高锰酸钾溶液	氧化作用，用于有机毒物及多种药物（如巴比妥类、阿片类）中毒；浓度1 : 5 000~1 : 10 000为好	对硫酸、内吸磷、乐果、马拉硫磷、硫特普等不能用。要充分溶解，切勿使高锰酸钾的结晶接触口腔及胃黏膜
碳酸氢钠溶液	可沉淀多种生物碱，也可分解有机磷农药（敌百虫除外）；常用2%~5%溶液	碳酸氢钠为碱性溶液，可产生气体，不能一次灌入大量，以防产生大量气体将毒物驱入肠内
硫酸钠溶液	用于钡盐中毒，使生成不溶性硫酸钡沉淀；常用2%~5%溶液	
硫酸铜溶液	用于黄磷中毒，生成不溶解的磷化铜；常用0.2%~0.5%溶液	用后再用清水或生理盐水洗胃，以防硫酸铜吸收
葡萄糖酸钙及氯化钙溶液	用于氟化物、草酸盐中毒，使生成氟化钙、草酸钙沉淀；常用1%溶液	
硫代硫酸钠溶液	用于碘、砷、汞、氰化物中毒，使结合生成无毒的硫化物；常用5%溶液	
米汤、面糊	用于碘中毒，使碘灭活；常用1%~10%溶液	用到洗胃液不显蓝色为止
甲醛次硫酸钠溶液	用于汞中毒，起沉淀作用；常用2%的溶液250mL	
氨水、醋酸铵、碳酸铵溶液	用于甲醛中毒，使形成不活泼的乌洛托品；常用0.2%氨水、醋酸铵或碳酸铵	

（吴展兴）

第三节 导尿术

一、适应证

导尿是临床上最常用的泌尿外科和非泌尿道疾病的诊断和治疗措施之一。其适应证包括：外科手术、急诊和危重患者，常需导尿观察尿量变化；急慢性阻塞性尿潴留或神经性膀胱，需导尿缓解症状；膀胱功能不全者，导尿用作排尿后残余尿量评估；导尿留取非污染尿标本检查作为泌尿系感染的重要诊断手段（多为女性患者）；其他如利用导尿作为逆行性膀胱造影和尿动力学检查的方法。

二、禁忌证

导尿的绝对禁忌证是确定性或疑似下尿道损伤或断裂者，主要见于骨盆骨折或盆腔创伤者，多表现为会阴部血肿、尿道口出血或前列腺高位骑跨。只有尿道连续性得到确认后，方可进行导尿术，非创伤者镜下或肉眼血尿并非导尿的禁忌证。相对禁忌证如尿道狭窄、近期尿道或膀胱手术、狂躁或不合作者等。

三、主要器械

消毒剂如聚维酮碘，水溶性润滑剂如甘油、无菌巾、无菌棉球及纱布、无菌手套、连接管、无菌生理盐水、10mL注射器、尿量计、接尿器（或接尿袋）、固定胶带等。

四、导尿管选择

成人常用Foley-16或18号导尿管，儿童多用5~8号导尿管。尿道狭窄者宜选择较小导尿管如Foley-12或14号，而有血尿者应选择相对较大的导尿管如Foley-20至24号，以免导尿管被血块阻塞。多数导尿管为乳胶管，如条件允许，对乳胶过高敏或过敏者可选用硅胶管，有高危感染风险者，可选用银合金涂层的抗菌导尿管。

五、操作前准备

操作前先向患者作适当解释，消除顾虑，取得其充分合作。患者多取仰卧位或半卧位，双大腿可略外展。男性包茎者应翻开包皮暴露尿道口，清除包皮垢。然后用浸有消毒液的棉球或海绵块消毒，注意，在消毒时，应以尿道口为中心向外消毒。消毒后常规铺无菌巾或洞巾，导尿管外涂润滑剂备用。

六、操作

（一）男患者导尿术

术者戴无菌手套，消毒铺巾后，一手握阴茎，使之垂直向上，另一手持带有滑润剂的导尿管，自尿道口插入，导尿管至少插入大部分或见尿液流出，见有尿液自导尿管流出后仍应继续推入导尿管数厘米，而后将导尿管外端接上接尿袋，用 10mL 注射器抽取无菌生理盐水注入球囊管，再将向外牵拉导尿管，直到遇到阻力，固定导尿管于一侧大腿上，完成导尿（图 1-1）。

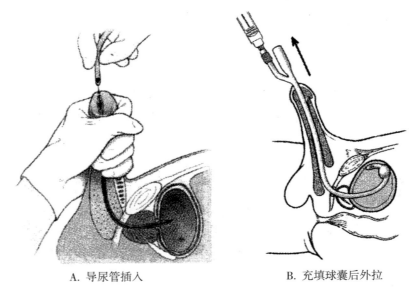

A. 导尿管插入　　　　　　　　　　B. 充填球囊后外拉

图 1-1　男患者导尿管插入方法示意图

有时导尿管插入阻力较大，可能是在前列腺膜部有狭窄或尿导尿管硬度较大，致使导管前端阻于前列腺膜部前方的尿道后皱襞处，此时可用手指在前列腺下方轻托尿道或适当旋转导尿管方向，便于导尿管前端顺利进入尿道前列腺部（图 1-2）。

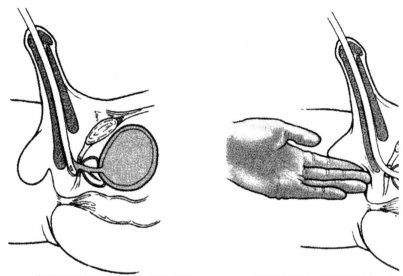

A. 前端阻于前列腺膜部的后皱襞处　　　B. 用手指轻托前列腺膜部后皱襞

图1-2　男患者导尿管插入遇阻解决方法示意图

（二）女患者导尿术

患者取仰卧位，双大腿略向外展或呈膀胱截石位，用手指撑开阴唇后自尿道口向周围消毒并常规铺无菌巾。术者用一手拇指、示指分别撑开两侧小阴唇，另一手持导尿管自尿道口插入导尿管，见尿液处导尿管外流时，继续向内插入导尿管数厘米，用注射器抽取 10mL 无菌生理盐水，向球囊导管内注入生理盐水，而后向外牵拉导尿管，直到遇到阻力即可，而后固定导尿管于一侧大腿根部即完成导尿（图1-3）。

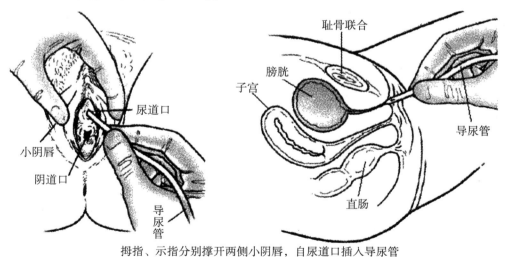

拇指、示指分别撑开两侧小阴唇，自尿道口插入导尿管

图1-3　女性导尿方法示意图

七、并发症

导尿的主要并发症包括造成假通道，尿道穿孔，出血，感染。尿道炎是最常见的并发症，发生率为 3%~10%。附睾炎、膀胱炎和肾盂肾炎是少见并发症，多见于长期留置导尿管合并感染者。减少感染的最有效方法是尽可能减少导尿管的留置时间，严格无菌操作。导尿者无须常规预防性使用抗生素，但感染高危风险者如免疫功能受抑、经尿道前列腺切除术、肾移植者等，需要预防性使用抗生素。医源性创伤可导致尿道狭窄，出血和血尿，少量出血大多是自限性的，无须特殊处理，但出血较多者，应给予止血药如巴曲酶 1ku 肌内注射或静脉注射，凝血功能障碍者应处理原发病。包茎者导尿后包皮未复原易致包皮嵌顿。

（吴展兴）

第四节　中心静脉导管插入术

急诊和重症监护单元开展中心静脉通路和有创操作越来越频繁，各种高级监护技术、经静脉起搏和静脉营养等均需要快速、安全和可靠的中心静脉通路。纵使在复苏时或儿童危重患者，也越来越多地开展中心静脉导管技术。

一、适应证

多种原因需要中心静脉导管，最常见的是当需要紧急静脉输液或给药的患者无法建立外周静脉通路时，应建立中心静脉导管通路；不宜经外周小静脉使用刺激性较强的药物时，也需开放中心静脉通路给药；高能量静脉营养和其他高浓度输液。其他如中心静脉测压、经静脉临时起搏、心导管操作、肺动脉导管、肺血管造影等均需中心静脉通路。

二、禁忌证

中心静脉导管插入无绝对禁忌，应根据临床和穿刺经验选择合适的穿刺部位，但应避免在目标静脉区有皮肤感染处或有静脉血栓形成的静脉进行穿刺。凝血功能障碍者（特别是锁骨下静脉穿刺）、严重肥胖且解剖定位困难者和不合作者等均是相对禁忌证。

具体地说，一般的相对禁忌证包括局部解剖变异、血管炎、既往有长期留置导管史、既往有使用致血管硬化剂史、局部有放射治疗史、疑有邻近血管损伤、出血体质、抗凝或溶栓治疗、躁动患者、穿刺者无操作经验或不熟练。锁骨下静脉相对禁忌证如胸壁畸形、气胸、COPD；颈静脉相对禁忌如经颈静脉吸毒者；股静脉相对禁忌如患者需要不断活动下肢者；贵要静脉（外周）相对禁忌如心脏骤停等。

三、不同穿刺入口优缺点比较

根据医生穿刺技术和经验不同，选择穿刺入口也各有差异，有时贵要静脉等外周静脉也作为中心静脉导管的入口，但外周静脉到达上/下腔静脉的距离较远，而且外周静脉可能因容量不足等原因常有萎陷，甚至血栓栓塞，不宜进行中心静脉导管操作。一些大静脉如锁骨下静脉、颈内静脉和股静脉部位较为确定，静脉内径较粗，穿刺成功率更高，是中心静脉的优选。表1-2是不同穿刺入口的优缺点简单比较，可在临床穿刺时参考。

表1-2 中心静脉穿刺不同入口优缺点比较

穿刺入口	优点	缺点
贵要静脉（肘部，外周）	严重并发症发生率低；可以在直视下进行穿刺操作；可以进行大量和快速输液	轻度并发症如感染、静脉炎和血栓形成发生率高
颈内静脉	体表标志好；与锁骨下静脉相比，气胸发生率更低；易出血但可控性好；罕有发生导管错位；右颈内静脉到上腔静脉几乎成一直线；颈动脉容易鉴别；是2岁以下儿童静脉切开的次选和有效途径	属于"盲穿"操作；失败率略高于锁骨下穿刺法；固定更困难和不方便
股静脉	体表标志好；是凝血功能障碍、上腔静脉创伤或CPR等上腔静脉入口的优选替代途径	固定困难；易受污染
锁骨下静脉锁骨下入口	体表标志好	并发症发生率高，特别是低血容量性休克患者；属于"盲穿"；2岁以下儿童尽量避免
锁骨下静脉锁骨上入口	体表标志好；气胸风险更低；心跳呼吸停止多选择此径路；导管错位少见	属于"盲穿"

四、主要器械

无菌手套；静脉输液和输液管；中心静脉专用穿刺包，一般含聚维酮碘消毒液、消毒洞巾、麻醉剂及注射器、穿刺针、金属导丝、导管、皮肤扩张导管、纱布垫、11号小刀片、5mL和10mL注射器、3-0号或4-0号不吸收缝线等。成人用静脉导管一般要求20cm的法氏7号留置管，如用作透析或快速输液，应选择更大孔径的导管。

五、操作

（一）颈内静脉穿刺置管

患者仰卧Trendelenburg位（特伦德伦伯位表垂头仰卧位），将床头下倾10°~15°角，头转向穿刺对侧。一般取右侧颈内静脉，因为它与上腔静脉几乎成一直线，有气管插管的患者更多选用锁骨下或股静脉置管。颈内静脉穿刺分为前、中、后路三种进针法，三种进针方法详见表1-3。图1-4为颈内静脉穿刺前、后路进针法。以下简要介绍中路进针法：穿刺点定位于锁骨上缘、胸锁乳突肌的胸骨头和锁骨头形成的三角形尖端，由于颈内静脉位于颈动脉外侧，即穿刺时应在颈动脉搏动外侧进针，颈静脉一般在皮下约 0.5cm，但因个体肥胖程度不同而有差异。用 1%~2% 的利多卡因溶液 1~2mL，进行皮肤及皮下浸润麻醉。穿刺进针点位于颈动脉搏动外侧的三角区顶点处，针尖朝向同侧乳头，针柄与皮肤成 45°~60° 角进针（图 1-5），边进针边抽吸，见暗红色血流进入注射器表示穿刺进入颈内静脉，可再进针少许（1~2mm）以确保针尖斜面完全进入血管内，然后按导管插入过程置入静脉导管。置管完成后，应拍摄胸部平片，确定导管位置及有无并发症。

表 1-3　颈内静脉前、中、后路穿刺方法比较

	前路进针法	中路进针法	后路进针法
进针点标志	胸锁乳突肌前缘与甲状软骨上缘的水平线交界处	胸锁乳突肌胸骨头、锁骨头与锁骨所成的三角形尖部	胸锁乳突肌后缘、锁骨和同侧乳突连线下 1/3 交界处
针柄与皮肤角度	儿童 30°，成人 45°	儿童 30°，成人 45°~60°	30°~45°，沿胸锁乳突肌内侧边向下
针尖方向	同侧乳头	同侧乳头	胸骨上切迹
成人颈内静脉深度	≤3cm	≤3cm	≤5cm

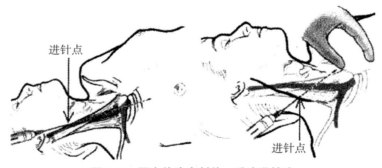

图 1-4　颈内静脉穿刺前、后路进针法

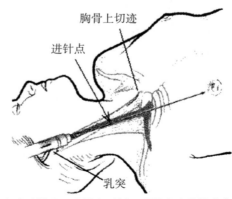

中路进针法：头转向对侧，进针点为胸锁乳突肌胸骨头与锁骨头分叉处，针尖指向同侧乳头

图 1-5　颈内静脉穿刺

（二）锁骨下静脉穿刺置管

患者仰卧置于 Trendelenburg 位，头转向穿刺对侧。在患者肩胛骨下置一毛巾或纱垫，以突出胸锁关节。用利多卡因溶液进行皮肤及皮下浸润麻醉。按进针点在锁骨上或下分为锁骨上进针法和锁骨下进针法。

1. 锁骨下进针法　多数医生（或经培训的护士）习惯锁骨下进针法。进针点位于锁骨下 1cm，锁骨 1/3 与外 1/3 交界处，针尖朝向内上方，胸骨上切迹上方，穿刺针与皮肤成 15°~20° 角进针，边进针边抽吸，见有暗红色血流进入注射器，表示已穿刺进入锁骨下静脉，可再进针少许（1~2mm）以确保针尖斜面完全进入血管内，一般进针 3~4cm 即可（图 1-6A、图 1-6C）。然后按导管插入过程置入静脉留置针，置管完成后应摄胸部正位片了解导管位置及有无并发症。

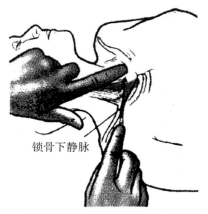
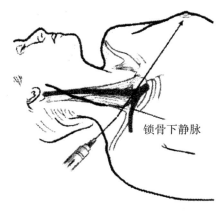

A. 锁骨下进针法(头转向对侧，进针点位于锁骨下1cm，锁骨1/3与外1/3交界处，针尖朝向内上方，直至胸骨上切记上方，穿刺针与皮肤呈15°~20°角进针)

B. 锁骨上进针法(头转向对侧，于胸锁乳突肌外侧1cm、锁骨上方1cm进针，针尖指向对侧乳头方向，穿刺针与皮肤约45°角)

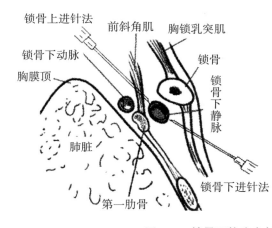

C. 锁骨上、下进针法解剖结构示意图（锁骨下静脉位于锁骨后上方，锁骨下动脉的前下方）

图 1-6　锁骨下静脉穿刺示意图

2. 锁骨上进针法　进针点位于胸锁乳突肌外侧 1cm，锁骨上方 1cm，针尖指向胸骨颈静脉切点后方，朝对侧乳头方向，穿刺针与皮肤约 45°角，边进针边抽吸，见有暗红色细血流进入注射器表明已穿刺进入锁骨下静脉，此时可再进针少许（1~2mm），以确保针尖斜面完全进入血管内，一般进针 2~3cm 即可（图 1-6B、图 1-6C）。然后按导管插入过程置入静脉留置导管，置管完成后应摄胸部正位片了解导管位置及有无并发症。

（三）股静脉穿刺置管

患者仰卧位，穿刺侧大腿轻度外展。在腹股沟下方触摸确定搏动的股动脉，股静脉紧邻股动脉内侧。用 1%~2% 的利多卡因溶液进行皮肤及皮下浸润麻醉。穿刺点位于腹股沟中点下方 2~4cm，股动脉搏动中点内侧 1~2cm（体形大小距离有差异，可 0.5~1cm，一般可根据股动脉搏动范围判断动脉直径）。沿大腿长轴方向朝头侧进针，注射针头与皮肤成 45°角，边进针边抽吸，有暗红色细血流进入注射器表示针尖已穿入股静脉，此时可将注射器向下压约 20°角（即与皮肤成 25°~30°角）再进针 2~3mm，确保针尖斜面完全进入血管内（图 1-7），然后按导管插入过程置入静脉留置针。

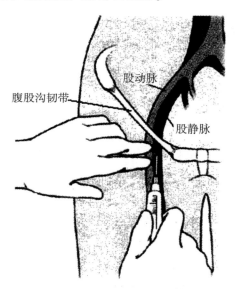

腹股沟韧带

股动脉

股静脉

图 1-7　股静脉穿刺示意图

六、并发症

与其他有创操作一样，中心静脉穿刺也时有穿刺不成功或出现并发症，文献报道中心静脉穿刺总失败率为 10%~20%，并发症发生率为 5%~10%，其中约 4% 发生错位，应慎重选择相应操作，切勿滥用（图 1-8）。中心静脉穿刺置管的并发症一般有感染性、机械性和血栓性并发症。颈内静脉或锁骨下静脉穿刺后必须拍胸片，以确认导管位置和有无并发症。

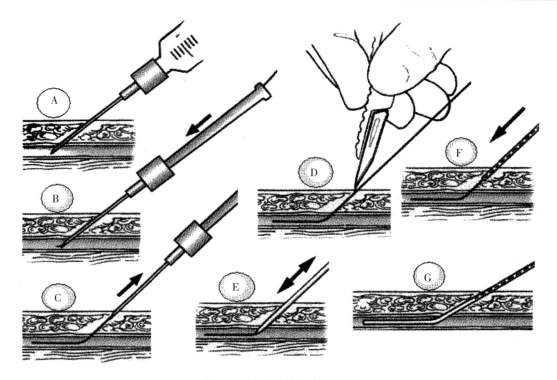

图 1-8　中心静脉穿刺示意图

A. 血管穿刺成功；B. 沿穿刺插入导丝；C. 固定导丝，退出穿刺针；D. 在导丝如处做一直径 1～2mm 皮肤小切口；E. 沿导丝插入扩张器；F. 退出扩张器，沿导丝插入静脉留置导管；G. 退出导丝，固定静脉留置导管

（一）导管感染

主要通过三个途径：插入部位感染，并沿插入导管径路漫延；导管连接处感染并向导管内漫延；血源性感染。减少导管感染可采用 5 步法：操作者手的卫生清洁；严格操作；皮肤严格消毒；选择理想的置管部位；每日仔细观察导管及附属必须物品，无使用必要时，及时拔除导管。

（二）机械并发症

主要有动脉损伤、血肿形成、气胸、血胸、心律失常、导管位置不当。股静脉与锁骨下静脉置管并发生相当。如刺破动脉，应更换穿刺部位，不宜再在同一部位进行穿刺。超声引导穿刺有利于降低穿刺并发症的发生率，但受条件限制，不少医院尚难以做到。在锁骨下静脉穿刺时，气胸的发生率可能更高，因为左侧胸膜顶位置较右侧略高。穿刺后注意患者有无呼吸困难、有无皮下气肿、气管有无移位、两侧呼吸音是否对称等方法了解有无气胸，通常穿刺后应拍摄胸部后前位片。如患者在置管前已有气胸，一般选择气胸同侧进行穿刺置管，以免在对侧穿刺引起双侧气胸。如导丝插入过深进入心室，可能诱发期前收缩或心动过速等并发症，此时可适当退出几厘米。导管刺入动脉是最严重的并发症，此时常可见到导管内搏动性鲜红色血液回流，颈内动脉刺破可能导致颈部血肿压迫气管，应仔细观察，必要时做气管插管。

（三）血栓性并发症

静脉导管增加静脉血栓形成的风险，易并发血栓栓塞。血栓形成最早可发生于穿刺置管后的第一天，通常锁骨下静脉血栓形成的风险最低。尽快拔除导管是降低血栓形成风险的最有效方法。

颈内静脉、锁骨下静脉和股静脉置管各种并发症发生风险对比见表1-4。

表1-4 颈内静脉、锁骨下静脉和股静脉置管相关的并发症风险比较表

并发症	导管部位相关性并发症风险		
	颈内静脉	锁骨下静脉	股静脉
气胸（%）	<0.1~0.2	1.5~3.1	不适用
血胸（%）	不适用	0.4~0.6	不适用
感染（每1 000导管·天的发生率）	8.6	4	15.3
血栓形成（每1 000导管·天的发生率）	1.2~3	0~13	8~34
动脉刺破（%）	3	0.5	6.25
错位	低危（进入下腔静脉/通过右心房）	高危（进入对侧锁骨下静脉/上行入颈内静脉）	低危（腰部静脉丛）

（吴展兴）

第五节　动脉穿刺及置管术

动脉穿刺及置管是危重患者抢救治疗的重要途径之一，及时的动脉穿刺将为标本采集、有创血压监测和临床治疗提供重要帮助。

一、适应证

危重病或大手术后，血流动力学不稳定且需要使用正性肌力或缩血管药者行有创血压监测；动脉血标本采集用于血气分析如监测PaO_2、PH、PCO_2、HCO_3^-等；其他可用于经动脉给药等。

二、禁忌证

有出血或凝血功能障碍者、拟穿刺部位感染者不宜行动脉穿刺。穿刺和（或）置管后不影响远端血供是基本原则，避免在侧支循环差动脉进行穿刺，如有雷诺现象的供血动脉、血栓性脉管炎或终动脉。严重动脉疾病，如脉搏微弱或局部可听到血管杂音或曾行血管手术

的动脉也是穿刺或置管的禁忌。如需反复抽取动脉血者，一般适宜放置动脉导管。

艾伦试验（Allen's test）有助于判断侧支循环状况。图1-9为掌部动脉血供示意图。试验方法是：①触摸腕部桡动脉和尺动脉搏动情况。②嘱患者反复紧握拳头并压迫两动脉（桡和尺动脉）。③松开拳头后观察手掌有无苍白。④放开尺动脉，观察手掌变白的恢复时间，5~10秒内恢复者属正常。如恢复时间延长，提示尺动脉侧支循环差，此时做桡动脉穿刺便应慎重考虑，但艾伦试验并非完全可靠，其有效性仍存争议，具体操作应结合患者实际情况。

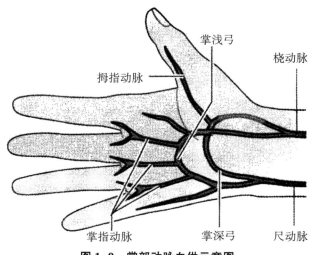

图1-9　掌部动脉血供示意图

三、操作

1. **穿刺前准备**　5mL注射器或专用动脉穿刺包（包括套管针）、肝素溶液或肝素帽、1%~2%利多卡因溶液、纱布垫、麻醉用注射器、无菌棉球、纱布和洞巾等。穿刺前，抽吸肝素溶液润滑注射器管壁及针栓（可用肝素注射液原液或50~250U/mL的稀释液），应充分暴露穿刺部位，在拟穿刺处进行广泛皮肤消毒，铺无菌洞巾（单次性抽血可不铺巾，但消毒区直径应≥5cm），用利多卡因局部麻醉（昏迷患者或肢体水肿不一定麻醉）。

2. **桡动脉穿刺抽血**　术者立于穿刺侧，戴无菌手套或用碘酊、乙醇消毒拇、示指，以消毒手指固定桡动脉，另一手持注射器，在两指间与动脉走向呈30°~45°角缓慢刺入，如见鲜血进入注射器（玻璃注射器的针栓会自动弹出，无须抽吸），即表示已刺入动脉，略进针少许后，获取足够动脉血后拔针。注意拔针的同时，应用无菌棉球压迫针眼至少5分钟，如有凝血功能障碍或已使用肝素者，应压迫10~15分钟或更长时间，否则会致局部出血和血肿。

3. **桡动脉穿刺置管**　戴无菌手套、局部消毒、铺巾、麻醉后，用手指固定欲穿刺的桡动脉，另一手持套管针，在两指间与动脉走向呈30°~45°角缓慢刺入，如见搏动性鲜血进入针与套管间隙，即表示已刺入动脉，略进针少许后，持针的那只手固定位置针头不动，另一手将套管推入动脉血管内，确定位置后，缓慢拔出针头，在针头完全拔出前可见动脉血随针头充盈套管，拔针后立即压迫套管，并向套管内注入生理盐水或肝素生理盐水溶液 1~2mL，而后用肝素帽封住套管口，固定套管，以无菌棉球或纱布擦净套管周围血迹，再用消毒棉球消毒针眼及周围，以保护薄膜覆盖穿刺套管入口处。注意，如穿刺时套血内未见动脉血搏动性冲入套管，应怀疑穿刺针是否在动脉内。

4. 肱动脉穿刺 肱动脉较桡动脉粗，因此穿刺成功率更高，由于无侧支循环，肱动脉一般仅用作单次性抽取血气分析，较少用于动脉置管。如用于动脉置管，应密切监测桡动脉搏动情况，必要时可行多普勒超声检查，一旦发现桡动脉搏动减弱或有栓塞证据者，应立即拔除导管。穿刺部位选择肘窝部搏动最明显处或肘窝略下方处，如已行置管，置管后前臂应处于伸展状态。

5. 股动脉穿刺 股动脉穿刺置管是继桡动脉置管的第二选择，由于股动脉粗大，较其他部位动脉更易触及，穿刺更容易。方法与桡动脉穿刺相似，置管时应在腹股沟韧带下方 3~5cm 处进针，以避免或减少穿刺针过度而引起腹膜后血肿或肠穿孔的风险。穿刺时，针柄与皮肤成 45°角进针，穿刺成功后，针柄可适当向下压至与皮肤成 25°~30°角，以方便引导丝插入，但单纯抽动脉血，一般选择垂直进针。股动脉穿刺置管成功率高，但有动脉硬化或置管史者也易导致穿刺失败。

四、并发症

局部血肿形成是最常见的并发症，通过充分压迫可预防。穿刺部位感染是另一重要并发症，股动脉穿刺由于靠近会阴更易感染，但严重感染者少见。穿刺可能诱导血管痉挛，可能会导致远端缺血或血栓形成，一般是暂时性缺血，多数不会产生严重后遗症，少数情况时需拔针另找其他部位置管。静脉或神经损伤也是潜在并发症，特别是股动脉穿刺，因为股动脉与股静脉紧靠，易受损伤，反复穿刺者更易出现，也可能损伤动脉旁边的神经。

（吴展兴）

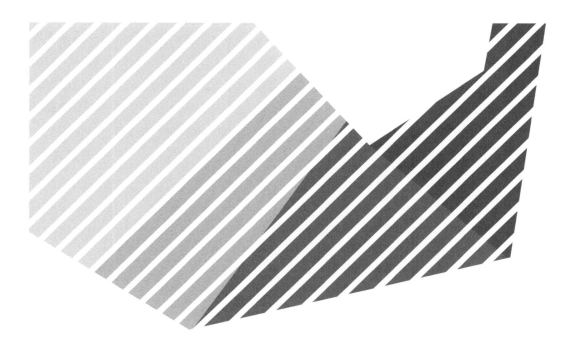

第二章

呼吸系统急重症

第一节　重症支气管哮喘

支气管哮喘（bronchial asthma，简称哮喘）是由多种细胞（嗜酸粒细胞、肥大细胞、T淋巴细胞、中性粒细胞、气道上皮细胞等）和细胞组分参与的气道慢性炎症性疾病。通常出现广泛多变的可逆性气流受限，在易感者中此种炎症可引起反复发作的喘息、气促、胸闷和（或）咳嗽等症状，多在夜间或凌晨发生，可自然缓解或经治疗缓解。国外支气管哮喘患病率、死亡率逐渐上升，全世界支气管哮喘患者约 3 亿人，成为严重威胁人们健康的主要慢性疾病。尽管对支气管哮喘的病理生理日臻了解及治疗药物不断增多，但严重哮喘病例依然较多，病死率高，其中重症哮喘是引起哮喘患者死亡的原因之一。重症哮喘（severe asthma）是指在排除相关诱发因素和未经控制的并发症的前提下，需要给予第四级或第五级治疗方案的支气管哮喘；重症哮喘包括慢性持续期的重度哮喘和哮喘急性发作程度在重度及危重度状况两种情况，其可以单独存在或者并存，本节主要介绍后者。

一、病因及发病机制

重症哮喘的病因及发病机制复杂，国内外对重症哮喘患者的早期诊断和抢救给予了高度关注，并积极地探讨重症哮喘病因，以期从预防角度来避免重症哮喘的发生。临床医生在抢救重症哮喘患者时应清醒地认识到，若要有效地控制病情，除对重症哮喘进行及时的诊治外，寻找每个患者发展成为重症哮喘的病因并排除是非常重要的环节。

（一）变应原或其他致喘因素持续存在

哮喘是由支气管黏膜感受器在特定的刺激后发生速发相及迟发相反应而引起支气管痉挛、气道炎症和气道高反应性，造成呼吸道狭窄所致。如果患者持续吸入或接触变应原或其他致喘因子（包括呼吸道感染），可导致支气管平滑肌的持续痉挛和进行性加重的气道炎症，上皮细胞剥脱并损伤黏膜，使黏膜充血水肿，黏液大量分泌甚至形成黏液栓，加上气道平滑肌极度痉挛，可严重阻塞呼吸道，引起哮喘持续状态而难以缓解。

（二）呼吸道感染

各种病原体包括细菌、病毒、支原体和衣原体等引起的呼吸道感染。细菌及其代谢产物刺激支气管内胆碱能神经纤维引起迷走神经介导的支气管痉挛，损伤支气管黏膜引起黏膜急性炎症、充血、水肿和分泌物增多变稠，致小气道阻塞，使用一般支气管解痉剂难以奏效。病毒感染，尤其是呼吸道合胞病毒感染可使气道上皮细胞损伤，感觉神经末梢暴露，易致气道的神经源性炎症，加上上皮屏障功能的丧失，黏液-纤毛廓清能力的降低，使变应原较易积聚并进入黏膜下层，导致呼吸道黏膜呈高反应状态。当气道高反应性加剧，气道阻塞程度严重时，可导致哮喘呈重度发作或持续状态。

（三）β₂-受体激动剂应用不当和（或）抗感染治疗不充分

哮喘是一种气道炎症性疾病，抗炎药物已被推荐为治疗哮喘的第一线药物。临床上许多哮喘患者长期以支气管扩张剂为主要治疗方案，抗感染治疗不充分或抗感染治疗药物使用不当，导致气道变态反应性炎症未能有效控制，使气道炎症日趋严重，气道高反应性加剧，哮喘病情日益恶化而长期盲目地大量应用 β₂-受体激动剂，可使 β₂-受体发生下调，从而导致其"失敏"。在这种情况下突然停止用药可造成气道反应性显著增高，从而诱发重症哮喘。

（四）脱水、电解质紊乱和酸中毒

哮喘发作时，患者出汗多和张口呼吸使呼吸道丢失水分增多；吸氧治疗时，加温湿化不足；氨茶碱、强心剂、利尿药使尿量相对增加；加之患者呼吸困难、饮水较少等因素。因此，哮喘发作的患者常存在不同程度的脱水，造成组织脱水，痰液黏稠，形成无法咳出的黏液痰栓，广泛阻塞中小气道，加重呼吸困难，导致通气功能障碍，形成低氧血症和高碳酸血症。同时，由于缺氧、进食少，体内酸性代谢产物增多，可并发代谢性酸中毒。在酸中毒情况下，气道对许多平喘药的反应性降低，进一步加重哮喘病情。

（五）激素"反跳"

某些患者因对一般平喘药无效或因医生治疗不当，长期反复使用糖皮质激素，使机体产生糖皮质激素依赖或耐受。因缺药、手术、妊娠、消化道出血、糖尿病或治疗失误等导致糖皮质激素减量过快或突然停用糖皮质激素，改用其他平喘药，使哮喘症状复发或恶化导致哮喘不能控制并加剧，此现象称为激素"反跳"。

（六）情绪紧张

患者对病情的担忧和恐惧可通过皮质和自主神经反射加重支气管痉挛和呼吸困难，同时昼夜不眠，体力减退，均可促其哮喘病情进一步恶化。此外，临床医师和家属的精神和情绪也会影响患者病情变化。

（七）理化因素

理化因素如气温、湿度、气压、空气离子等，对某些哮喘患者可产生不同程度的影响。气候因素能影响人体的神经系统、内分泌体液中的 pH、钾与钙的平衡及免疫机制等。空气中阳离子过量也可使血液中钾与钙起变化，导致支气管平滑肌收缩。

（八）严重并发症或伴发症

如并发气胸、纵隔气肿或伴发心源性哮喘发作、肾功能衰竭、肺栓塞或血管内血栓等均可使哮喘症状加重。

二、临床表现

（一）症状

患者呈极度呼气性呼吸困难、吸气浅、呼气延长且费力、被迫端坐呼吸、不能平卧、不能讲话、大汗淋漓、焦虑、烦躁、表情痛苦而恐惧，严重者可有意识障碍，甚至昏迷、面色苍白、脱水、口唇发绀。如症状持续 24 小时以上，经常规给药途径给予常规平喘药（一般剂量的氨茶碱和 β_2-受体激动剂）治疗无效，称为哮喘持续状态。

（二）体格检查

典型发作表现为面色苍白、口唇发绀、出汗多、端坐呼吸、呼吸频率常在 30 次/分以上，有三凹征，胸锁乳突肌痉挛性收缩，胸廓胀满、触觉语颤减弱，呼气延长，呼吸之比倒转，常呈 3：1 或2：1。呼气期双肺满布哮鸣音，有时不用听诊器即可闻及，严重时双肺可闻及弥漫性减弱的哮鸣音或呼吸音几乎听不清。肺叩诊为过清音，肺界下移，心浊音界缩小，哮鸣音盖过肺泡呼吸音。心率>120 次/分，严重时血压下降，出现"肺性奇脉"、四肢湿冷、脉搏细弱而频数。一旦出现嗜睡、意识模糊、肺部哮鸣音减弱或消失，表示气道已严重阻塞，病情危重。

三、实验室检查

（一）血常规

白细胞总数及中性粒细胞计数一般正常，并发细菌感染时则相应增高；可有嗜酸粒细胞增高。

（二）痰液

一般为白色泡沫痰，并发感染时可为黄稠痰。如重症哮喘痰中出现以中性粒细胞为主，而嗜酸粒细胞较少，可能是并发感染所致。痰涂片显微镜下可见较多嗜酸粒细胞及嗜酸粒细胞退化形成的尖棱结晶（Charcot-Leyden 结晶体）、黏液栓（Curschmann 螺旋）和透明的哮喘珠（Laennec 珠）。痰涂片革兰染色、细胞培养及药物敏感试验有助于病原菌诊断及指导治疗。

（三）X 线

X 线检查一般无特征性表现。可有肺纹理增多、增粗、模糊，肺内高度充气，双膈平坦，活动度低，肺下界下移。出现感染时有相应 X 线表现。出现并发症时可有肺炎、气胸、纵隔气肿、肺不张等的 X 线表现。

（四）动脉血气分析

动脉血气分析是判断病情严重程度和恶化速度的重要依据。尤其是当 FEV_1 低于 1.0L

或 PEFR 小于 120L/min 时，动脉血气分析能反映低氧血症的程度及酸碱平衡状态。重症哮喘存在低氧血症，早期由于代偿性过度通气可引起 $PaCO_2$ 轻度降低，出现呼吸性碱中毒，pH>7.45。随着气道阻塞的加重、体力消耗及肺泡通气不足和（或）生理无效腔增加等因素的影响，$PaCO_2$ 逐渐上升。一般而言，若非 FEV_1<预计值的 25%，高碳酸血症是不会发生的。出现代谢性酸中毒则预示着气道阻塞和低氧血症的加重。当 $PaCO_2$ 迅速上升（>5mmHg/h），$PaCO_2$>50mmHg 时，提示病情严重，需行机械通气。

（五）肺功能

判断哮喘严重性的最常用的指标是 FEV_1 和 PEFR，一般 FEV_1 或 PEFR 低于预计值或个人最好水平的 30%~50%（相当于 FEV_1<1.0L 和 PEFR<120L/min）预示着哮喘严重恶化。

（六）特异性过敏原

可用放射性过敏原吸附试验（RAST）测定特异性 IgE，过敏性哮喘患者血清 IgE 可比正常人高 2~6 倍。在缓解期可做皮肤过敏试验判断相关的过敏原，但应防止发生过敏反应。

（七）心电图

可表现为窦性心动过速、肺型 P 波或电轴右偏、顺钟向转位和低电压改变，急重症哮喘可出现快速型心律失常、ST-T 改变、右束支传导阻滞等。

四、诊断

重症哮喘的早期诊断对于及时地制定治疗方案，防治病情的进一步加重，改善重症哮喘的预后，降低重症哮喘的死亡率具有重要意义。应该根据病史、发作的先兆、肺功能的改变果断地判断和处理，特别是有重症哮喘发作史的患者应予以高度警惕，以免延误抢救时机。

（一）病史

曾有哮喘严重发作的患者往往能提供下列重要病史：如插管史、高碳酸血症、纵隔气肿、气胸及长期口服激素治疗仍需住院者。另外，存在心理疾病和不配合治疗的患者亦是重症哮喘的重要诊断线索。需要机械通气辅助呼吸的重度哮喘患者有发生死亡的可能。有激素依赖和长期应用 β_2-受体激动剂史，正在使用或刚刚停用糖皮质激素。曾因哮喘住院或近期的哮喘持续状态发作，发作频繁的不稳定性哮喘，并发慢性支气管炎，病情进行性加重在数天或数周以上。

（二）症状

患者气急逐渐加重，极度呼吸困难，端坐呼吸，讲话不连续，痰黏稠不易咳出；疲劳状态、易怒、心情焦躁、大汗淋漓；意识障碍、昏迷。

（三）体征

脱水貌、面色苍白、口唇发绀，胸锁乳突肌收缩、典型三凹征、胸廓过度膨胀、低血压、心率>120 次/分、奇脉，哮鸣音减弱或消失则提示广泛的气道阻塞，病情危重。

（四）辅助检查

X 线表现为肺过度充气，气胸或纵隔气肿。心电图呈肺性 P 波，电轴右偏，窦性心动过速。血气分析：pH<7.30，PaO_2<60mmHg，$PaCO_2$>50mmHg。

重症哮喘是指哮喘急性发作严重程度在重度和危重度状况，其判定标准见表 2-1。

表 2-1　哮喘急性发作严重程度分级

临床特点	重度	危重度
气短	休息时	
体位	端坐呼吸	
讲话方式	单字	不能讲话
精神状态	常有焦虑、烦躁	嗜睡或意识模糊
出汗	大汗淋漓	
呼吸频率（次/分）	常>30	
辅助呼吸机活动及三凹征	常有	胸腹矛盾运动
哮鸣音	响亮、弥漫	减低或无
脉率（次/分）	>120	变慢或不规则
肺性奇脉	常有，>25mmHg（成人）	若无，提示呼吸肌疲劳
最初应用支气管扩张剂治疗后 PEF 占预计值或个人最佳值%	<60%或<100L/min 或作用持续时间<2 小时	
PaO_2（吸空气时）	<60mmHg	<60mmHg
$PaCO_2$	>45mmHg	>45mmHg
SaO_2（吸空气时）	≤90%	≤90%
pH		降低

注：只要有符合某一严重程度的指标，即可提示为该级别的急性发作。

五、鉴别诊断

本病须与上气道阻塞、慢性阻塞性肺疾病、左心衰竭起的喘息样呼吸困难、气胸、肺栓塞鉴别；原有哮喘并发上述疾病者易发生漏诊或误诊。

（一）上气道阻塞

见于隆突癌、纵隔肿瘤压迫双侧主支气管或者异物吸入、气管支气管结核导致支气管狭窄。急性上气道阻塞起病急骤，病情严重，甚至导致窒息而死亡，常有明显的症状和体征。上气道阻塞的临床表现并无特异性，可表现为刺激性干咳、气喘和呼吸困难；其呼吸困难以吸气困难为主，活动可引起呼吸困难明显加重，且常因体位变化而出现阵发性发作。少数患者夜间出现打鼾，并可因呼吸困难加重而数次惊醒，表现为睡眠呼吸暂停综合征。吸入异物所致者，可有呛咳史，常有明显的呼吸窘迫，表情异常痛苦，并不时抓搔喉部。根据病史特别是出现吸气性呼吸困难，以及痰细胞学或细菌学检查，胸部 X 线摄片、CT 检查或支气管镜检查，常可明确诊断。

（二）慢性阻塞性肺疾病

多见于中老年，有慢性咳嗽，喘息长期存在，有加重期。患者多有长期吸烟或接触有害气体的病史，有肺气肿体征，双肺或可闻及湿啰音。但临床很难与哮喘相鉴别，使用支气管舒张剂和口服或吸入糖皮质激素做治疗性试验可能有所帮助。

（三）左心衰竭引起的喘息样呼吸困难

患者多有冠心病、急性心肌梗死、高血压病、老年瓣膜病、风湿性心脏病和二尖瓣狭窄等病史和体征。突然发生严重呼吸困难、端坐呼吸、咳嗽及咳大量白色或粉红色泡沫痰，心率增快，有奔马律，两肺满布水泡音及喘鸣音。X 线检查显示心脏增大、支气管和血管影增粗，可见 Kerley B 线，肺泡水肿时有两侧肺门附近云雾状蝶翼状阴影。若一时难以鉴别，可雾化吸入 β_2-受体激动剂或静脉注射氨茶碱症状缓解后，进一步检查。

（四）气胸

患者发病前可有或无用力增加胸腔、腹腔压力等诱因，多突然发病，主要症状为呼吸困难、患侧胸痛、刺激性干咳，张力性气胸者症状严重，烦躁不安，可出现发绀、多汗甚至休克。根据突发一侧胸痛，伴有呼吸困难并有气胸体征，即可做出初步诊断。X 线显示胸腔积气，肺受压，气管、纵隔向健侧移位。在原有肺气肿基础上并发气胸时，气急、胸闷等症状有时不易被觉察，要与原先症状、体征仔细比较。

（五）肺栓塞

肺血栓栓塞（简称肺栓塞）是指栓子进入肺动脉及其分支，阻断组织血液供应所引起的病理改变和临床状态的综合征。根据病史：有血栓性静脉炎、久病卧床后突然离床活动或胸腹腔用力过度等诱因。临床表现：发病急骤，重者突然出现心悸、呼吸困难、恐惧不安、剧烈胸痛、干咳、咯血，也可出现喘息、头晕、晕厥，甚至休克与猝死。肺部栓塞区可出现干、湿性啰音、胸膜摩擦音或胸腔积液征。重者可有发绀、休克和急性右心衰竭征象。辅助检查：胸部 X 线检查常见 X 线征象为栓塞区域的肺纹理减少及局限性透过度增加。肺梗死时可见楔形、带状、球状、半球状肺梗死阴影，也可呈肺不张影。另外，可以出现肺动脉高压症，即右下肺动脉干增粗及残根现象。心电图：动态出现 $S_I Q_{III} T_{III}$ 征及 $V_{1~2}$ T 波倒置、肺性 P 波及完全或不完全性右束支传导阻滞。心脏超声检查：可直接检出栓子或表现有肺动脉高压、右心增大的征象。螺旋 CT 及 MRI 检查：直接征象见肺动脉半月形或环形充盈缺损或完全梗阻，间接征象包括主肺动脉扩张，或左右肺动脉扩张，血管断面细小缺支，肺梗死灶或胸膜改变等可做出诊断。选择性肺动脉造影是确定肺栓塞的部位和程度的可靠方法，为创伤性检查，应用受条件限制。

六、治疗

(一) 氧疗

重症哮喘患者由于存在气道炎症、痰栓及支气管收缩等导致气道阻塞的因素，可引起肺内通气/血流 (V/Q) 比例失调和不同程度的低氧血症，原则上都应吸氧。临床常采用鼻导管或鼻塞导管给氧，氧流量为 $1 \sim 3L/min$，吸氧浓度一般不超过 40%，使 PaO_2 维持在 $60 \sim 80mmHg$ 以上，吸入氧气应温暖湿润，以免引起气道干燥。给氧时应注意有无二氧化碳潴留，若缺氧伴二氧化碳潴留，宜用低浓度持续给氧，使 PaO_2 在 $50 \sim 60mmHg$ 的范围内，其原因是：①当 $PaCO_2 > 80mmHg$ 时，呼吸中枢由兴奋转为抑制，主要依靠缺氧刺激主动脉体和颈动脉体的化学感受器，通过反射维持呼吸；如不限制给氧浓度，氧疗使 $PaO_2 > 60mmHg$ 时，则失去缺氧刺激以维持呼吸兴奋的作用，可出现呼吸抑制使肺泡通气量减低，加重缺氧、二氧化碳潴留和呼吸性酸中毒的程度。②由于血红蛋白氧离曲线的特性，严重缺氧，氧分压与 SaO_2 的关系处于氧离曲线的陡直段，氧分压稍有增高，SaO_2 就有较多的增加。提高吸氧浓度 2%，可提高 PaO_2 $15mmHg$，由于仍保持着轻度缺氧，能刺激化学感受器。③低浓度氧吸入能纠正低通气肺区的低肺泡氧分压。④间断氧疗并不能防止二氧化碳进一步潴留，反而加重缺氧。因此，对于伴有二氧化碳潴留的低氧血症患者应行控制性氧疗，根据病情严格控制吸氧浓度，低流量持续给氧。

(二) 解除支气管痉挛，降低气道阻力，改善通气功能

1. β_2-受体激动剂 (β_2-receptor agonist) β_2-受体激动剂可选择性地作用于 β_2 肾上腺素能受体，激活腺苷酸环化酶，使细胞内 cAMP 增加，引起蛋白激酶 A 的脱磷酸作用并抑制肌球蛋白的磷酸化，使其轻链的活性下降，从而降低细胞内 Ca^{2+} 浓度，使支气管平滑肌松弛。另外，位于胆碱能神经突触前膜上的 β_2-受体兴奋，可减少胆碱能神经乙酰胆碱的释放。同时，β_2-受体激动剂亦可稳定肥大细胞膜，减少其介质的释放。重症哮喘患者，患者无法配合做深吸气和屏气，不能协调喷药与呼吸间的同步，不宜经口服或定量雾化吸入器给药。可供选择的给药方法包括：①持续雾化吸入。以高压力氧气（或压缩空气）为动力，将沙丁胺醇溶液持续雾化吸入。一般情况下，成人每次雾化吸入沙丁胺醇雾化溶液 $1 \sim 2mL$（含沙丁胺醇 $5 \sim 10mg$），12 岁以下儿童减半，在第一个小时内每 20 分钟重复一次，以后视患者病情决定给药间隔时间。②静脉或皮下注射。沙丁胺醇 $0.5mg$ 皮下注射，再以沙丁胺醇 $1mg$ 加入 $100mL$ 液体内缓慢静脉滴注（每分钟 $2 \sim 8\mu g$）。无心血管疾病的年轻患者可皮下注射 $1 : 1\,000$ 肾上腺素 $0.3mL$，1 小时后可重复注射一次。③经与呼吸机相连的管道给药。吸入 β_2-受体激动剂至出现轻度肌颤为其最佳剂量。使用 β_2-受体激动剂时，值得注意的是：①严重高血压、心律失常、近期有心绞痛的患者禁用。②就诊前过量应用 β_2-受体激动剂，心率>120 次/分者不宜使用。③心电监护下使用。④静注 β_2-受体激动剂可能引起严

重低血钾，故应适当补充钾盐。

2. 茶碱（黄嘌呤）类药物 茶碱的主要作用机制：①抑制细胞的 Ca^{2+} 内流，促进 Ca^{2+} 外流，使胞内 Ca^{2+} 浓度降低，从而松弛气道平滑肌。②抑制肥大细胞内炎性介质的释放。③直接刺激儿茶酚胺的释放。④兴奋呼吸中枢、增强呼吸肌肌力、增加通气量等。临床用法：①24 小时内未用过氨茶碱的患者，应先给 $5\sim6mg/kg$ 的负荷剂量，稀释成 100mL 静滴，以后按 $0.6\sim0.9mg/$（$kg\cdot h$）的速度静脉滴注维持。成人每日氨茶碱总量一般不超过 $1\sim1.5g$。②24 小时内用过氨茶碱的患者，不给负荷剂量。③对老年人及心动过速者宜选用对心血管不良反应小的二羟丙茶碱，首次 $0.25\sim0.5g$ 用葡萄糖溶液稀释后缓慢静注，以后每 $4\sim6$ 小时 1 次，1 日总量不超过 2g 为宜。应用茶碱类药物时应注意茶碱血药浓度的监测，使之维持在 $6\sim20\mu g/mL$。对老年人、幼儿及心、肝、肾功能障碍、甲状腺功能亢进患者慎用，应警惕西咪替丁、氟喹诺酮及大环内酯族抗生素等药物对茶碱清除率的影响。茶碱与糖皮质激素具有协同作用，但该药与 β_2-受体激动剂合用可能增加心律失常和心肌损害。

3. 糖皮质激素 糖皮质激素是重症哮喘抢救中不可缺少的药物，一旦确诊为重症哮喘，在应用支气管解痉剂的同时，及时足量静脉快速给予糖皮质激素治疗。

（1）作用机制：①促使哮喘患者已发生"向下调节"的 β_2-受体数目和功能的恢复，促进其对腺苷酸环化酶的活化，提高 β_2-受体激动剂扩张支气管效应。②拮抗炎性介质收缩支气管的作用，激素通过抑制多种炎性细胞在气道中的浸润、激活和介质释放，并直接对抗白三烯（LTC_4、LTD_4）和前列腺素。③减少气道内毛细血管渗出、抑制气道黏液腺分泌。④降低气道对各种刺激的敏感性和反应性。

（2）使用方法：①早期，糖皮质激素使用后需 $4\sim6$ 小时才能充分起效，而重症哮喘患者病情可在短时间内恶化、致死，故应尽早应用激素。②静脉，重症哮喘均应静脉给药，口服或经定量雾化器给药疗效不佳。③足量，激素治疗哮喘的疗效与剂量有关，临床主张使用大剂量激素。第一天静脉应用琥珀酸氢化可的松 $400\sim1\,500mg$ 或地塞米松 $20\sim60mg$ 为宜。可先静脉推注琥珀酸氢化可的松 200mg 再以 $3\sim5mg/$（$kg\cdot h$）的速度静滴维持，地塞米松可分次静脉推注。多主张应用甲泼尼龙立即静注 $125\sim250mg$，以后每 $4\sim8$ 小时静注 $20\sim50mg$，起效后改为肌内注射。④短程，过去未用过激素的患者，可在哮喘症状控制后 $3\sim5$ 天内停用激素；原先经常应用激素者应逐渐减少激素用量，以后改用口服或吸入激素，直至停药。

4. 抗胆碱能药 通过对气道平滑肌 M_3 受体的作用，抑制细胞内 cGMP 的合成、降低迷走神经张力的机制，使支气管扩张，气道分泌物减少。肥大细胞表面也有 M 受体分布，故抗胆碱能药可通过降低细胞内 cGMP 途径，提高 cAMP/cGMP 比值，减少肥大细胞介质释放，获得平喘效应。与 β_2-受体激动剂相比，抗胆碱能药的支气管扩张效应较小，患者对该药的反应性个体差异较大。对于急性哮喘发作患者，不主张抗胆碱能药作为一线药物使用。

抗胆碱能药特别适用于存在严重气流阻塞的哮喘患者（FEV_1<预计值的 25%），最常用的是溴化异丙托品等。溴化异丙托品被推荐用于对 β_2-受体激动剂及糖皮质激素治疗效果不好的哮喘患者，吸入 40μg 气雾剂后 5～10 分钟起效，15 分钟使通气功能改善，4 小时达峰值，作用持续 4~6 小时，可每 2 小时重复使用。溴化异丙托品与 β_2-受体激动剂联合应用，可增加疗效并延长其舒张支气管的时间。

5. 解除支气管痉挛的非常规治疗药物

（1）硫酸镁：作用机制可能与下列因素有关。①与 Ca^{2+} 竞争，抑制平滑肌对 Ca^{2+} 的摄入和肌质网内 Ca^{2+} 的释放，使细胞内 Ca^{2+} 浓度下降，致气道平滑肌舒张。②减少乙酰胆碱对终板去极化作用，降低肌纤维膜的兴奋性而使气道平滑肌松弛。③抑制肥大细胞内组胺释放的生物学效应。④镇静作用等。常用方法：①25%硫酸镁 5mL 加入 40mL 葡萄糖液中静脉注射。②25%硫酸镁 10mL+5%葡萄糖液 250mL 静脉滴注。使用该药时应注意静注速度不能过快，以免引起低血压、心跳减慢。若出现上述不良反应，停止注射硫酸镁，让患者平躺休息即可。

（2）酚妥拉明：酚妥拉明为 α-受体阻滞剂，可增加平滑肌细胞内 cAMP 含量而导致气道平滑肌松弛，但仅在 β-受体被阻滞或有内毒素存在的情况下其作用才较明显。一般用法为酚妥拉明 0.1mg/kg，加入 5%葡萄糖液 500mL 中缓慢静滴。

（3）前列腺素 E_1（PGE_1）：PGE_1 能增加肺组织中腺苷酸环化酶的活性，增加 cAMP 的含量，促使支气管平滑肌松弛，常用 PGE_1 50mg 雾化吸入。

（4）吸入氦-氧混合气体（Heliox）：吸入氦-氧混合气体的作用机制。①氦气（He）具有低密度特性，能使哮喘时小气道狭窄及黏膜表面分泌物增多所引起的涡流减轻，使气道阻力下降，呼吸做功减少，氧耗和二氧化碳产生减少。②氦能加强二氧化碳的弥散：二氧化碳通过氦-氧混合气体的弥散速度比通过氮-氧混合气体快 4~5 倍，使单位时间内二氧化碳排出量增加。③吸入氦-氧混合气体比吸入氮-氧混合气体时，肺内气体均匀。因此，吸入 He 能改善肺泡通气，使气体交换明显好转。一般常用的氦氧之比为 80：20、70：30 及 60：40。通过呼吸面罩吸入氦（He）氧（O_2）混合气体，流速保持在 12L/min 左右，根据低氧血症的严重程度，使混合气体内的氧浓度调节在 25%~40%，Heliox 能减少哮喘患者呼吸肌疲劳和肺过度充气。

（三）纠正脱水、酸碱失衡和电解质紊乱

由于重症哮喘患者存在摄水量不足、过度呼吸、出汗、感染、发热等因素，常伴有不同程度的脱水，使气道分泌物黏稠难以排出而影响通气功能。补液有助于纠正脱水、稀释痰液、防止黏液栓形成。应遵循一般补液原则，输液速度不宜过快，一般每日输液 2 000～3 000mL，可根据心脏、脱水情况和 24 小时出入液体量情况决定，同时，应该注意电解质情况。

重症哮喘时，由于缺氧、过度消耗和入量不足等原因易于出现代谢性酸中毒。患者早期通气过度可出现呼吸性碱中毒，晚期通气量减低又可因二氧化碳潴留而出现呼吸性酸中毒。在酸血症的情况下，细支气管和肺小血管痉挛，使气道阻力增加和通气/血流比例失调加剧。在酸性环境下，许多支气管舒张剂均不能充分发挥效用，及时纠正酸中毒在治疗重症哮喘的措施中甚为重要。通常先予 5% 碳酸氢钠 150mL 静脉滴注，再根据动脉血气分析的情况酌情补充。

（四）去除病因

仔细分析和及时发现哮喘病情加重或持续不缓解的原因，去除变应原和避免致喘因子、控制呼吸道感染、积极抗感染治疗、防治并发症或伴发症（包括心律失常、颅内高压、脑水肿、消化道出血）等，是治疗重症哮喘的重要环节之一。

（五）控制感染

触发哮喘呼吸道感染的主要病原体是病毒，不主张常规使用抗生素。如患者痰量增多并发肺部细菌感染，必须应用抗生素。多选择静脉用药，兼顾革兰阳性球菌与革兰阴性杆菌，临床依据血常规、痰细菌培养及药敏试验结果来合理选择抗生素。并发深部真菌感染者，给予氟康唑 0.2g/d 静滴，首剂加倍。并发肺炎支原体感染者可选用红霉素静滴或口服治疗，但应注意该药有明显增高茶碱血浓度的作用，茶碱剂量应酌减，以免出现毒性反应。

（六）促进排痰

痰液阻塞是重症哮喘病情难以缓解的重要原因之一。加强排痰，保持气道通畅甚为必要。

1. 补液，纠正脱水　有利于稀释痰液。

2. 药物祛痰　①盐酸氨溴素：30 毫克/次，每日 3 次，口服。②溴己新：8~16 毫克/次，每日 3 次，口服。③氯化铵：0.3~0.6 毫克/次，每日 3 次，口服。④α-糜蛋白酶：5 毫克/次，每日 2 次。

3. 雾化吸入　生理盐水加入 α-糜蛋白酶 5mg 或乙酰半胱氨酸 0.2g 雾化吸入，一日 2~3 次，有湿化气道，稀释痰液的作用。

4. 机械性排痰　①翻身后拍背。②经气管插管或气管切开处吸痰。

（七）机械通气

重症哮喘患者经支气管扩张剂、激素、氧疗、补液和补充碱剂等积极治疗，大多数患者可得到缓解。治疗无效的患者，应及时建立人工气道和机械通气。重症哮喘患者出现以下情况之一，可考虑行气管插管和应用机械辅助呼吸：①心跳呼吸停止。②严重意识障碍、谵妄或昏迷。③发绀明显，$PaO_2 < 60mmHg$。④$PaCO_2 > 50mmHg$。⑤$pH < 7.25$，且持续性降低。⑥心动过速（成人 ≥140 次/分，儿童 ≥180 次/分）或有血压下降。

1. 建立人工气道　临床上常用气管插管和气道造口术后置入气管导管两种方法建立人工气道：①气管插管。可防止口咽分泌物或呕吐物进入气道，减少气道感染机会。组织相容性较好的高容低压（<40cmH$_2$O）气囊的聚氯乙烯或硅胶导管的问世，使气管导管留置时间可达7~14天。②气管切开。适用于痰液黏稠，难以咳出及估计辅助呼吸时间较长的哮喘患者。但气管切开术可有出血、气胸、空气栓塞、皮下及纵隔气肿等即时并发症，以及感染、气道狭窄等后期并发症，且切开后失去上呼吸道对空气的过滤、加温及湿润的作用，易加重肺部感染，必须严格掌握气管切开的指征。

2. 机械通气

（1）简易手控呼吸囊：操作简便易使用，具有吸氧浓度较高、潮气量可控，可与患者的呼吸基本同步，能较快地改善缺氧，减少二氧化碳潴留等优点，常用于紧急气管插管前通气和应用呼吸机前过渡阶段通气。

（2）持续气道正压通气（CPAP）和呼气末正压通气（PEEP）：CPAP可以通过机械作用扩张支气管以增加呼吸肺容量，降低功能残气量，减少吸气肌负荷。PEEP可以减少吸气肌的负荷做功，避免内源性呼气末正压（iPEEP）的增加，扩张萎缩的气道和肺泡，改善通气/血流比值，防止痰栓在终末气道阻塞引起的肺泡压力过高和肺泡膨胀破裂。但是，随着PEEP的增加，可增加肺容积、气道压、胸膜腔内压，导致血压下降。因此，PEEP对于严重哮喘患者具有潜在的危险性。哮喘患者进行CPAP治疗，呼气末压力为（5.2±2.8）cmH$_2$O时，患者感觉最舒适，PEEP一般以3~5cmH$_2$O较为安全。

（3）控制性低通气量辅助呼吸（MCHV）：呼吸机通气频率6~12次/分，潮气量8~12mL/kg。通过减低频率和潮气量（仅为常规预计量的2/3），使每分通气量控制在能使PaCO$_2$略有下降的最小值。同时，应给予的治疗措施包括：①给予地西泮、吗啡或盐酸哌替啶来消除自主呼吸，保持患者镇静。②气管内滴入生理盐水200~240mL/d，使痰液稀释，加以吸引，使气道通畅。

（4）吸入氦-氧混合气体：给予机械通气的哮喘患者吸入由80%氦和20%氧组成的混合气体，可使最大气道压力降低，肺泡通气量增加，减少气压伤，迅速改善缺氧和二氧化碳潴留。

3. 应用呼吸机的注意事项

（1）以定容型呼吸机为宜。

（2）增加通气量，缓慢降低PaCO$_2$，应在气道平滑肌痉挛缓解后才使PaCO$_2$逐渐恢复正常。

（3）烦躁不安或呼吸机对抗者，宜用地西泮或咪达唑仑10~20mg静脉注射，必要时应用神经肌肉阻滞剂。

（4）选择尽可能大的气管插管导管。

（八）营养疗法

重症哮喘患者不能进食，呼吸肌消耗热卡大，机械通气热能消耗更大。因此，在抢救重症哮喘患者时，应注意补充营养。可给予鼻饲高蛋白、高脂肪和低糖的饮食，也可静脉给予葡萄糖液、氨基酸、脂肪乳剂和冻干血浆等，必要时可应用深静脉高营养。

（九）防治并发症

重症哮喘患者尤其是哮喘持续状态时间超过 48 小时伴昏迷患者极易发生脑水肿、心力衰竭、颅内高压、消化道出血、休克、心律失常、肺水肿、酸中毒，甚至弥散性血管内凝血等严重并发症，应密切观察及时防治。

七、预后

重症哮喘经过积极治疗，仍出现下列情况者提示预后不良：①症状持续存在，经足量糖皮质激素治疗仍不缓解。②出现呼吸衰竭者。③并发有其他重要脏器疾病者。④患者有极度的恐惧感或出现精神症状。⑤不能平卧并严重影响睡眠，患者表现极度疲劳。⑥虽经积极的治疗，肺功能仍持续恶化。

（李晓辉）

第二节　急性肺水肿

一、基本概念

急性肺水肿（acute pulmonary edema）是由不同病因引起肺组织血管外液体异常增多，液体由间质进入肺泡，甚至出现呼吸道泡沫状分泌物的病理状态。临床表现为突然出现严重的呼吸困难，端坐呼吸，伴咳嗽，常咳出粉红色泡沫样痰，患者烦躁不安，口唇发绀，大汗淋漓，心率增快，两肺满布湿啰音及哮鸣音，严重者可引起晕厥及心脏骤停。

根据临床病因分类可将急性肺水肿分为心源性肺水肿和非心源性肺水肿；根据水肿发展的过程又可分为肺间质性肺水肿和肺泡性肺水肿。第一阶段是肺间质水肿：肺血管外液体增加，最初积聚于肺泡毛细血管膜的间隙中，然后流向肺泡管以上疏松的肺间质间隙，包括肺小血管、小气道周围及肺小叶间隙，此阶段称为"间质性肺水肿"；第二阶段是肺泡水肿：若间质内积液过多，张力增高，则可将毛细血管内皮和肺泡上皮从基底膜剥离开来，导致更多的液体渗出，并使液体进入肺泡内，形成肺泡性肺水肿。

由于急性心源性肺水肿和非心源性肺水肿的产生原因和发病机制不同，所以处理原则也不一样。肺水肿如果抢救不力，病情可迅速恶化，甚至死亡；若发现及时，抢救治疗及时有效，则预后良好。本节主要讨论急性心源性肺水肿。

二、常见病因

1. 诱发因素　对于有基础心脏病的患者，急性心源性肺水肿的发生常常由一些增加心脏负荷的因素所诱发。如急性感染、用力大便、情绪激动、过度劳累、急性心律失常、静脉输血、输液过多过快、水电解质紊乱等。

2. 常见病因

（1）心肌急性弥漫性损害导致心肌收缩力减弱：如急性广泛性心肌梗死、急性心肌炎等。

（2）急性机械性阻塞致心脏压力负荷过重及排血受阻：如严重高血压、主动脉瓣狭窄或二尖瓣狭窄等。

（3）急性心脏容量负荷过重：如急性心肌梗死或感染性心内膜炎、心脏外伤等引起心瓣膜损害、腱索断裂、乳头肌功能不全、室间隔穿孔等。此外，静脉输血、输液过多过快时也可导致急性肺水肿发生。

（4）急性心室舒张受限：如急性大量心包积液引发急性心脏压塞，导致心排出量降低和体循环淤血等。

（5）组织代谢增加和循环加速：如甲状腺功能亢进、严重贫血等。

三、发病机制

正常情况下，心腔两侧的排血量相当恒定。若右心排血量一时性超过左心室，其所增加的血量滞留在肺血管内，使肺扩张压力、肺静脉压和左心房充盈压均呈一时性增高，直至左心排血量做出相应的调节，使两侧心腔的排血量又处于平衡状态。如果左心的调节能力不能做出相应的反应，势必导致肺毛细血管静水压增高。当心肌严重受损和（或）左心负荷过重，左室舒张末压>12mmHg、毛细血管平均压>35mmHg、肺静脉平均压>30mmHg 时，引起心排血量降低和肺淤血，肺毛细血管静水压超过血管内胶体渗透压及肺间质静水压，过多的液体从肺泡毛细血管进入肺间质甚至肺泡内，从而产生急性心源性肺水肿。

四、临床特征

1. 先兆症状　恐惧，面色苍白，心动过速，血压升高，出冷汗。

2. 间质性肺水肿　呼吸急促，端坐呼吸，咳嗽，胸闷，颈静脉怒张，喘鸣。听诊双肺可闻及干啰音或少量湿啰音。

3. 肺泡性肺水肿　更严重的呼吸困难，口唇、甲床发绀，咳嗽，咳出大量的粉红色泡沫痰；听诊双肺满布大、小水泡音及哮鸣音，心尖区可闻及奔马律、收缩期杂音；心界向左下扩大，可有心律失常和交替脉。晚期出现休克、神志模糊。

五、辅助检查

1. X 线胸片

（1）肺水肿早期：X 线胸片主要特点是肺上部，特别是肺尖部血管扩张和淤血，有显著的肺纹理增加。

（2）间质性肺水肿：主要特点表现在 X 线片上肺血管、支气管、淋巴管的肺纹理增多、增粗和边缘模糊不清，可见到 Kerley 线，据其发病过程和程度不同又分成 A、B、C 线。A 线多见于肺上、中部，是参差不齐走向肺门的不分叉约长 4cm 的线性阴影。B 线为短而轮廓清晰、水平走向的线状阴影，多见于肺下部的肋膈角。C 线为细而交错的线状阴影，可见于肺野的任何部位，但最常见于肺中央与基底部。A、C 线常见于急性发作的病例，而 B 线则常见于发病慢的病例。因间质内积液，故肺野密度普遍增高。

（3）肺泡性肺水肿：主要是肺泡状增密阴影，相互融合呈不规则片状模糊影，弥漫分布或局限于一侧或一叶，或见于肺门两侧，由内向外逐渐变淡，形成所谓的"蝴蝶状"典型表现。

2. 动脉血气分析

（1）肺间质水肿：$PaCO_2$ 下降，pH 增高，呼吸性碱中毒。

（2）肺泡性肺水肿：$PaCO_2$ 升高和（或）PaO_2 下降，pH 下降，表现为低氧血症和呼吸性酸中毒。

3. 心电图　窦性心动过速或各种心律失常，心肌损害，左房、左室肥大等。

4. 心力衰竭标志物　B 型利钠肽（BNP）及其 N 末端 B 型利钠肽原（NT-proBNP），其临床意义如下：

（1）心力衰竭的诊断和鉴别诊断：如 BNP<100ng/L 或 NT-proBNP<400ng/L，心力衰竭可能性很小，其阴性预测值为 90%；如 BNP>400ng/L 或 NT-proBNP>1 500ng/L，心力衰竭可能性很大，其阳性预测值为 90%。如 BNP/NT-proBNP 水平正常或偏低，几乎可以排除急性心力衰竭的可能性。

（2）心力衰竭的危险分层：有心力衰竭临床表现，BNP/NT-proBNP 水平显著增高者，属高危人群。

（3）评估心力衰竭的预后：临床过程中这一标志物持续走高，提示预后不良。

5. 血流动力学监测　漂浮导管主要表现为左室舒张末压、肺毛细血管楔压（PCWP）增高，PCWP≥18mmHg。当 PCWP 在 18～20mmHg 时为轻度肺淤血；当 PCWP 在 20～25mmHg 时为中度肺淤血；当 PCWP 在 26～30mmHg 时为严重肺淤血；当 PCWP 超过 30mmHg 时为肺水肿。

6. 超声心动图　左室射血分数降低，左室舒张末容积升高，室壁运动减弱等。

六、诊断思路

（一）急性心源性肺水肿的诊断

1. 病史　有引起急性心源性肺水肿的病因。

2. 症状和体征　发病急骤，突然出现严重呼吸困难，频繁咳嗽，咳粉红色泡沫样痰，伴烦躁不安、口唇青紫、大汗淋漓；双肺布满湿性啰音，伴有哮鸣音；心率增快，有奔马律、交替脉。

3. 辅助检查　胸片提示肺间质水肿，肺门阴影呈蝴蝶状；BNP/NT-proBNP 升高明显；心脏超声提示收缩或舒张功能不全；血流动力学提示左室舒张末压增高等。

（二）鉴别诊断

1. 急性心源性肺水肿与非心源性肺水肿的鉴别　见表 2-2。

表 2-2　非心源性与心源性肺水肿的鉴别

	非心源性水肿	心源性肺水肿
病史	起病初期极少有心脏病发作	急性心脏病发作
	常有其他基础疾病	半卧位，或端坐呼吸
	常平卧，并不要求坐起	往往呈低流量状态（肢体末端冰冷）
	往往呈高流量状态（肢体末端温暖）	有舒张早期奔马律
体征	无奔马律	有颈静脉怒张
	无颈静脉怒张	肺部有湿性啰音
	肺部有干性啰音	心脏扩大
心电图	往往正常	可有心肌缺血或心肌梗死或心肌肥大改变
X 线	肺水肿呈肺周边分布	肺水肿呈肺门周围分布
心肌酶学改变	往往正常	可有心肌受损的酶学改变
PCWP	<18mmHg	>18mmHg
BNP	<100pg/mL	>100pg/mL

2. 急性呼吸窘迫综合征（ARDS）　有严重创伤、休克、感染等病史，表现为突发性、进行性呼吸窘迫，发绀，常伴有烦躁、焦虑表情、出汗等，其呼吸的窘迫特点不能用通常的氧疗法使之改善。早期体征可无异常或仅闻及双肺干啰音、哮鸣音，后期可闻及水泡音或管状呼吸音。胸片早期无异常，晚期可有大片浸润阴影，大片阴影中可见支气管充气征。强心、利尿治疗有效。

七、救治方法

1. 监测　①无创监测：床边监护仪持续监测心率、呼吸频率、血压、心电图和血氧饱和度等。②血流动力学监测：适用于血流动力学状态不稳定、病情严重且效果不理想的患者，如床边漂浮导管、有创动脉压力监测等。

2. 纠正缺氧 缺氧使毛细血管通透性增加引起肺水肿，而肺水肿形成后加重了肺毛细血管缺氧，形成恶性循环，故纠正缺氧是治疗肺水肿的首要措施。可将氧气先通过70%酒精湿化后吸入，也可用1%硅酮溶液代替酒精，降低泡沫的表面张力，减少泡沫破裂，改善肺通气功能。轻度缺氧患者可用鼻导管或面罩给氧，每分钟6～8L；重度低氧血症患者，采用无创或气管插管呼吸机辅助通气治疗，同时保证呼吸道通畅。

3. 改善静脉回流 患者应取半卧位或坐位，两腿下垂，以减少静脉回流，减轻心脏负荷，缓解呼吸困难。也可用止血带轮流缚扎四肢（1次/15分钟），减轻肺水肿，有效地减少静脉回心血量，待症状缓解后逐步解除止血带，但此法禁用于休克及贫血患者。

4. 治疗原发病 消除诱因，如高血压采取降压措施；选择有效抗生素控制感染；积极治疗各种影响血流动力学的快速性或缓慢性心律失常；应用硝酸酯类药物改善心肌缺血；糖尿病伴血糖升高者应有效控制血糖水平，要防止出现低血糖；对血红蛋白低于70g/L的贫血患者，可输注浓缩红细胞悬液。

5. 急性心源性肺水肿的药物治疗

（1）正性肌力药物：应用适当的正性肌力药物使左心室能在较低的充盈压下维持或增加心排血量，表现为剂量相关性的心肌收缩力增强，同时可以降低房颤时的心率，延长舒张期充盈时间，使肺毛细血管平均压下降。此类药物适用于低心排血量综合征。对伴有症状性低血压或心排血量降低伴有循环淤血的患者，可缓解组织低灌注所致的症状，保证重要脏器的血供。血压较低、对血管扩张药物及利尿剂不耐受或反应不佳的患者尤其有效。

①洋地黄类：此类药物能轻度增加心排血量和降低左心室充盈压；对急性心源性肺水肿患者的治疗有一定帮助。一般应用毛花苷 C 0.2～0.4mg 缓慢静脉注射，2～4 小时后可以再用 0.2mg，伴快速心室率的房颤患者可酌情适当增加剂量。②多巴胺：250～500μg/min 静脉滴注。剂量个体差异较大，一般从小剂量开始，逐渐增加剂量，短期应用。③多巴酚丁胺：100～250μg/min 静脉滴注。该药短期应用可以缓解症状，但并无临床证据表明对降低病死率有益。使用时注意监测血压，常见不良反应有心律失常，心动过速，偶尔可因加重心肌缺血而出现胸痛。正在应用 β-受体阻滞剂的患者不推荐应用多巴酚丁胺和多巴胺。④磷酸二酯酶抑制剂：米力农，首剂 25～50μg/kg 静脉注射（5～10 分钟缓慢静注），继以 0.25～0.50μg/（kg·min）静脉滴注。此类药物可使心肌细胞内 cAMP 水平和 Ca^{2+} 增加，可使血管平滑肌细胞内 Ca^{2+} 减少，所以既可以增加心肌收缩力，同时又可以扩张动、静脉。常见不良反应有低血压和心律失常。剧烈咳嗽或伴胸痛时可予可待因 15～30mg 口服。烦躁不安、谵妄者可服安定 5mg 或水合氯醛 1～1.5mg，不应用抑制呼吸的镇静剂。

（2）血管扩张剂：急性心源性肺水肿患者应用血管扩张药，可降低外周血管阻力和主动脉阻抗，提高左心室排血的效应，降低左心室充盈压，从而减轻心脏前后负荷。收缩压>

110mmHg 的急性心源性肺水肿患者通常可以安全使用；收缩压在 90~110mmHg 之间的患者应谨慎使用；收缩压<90mmHg 的患者禁忌使用。此类药在缓解肺淤血和肺水肿的同时不会影响心排血量，也不会增加心肌耗氧量。下列情况禁用血管扩张药物：①收缩压<90mmHg，或持续低血压并伴症状，尤其有肾功能不全的患者，避免重要脏器灌注减少。②严重阻塞性心瓣膜疾病患者，例如主动脉瓣狭窄，有可能出现显著的低血压。二尖瓣狭窄患者也不宜应用，有可能造成心排血量明显降低。③梗阻性肥厚型心肌病。

①硝酸酯类药物：此类药在减少每搏心排血量和不增加心肌氧耗情况下能减轻肺淤血，特别适用于急性冠状动脉综合征伴肺水肿的患者。静脉应用需经常测量血压，防止血压过度下降。硝酸甘油静脉滴注起始剂量 5~10μg/min，每 5~10 分钟递增 5~10μg/min，最大剂量 100~200μg/min；或舌下含服，每次 0.3~0.6mg。硝酸异山梨酯静脉滴注剂量 5~10mg/h，亦可舌下含服，每次 2.5mg。②硝普钠：适用于严重肺水肿、原有后负荷增加患者。临时应用从小剂量 10μg/min 开始，可酌情逐渐增加剂量至 50~250μg/min，静脉滴注，疗程不要超过 72 小时。由于其强效降压作用，应用过程中要密切监测血压，根据血压调整合适的维持剂量。停药应逐渐减量，并加用口服血管扩张剂，以避免反跳现象。③rhBNP：奈西立肽。为了缓解因急性失代偿性心力衰竭而入院患者的呼吸困难，如果不存在症状性低血压，作为利尿剂治疗的一种辅助，可以考虑静脉内使用奈西立肽，其主要药理作用是扩张静脉和动脉（包括冠状动脉），从而减轻前、后负荷，在无直接正性肌力作用情况下增加心排血量。该药并非单纯的血管扩张剂，还可以促进钠的排泄，有一定的利尿作用；还可抑制 RAAS 和较高神经系统，阻滞急性心力衰竭演变中的恶性循环。应用方法：先给予负荷剂量 1.5μg/kg，静脉缓慢推注，继以 0.007 5~0.015μg/（kg·min）静脉滴注；也可不用负荷剂量而直接静脉滴注。疗程一般 3 天，不超过 7 天。

（3）利尿剂：急性心源性肺水肿应用利尿药的治疗目的有两种：①使心脏前负荷减轻，缓解体循环和肺循环充血症状。②纠正由代偿机制造成的水钠潴留，首选呋塞米，先静脉注射 20~40mg，继以静脉滴注 5~40mg/h，其总剂量在起初 6 小时不超过 80mg，起初 24 小时不超过 200mg。应加用噻嗪类和（或）醛固酮受体拮抗剂：氢氯噻嗪 25~50mg，每日 2 次，或螺内酯 20~40mg/d。应注意低血压、低血容量、低血钾、低血钠等情况，并根据尿量和症状的改善状况调整剂量。

（4）镇静剂：主要应用吗啡。吗啡可消除患者的焦急情绪，又可反射性地扩张周围血管，减少回心血量，从而降低肺毛细血管静水压。用法为 2.5~5.0mg 静脉缓慢注射，亦可皮下或肌内注射。伴二氧化碳潴留者则不宜应用，因可产生呼吸抑制而加重二氧化碳潴留，应密切观察疗效和呼吸抑制的不良反应。伴明显和持续低血压、休克、意识障碍、COPD 等患者禁忌使用。老年患者慎用或减量。亦可应用哌替啶 50~100mg 肌内注射。

（5）支气管解痉剂：一般应用氨茶碱 0.125~0.25g，以葡萄糖水稀释后静脉推注

（10 分钟），4~6 小时后可重复一次；或以 0.25~0.5mg/（kg·min）静脉滴注。亦可应用二羟丙茶碱 0.25~0.5g 静脉滴注，速度为 25~50mg/h。此类药物不宜用于冠心病如急性心肌梗死或不稳定性心绞痛所致的急性二氧化碳患者，不可用于伴有心动过速或心律失常的患者。

6. 急性心源性肺水肿的非药物治疗

（1）主动脉内球囊反搏（IABP）：是机械性辅助循环方法之一，适用于严重二氧化碳出现急性心源性肺水肿，甚至心源性休克的患者，可增加冠脉血流灌注，减少心肌做功，减轻心脏负荷，减少心肌氧耗，从而改善心功能。

（2）机械通气：急性心源性肺水肿患者行机械通气的指征，①出现心跳呼吸骤停，进行心肺复苏时。②并发 Ⅰ 型或 Ⅱ 型呼吸衰竭。机械通气的方式有无创呼吸机辅助通气、气管插管机械通气。

（3）血液净化治疗：急性心源性肺水肿出现高容量负荷，如严重的外周组织水肿，且对袢利尿剂和噻嗪类利尿剂抵抗；或伴有肾功能进行性减退，血肌酐 $>500\mu mol/L$ 者，可行血液净化治疗。

（4）心室机械辅助装置：急性心源性肺水肿经常规药物治疗无明显改善时，有条件的可应用此种技术。此类装置有体外模式人工肺氧合器（ECMO）、心室辅助泵（如可置入式电动左心辅助泵、全人工心脏）。

7. 急性心源性肺水肿的基础疾病治疗

（1）缺血性心脏病所致的急性心源性肺水肿。①抗血小板治疗：对于并发急性心肌梗死和不稳定心绞痛的患者，要给予阿司匹林和氯吡格雷等强化抗血小板治疗；而对于无急性心肌梗死和不稳定性心绞痛的患者，口服阿司匹林即可。②抗凝治疗：对于急性心肌梗死和不稳定性心绞痛等患者，可根据相应指南给予低分子肝素或普通肝素等抗凝治疗。③改善心肌供血和减少心肌耗氧的治疗：应口服和静脉给予硝酸酯类药物。④他汀类药物治疗。⑤对于因心肌缺血发作而诱发和加重的急性心源性肺水肿（主要表现有胸痛、胸闷等症状，心电图有动态的缺血性 ST-T 改变），如果患者血压偏高、心率增快，可在积极控制心力衰竭的基础治疗上慎重应用口服甚至静脉注射 β-受体阻滞剂，以利于减慢心率和降低血压，从而减少心肌耗氧量，改善心肌缺血和心功能。⑥对于 ST 段抬高急性心肌梗死，若在溶栓和急诊介入治疗时间窗内就诊并有溶栓和介入治疗指征，且在评价病情和治疗风险后，可予急诊介入治疗或静脉溶栓治疗。但此时介入治疗风险较大，必要时在应用 IABP 支持下行介入治疗更安全。⑦并发低血压和休克者，如有条件可积极给予 IABP 或 ECMO 等机械辅助支持治疗，有助于提高抢救成功率。⑧除急诊介入治疗外，冠状动脉造影和血运重建治疗应在急性心肺水肿得到有效缓解后进行。

（2）高血压所致的急性心源性肺水肿。患者应在 1 小时内将平均动脉压较治疗前降低

25%, 2~6 小时降至 160/100~110mmHg, 24~48 小时内使血压逐渐降至正常。优先考虑静脉给予硝酸甘油, 亦可应用硝普钠。呋塞米等袢利尿剂静脉给予能起辅助降压之效。乌拉地尔适用于基础心率很快、应用硝酸甘油或硝普钠后心率迅速增加而不能耐受的患者。

（3）心瓣膜病所致的急性心源性肺水肿。任何内科治疗和药物均不可能消除或缓解心瓣膜病变及其造成的器质性损害, 此种损害可促发心肌重构, 最终导致心力衰竭。在疾病逐渐进展过程中, 一些因素尤其伴快速心室率的房颤、感染、体力负荷加重等均可诱发心力衰竭的失代偿或发生急性心力衰竭。因此, 对于此类患者早期采用介入或外科手术矫治是预防心力衰竭的唯一途径, 部分无症状的心瓣膜病患者亦应积极考虑采用, 以从根本上改善其预后。风湿性二尖瓣狭窄所致的急性肺水肿常由快速心室率的房颤诱发, 有效地控制房颤的心室率对成功治疗急性心源性肺水肿极其重要。可应用毛花苷 C 0.4~0.6mg 缓慢静脉注射, 必要时 1~2 小时后重复一次, 剂量减半。效果不理想者, 可加用静脉 β-受体阻滞剂, 宜从小剂量开始（普通剂量之半）, 酌情增加剂量, 直至心室率得到有效控制。此外, 还可静脉使用胺碘酮。药物无效者可考虑电复律。一旦急性心力衰竭得到控制, 病情缓解, 应尽早考虑介入术或外科手术, 以解除瓣膜狭窄。

（4）急性重症心肌炎所致的急性心源性肺水肿。①积极治疗急性肺水肿：血氧饱和度过低患者予以氧气疗法和人工辅助呼吸。伴严重肺水肿和心源性休克者应在血流动力学监测下应用血管活性药物。②药物应用：糖皮质激素适用于伴有严重心律失常（主要为高度或三度房室传导阻滞）、心源性休克、心脏扩大的患者, 可短期应用。α 干扰素和黄芪注射液用作抗病毒治疗。维生素 C 静脉滴注以保护心肌免受自由基和脂质过氧化损伤。由于细菌感染是病毒性心肌炎的条件因子, 治疗初期可使用青霉素静脉滴注。但药物治疗的疗效因缺少临床证据而难以评估。③非药物治疗：严重的缓慢性心律失常伴血流动力学改变者应安置临时起搏器；伴严重泵衰竭患者可采用心室辅助装置；血液净化疗法有助于清除血液中大量的炎症因子、细胞毒性产物及急性肝肾功能损害后产生的代谢产物, 避免心肌继续损伤。

八、研究进展

急性心源性肺水肿发作时, 左心室功能减退, 心排出量急剧减少, 心室舒张末压迅速升高, 肺静脉回流不畅, 导致肺毛细血管内压力急剧上升, 肺淤血、肺毛细血管通透性增加, 使肺间质、肺泡滞留过量液体, 肺泡表面活性物质减少, 肺的顺应性降低, 动静脉分流增加, 通气/血流比例失调, 出现低氧血症和呼吸困难。氧疗是治疗肺水肿的一个重要措施, 但急性心源性肺水肿发生时由于肺间质及肺泡水肿等原因, 普通的鼻导管吸氧及常规药物治疗等措施效果不佳, 病死率较高。传统观念认为, 机械通气可减轻左心室的前负荷, 改善肺水肿和气体交换, 但减少回心血量、抑制心肌收缩、降低心排血量, 因此严重心力衰竭常作为机械通气的相对禁忌证。随着无创正压通气（NPPV）专业技术的进步和临床实践研究的发展, 认为机械通气适当应用, 可显著改变肺泡内压和胸腔负压的不正常状态, 不仅能改善气体交换，而且能改善左心功能，这与传统理论有很大不同。国内外较多文献报告 NPPV 治疗性心源性肺水肿优于常规药物治疗，充分显示了其有效性和安全性。欧洲心脏病学会在急、慢性心功能不全诊治规范中将无创通气治疗急性心源性肺水肿引起的低氧血症列为 I A 类证据。

无创正压通气改善急性心源性肺水肿的机制：①正压通气可减少呼吸肌做功，降低氧耗量。②胸内正压作用于心室壁，降低心室跨壁压，抵消左室收缩时需要对抗的胸内负压，并能反射性抑制交感神经的兴奋性，降低外周血管阻力，减轻心脏后负荷；胸膜腔内压升高，体循环回心血量减少，减轻左心前负荷。③吸气时气道正压给氧能增加肺泡内压，减少肺水肿时肺泡毛细血管液体渗出，减轻肺泡的间质水肿，气流使气道内泡沫破碎，增加潮气量和肺顺应性。

如存在心跳或呼吸停止、意识障碍、误吸危险性、呼吸道保护能力差、气道分泌物清除障碍和多器官功能衰竭等绝对禁忌证或 NPPV 效果差时，则需气管插管有创机械通气。如存在血流动力学不稳定、心律失常、消化道大出血、严重感染、排痰障碍等相对禁忌证时，需特别认真权衡 NPPV 的利弊后再实施。

急性心源性肺水肿早期使用无创正压通气治疗，有利于提高抢救成功率，缩短病程，避免了气管切开或气管插管，减少了有创治疗中的并发症，有进一步探讨和推广应用的价值。

（李晓辉）

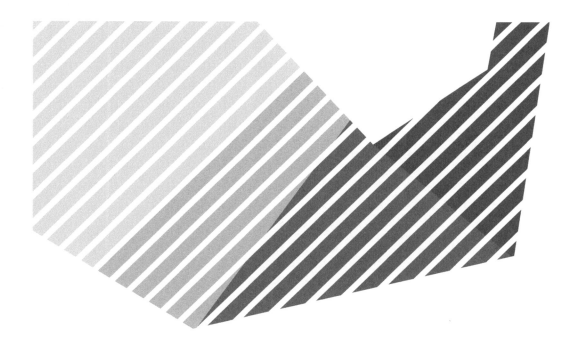

第三章

循环系统急重症

第一节 急性心力衰竭

一、概述

(一) 定义

急性心力衰竭 (acute heart failure, AHF) 指由于急性发作的心功能异常而导致的以肺水肿、心源性休克为典型表现的临床综合征。发病前可以有或无基础心脏病病史,可以是收缩性或舒张性心力衰竭,起病突然或在原有慢性心力衰竭基础上急性加重。AHF 通常危及患者的生命,必须紧急实施抢救和治疗。

(二) 病因和发病机制

任何原因导致的血流动力学负荷增加 (如过多补液、过度劳力等) 或心肌缺血、缺氧,导致心肌收缩力急性受损均可引起急性心力衰竭。急性心力衰竭可突然发作,也可以在原有心血管疾病基础上发生和 (或) 在慢性心衰基础上急性失代偿。通常,冠心病、高血压是高龄患者发生 AHF 的主要病因,而年轻人中急性心力衰竭多是由扩张型心肌病、心律失常、先天性心脏病、心脏瓣膜病或心肌炎引起。同时,应特别注意甲状腺疾病、结缔组织疾病、中毒 (包括药物、乙醇、重金属或生物毒素) 等病因。由于心脏血流动力学短期内快速异常,肺毛细血管压短期内急速增高,机体没有足够的时间发挥代偿机制,血管内液体渗入到肺间质和肺泡内形成急性肺水肿。肺水肿早期可因交感神经激活血压升高,但随着病情进展,血管反应减弱,血压逐步下降。

(三) 临床表现

1. 症状 典型的临床表现为严重呼吸困难,如端坐呼吸,站立、平卧后诱发或加重的咳嗽,干咳或有多量白痰、粉红色泡沫痰、咯血,吸气性肋间隙和锁骨上窝凹陷。情绪紧张、焦虑、大汗淋漓,极重的患者表现为面色苍白、口唇青紫、四肢湿冷、末梢充盈不良、皮肤苍白和发绀。初起血压升高、脉搏快而有力,若未及时处理,20~30 分钟后则血压下降、脉搏细速,进入休克而死亡,部分患者表现为心搏骤停。

2. 体征 肺部听诊早期可闻及干性啰音和喘鸣音,吸气和呼气相均有窘迫,肺水肿发生后闻及广泛湿啰音和哮鸣音;心率增快、舒张期奔马律、可闻及第三心音和肺动脉瓣第二音亢进。

(四) 严重程度的评估

1. Killip 分级 用于急性心力衰竭严重性评价,分Ⅰ~Ⅳ级。Ⅰ级:无心力衰竭。无心功能失代偿症状。Ⅱ级:心力衰竭。有肺部中下野湿啰音、心脏奔马律,X 线片示肺淤血。Ⅲ级:严重心力衰竭。明显肺水肿,满肺湿啰音。Ⅳ级:心源性休克。低血压 (收缩压<

90mmHg）、面色苍白和发绀、少尿、四肢湿冷。

2. Forrester 分级　以临床特点和血流动力学特征分 4 级，见图 3-1。

3. 临床严重程度分级　根据末梢循环和肺部听诊分 4 级，见图 3-1。

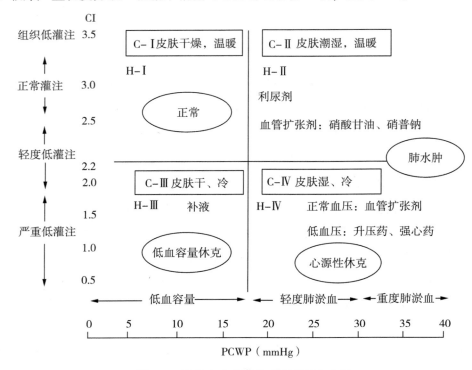

图 3-1　急性心力衰竭临床严重程度分级

CI：心脏指数；H-Ⅰ~H-Ⅳ：血流动力学变化的程度；

C-Ⅰ~C-Ⅳ：临床严重程度；PCWP：肺毛细血管楔压

二、诊断思路

（一）急性与慢性心力衰竭的区别

见表 3-1。

表 3-1　急性与慢性心力衰竭的比较

特征	急性心力衰竭	失代偿性慢性心力衰竭	慢性心力衰竭
症状严重性	显著	显著	轻至重
肺水肿	常见	常见	罕见
外周水肿	罕见	常见	常见
体重增加	无到轻	常见	常见
总的体液容量负荷	不变或轻度增加	显著增加	增加
心脏扩大	不常见	多见	常见

续 表

特征	急性心力衰竭	失代偿性慢性心力衰竭	慢性心力衰竭
心室收缩功能	降低正常或升高	下降	下降
室壁应力	升高	显著升高	升高
交感神经系统激活	明显	明显	轻到明显
RAAS 的激活	常增加	明显	轻到明显
可修复可纠正的病因病变	常见	偶见	偶见

（二）肺水肿的鉴别诊断

急性心源性肺水肿应与其他原因导致的肺水肿相鉴别，可见本书相关章节。常见的非心源性肺水肿有成人呼吸窘迫综合征（ARDS）、高原性肺水肿（HAPE）、神经源性肺水肿、麻醉剂过量引起的肺水肿、电复律后肺水肿等。

三、治疗措施

急性心力衰竭一旦发展为肺水肿甚或心源性休克，会在短时间内危及患者的生命，抢救治疗要突出"急"字，其包含"及时、准确、系统"的概念。

（一）一般治疗

1. 体位 坐位、双腿下垂有利于减少回心血量，减轻心脏前负荷。

2. 氧疗 目标是尽量保持患者的 SaO_2 在 95%~98%。方法：①鼻导管吸氧。②开放面罩吸氧。③CPAP 和 BiPAP，无创通气治疗能更有效地改善肺水肿患者的氧合，降低呼吸做功，减轻症状，减少气管插管的概率，降低死亡率。④气管插管机械通气治疗。

3. 镇静 AHF 时早期应用吗啡对抢救有重要意义。吗啡有强大的镇静作用，能够轻度扩张静脉和动脉，并减慢心率。多数研究表明，一旦建立起静脉通道，则立即静脉注射吗啡 3~5 毫克/次，视患者的症状和情绪，必要时可重复。但昏迷、严重呼吸道疾病患者不用。

（二）静脉注射血管扩张剂的应用

1. 硝普钠 应用于严重心力衰竭，特别是急性肺水肿，有明显后负荷升高的患者。如高血压性 AHF、急性二尖瓣反流等，建议从小剂量起始静脉注射 [0.3μg/（kg·min）] 逐渐滴定上调剂量，可达 5μg/（kg·min）甚或更高。应用时做好避光保存（用棕色或黑色管），以免化学分解产生氰酸盐，对严重肝、肾功能异常的患者更要小心。

2. 硝酸甘油 更加适用于有急性冠状动脉综合征的重症心力衰竭患者，没有硝普钠对于冠状动脉血流的"窃血效应"。建议起始剂量为 0.14μg/（kg·min）静脉注射，逐渐滴定上调可达 4μg/（kg·min）。紧急情况下，亦可先舌下含服或喷雾吸入硝酸甘油 400~500 微克/次。

3. 重组人 B 型利钠肽　是一种内源性激素，具有扩张血管、利尿利钠、有效降低心脏前后负荷、抑制 ARRS 和交感神经系统等作用，可以有效改善 AHF 患者的急性血流动力学障碍。通常的剂量为 $1\sim2\mu g/kg$ 负荷量静脉注射，然后 $0.01\sim0.03\mu g/$（$kg\cdot min$），持续静脉注射。

血管扩张剂能有效地扩张血管，增加心脏指数，降低肺动脉楔压，改善患者的症状。然而，静脉使用以上血管扩张剂应注意其降低血压的问题，特别是在主动脉瓣狭窄的患者。当 AHF 的患者的收缩压低于 $90\sim100mmHg$ 时，应慎重使用，对已使用者血压下降至此时，则应及时减量，若进一步下降，则需停药。通常来说，患者的用药后平均血压较用药前降低 10mmHg 比较合适。对于肝肾功能不全、平时长期高血压的患者，更需注意血压不可较平时降低过多。

（三）静脉注射利尿剂的应用

强效利尿剂（襻利尿剂）是 AHF 抢救时改善急性血流动力学紊乱的基石。常用的襻利尿剂有呋塞米、布美他尼、托拉塞米，具有强大的利尿利钠作用，能减轻心脏前后负荷，静脉注射还能够扩张血管，降低肺动脉楔压。肺淤血时，呋塞米 $20\sim40$ 毫克/次口服，若症状改善不好，利尿效果不佳，增加剂量或静脉注射。肺水肿时，呋塞米 $40\sim100$ 毫克/次负荷量静脉注射或 $5\sim40mg/h$ 持续静脉滴注，每日总量小于 500mg。依据患者症状改善，调整剂量和用法。若有利尿剂抵抗，可合用小剂量多巴胺或合用氢氯噻嗪。

利尿剂抵抗指达到水肿完全消除前，利尿剂作用下降和消失的现象。利尿剂效果不佳可能与血容量不足、血压较基础水平下降过多、低钠低氯血症、低氧血症、低蛋白血症等有关，可通过纠正这些诱发因素，改变用药途径等纠正。还要注意过度利尿后引起的电解质紊乱、低血容量综合征。

（四）β-受体阻滞剂

一些研究证明，急性心肌梗塞（AMI）时应用 β-受体阻滞剂能够缓解缺血导致的胸痛，缩小心梗面积。实际应用中对于严重 AHF，肺底部有啰音的患者应慎重使用 β-受体阻滞剂。目前比较公认的药物有美托洛尔、比索洛尔、卡维地洛。

（五）正性肌力药物

1. 强心苷　强心苷（包括洋地黄苷、地高辛和毛花苷 C）主要有正性肌力、负性传导和频率以及降低交感神经活性的作用。一般而言，急性心力衰竭并非其应用指征，除非快速心房颤动。急性心力衰竭应使用其他合适的治疗措施（常为静脉给药），强心苷仅可作为长期治疗措施的开始阶段而发挥部分作用。AHF 时，若患者心率快、血压偏低，可静脉注射毛花苷 C $0.2\sim0.4$ 毫克/次；若患者为快速心房颤动，则可用 0.4 毫克/次，总量不宜超过 1.2mg。口服最常用的是地高辛 $0.125\sim0.25mg/d$。

2. 儿茶酚胺类　多巴酚丁胺起始剂量为 $2\sim3\mu g/$（$kg\cdot min$）持续静脉注射，根据血流动力学监测可逐渐增加至 15~20μg/（kg·min）；患者病情好转后，药物应逐渐降低剂量［每两天减少 2μg/（kg·min）］而停药，不可骤停。AHF 伴有低血压时，更宜选用多巴胺，起始剂量为 2~3μg/（kg·min），有正性肌力、改善肾血流和尿量的作用。

3. 磷酸二酯酶抑制剂（PDEI）　　PDEI 具有正性肌力和外周血管扩张作用，可降低肺动脉压、肺动脉楔压和增加心排血量。可增加室性心律失常的发生率，且与剂量相关。通常有米力农和依诺昔酮。

4. 钙离子增敏剂　　左西孟旦是钙浓度依赖的钙离子增敏剂，半衰期达 80 小时，可增加心排血量，降低 PCMP，降低血压。在与多巴酚丁胺的双盲对照试验中，北京阜外心血管病医院的经验显示，该药在 AHF 中应用时，应注意其降低血压的作用。通常不建议用于收缩压<85mmHg 的患者。

5. 心肌糖苷类　　此类药物不宜用于 AMI 心力衰竭的患者。应用指征是心动过速引起的心力衰竭，如通过应用 β-受体阻滞剂未能控制心率的心房颤动患者。

（六）机械辅助治疗

1. 动脉内气囊反搏（IABP）　　尽早的应用 AMI 严重低血压，甚或心源性休克的患者。IABP 可延长收缩压时间，增加动脉舒张压和冠状动脉灌注压，增加冠状动脉血流量22%~52%，可起到辅助心脏功能的作用。

2. 体外膜氧合器（extracorporeal membrane oxygenation，ECMO）　　是一种临时性的部分心肺辅助系统，通过引流管将静脉血引流到体外膜氧合器内进行氧合，再经过另一根引流管将氧合血泵入体内（静脉或动脉），改善全身组织氧供，可以暂时替代肺的气体交换功能和心脏的泵功能。北京阜外心血管病医院已经对晚期终末期心力衰竭、心源性休克，内科治疗无效的患者，成功应用该技术进行支持治疗，有效地维持了患者的心脏功能和血流动力学稳定，部分患者度过了危险期，成功撤机并逐渐恢复心脏功能，部分患者赢得了心脏移植的时间。

3. 左心辅助　　适用于晚期终末期心力衰竭、心源性休克的患者。

4. 心脏移植　　终末期心力衰竭，内科药物治疗效果不佳或无效，心源性休克内科治疗无效，在 ECMO 或左心辅助循环支持下，等待合适供体，尽早心脏移植。

（七）其他

1. 饮食和休息　　急性期卧床休息，尽量减少体力活动，缓解后逐渐增加运动量。急性期若血压偏高或正常，则应保持液体出量大于入量，根据胸片肺水肿或淤血改善的情况调整。饮食不宜过多，不能饱餐，控制在 6~7 成饱便可，必要时可静脉补充营养，意即"质高量少"。缓解期亦严格控制液体的摄入和出入量的平衡。

2. 预防和控制感染　　感染是 AHF 发生，特别是慢性心力衰竭急性失代偿的重要原因和诱因，应积极预防和控制。

3. 保持水、电解质和酸碱平衡　内环境的稳定对于患者 AHF 的纠正，防止恶性心律失常的发生具有重要的意义，应特别注意。不仅要重视钾的变化，同时要重视低钠血症，限钠是有条件的，不要一味强调。

4. 基础疾病和合并疾病的处理　例如对缺血性心脏病应重视 β–受体阻滞剂的正确使用，积极改善缺血发作是治疗的关键。对高血压引起的 AHF 要积极降低血压，同时还应注意平时血压水平高的患者，不宜突然过度降压，一个"正常"的血压，可能对特定的患者就是低血压，导致肾灌注不足，发生肾衰竭。

（八）缓解期的治疗和康复

1. 加强基础心脏病治疗，如冠心病、高血压等的治疗。

2. 对于慢性心力衰竭的患者，要重视诱因的预防，防止反复发生急性失代偿。

3. 有计划地逐步康复锻炼。

总之，急性心力衰竭作为一种最严重的心血管综合征，其诊断和治疗必须强调整体观念，要系统的考虑患者的机体状况，这样才能获得良好的疗效。

（张修进）

第二节　高血压危象

一、概述

在急诊工作中，常常会遇到一些血压突然和显著升高的患者，伴有症状或有心、脑、肾等靶器官的急性损害，如不立即进行降压治疗，将产生严重并发症或危及患者生命，称为高血压危象。其发病率占高血压患者的 1%~5%。

有关高血压患者血压急速升高的术语有：高血压急症、高血压危象、高血压脑病、恶性高血压、急进型高血压等。高血压急症是以伴有即将发生或进展的靶器官功能障碍为特征的血压急剧升高（通常超过 180/120mmHg），为防止或限制靶器官的受损，需要迅速降低血压（可以不达到正常范围）。如果仅有血压显著升高，但不伴靶器官新近或急性功能损害，则定义为高血压次急症。广义的高血压危象包括高血压急症和次急症；狭义的高血压危象等同于高血压急症。

高血压急症主要包括：①急性脑血管病，脑出血、脑动脉血栓形成、脑栓塞、蛛网膜下隙出血等。②主动脉夹层动脉瘤。③急性左心脏衰竭伴肺水肿。④急性冠状动脉综合征（不稳定心绞痛、急性心肌梗死）。⑤子痫前期、子痫。⑥急性肾衰竭。⑦微血管病性溶血性贫血。

高血压次急症主要包括：①高血压病 3 级（极高危）。②嗜铬细胞瘤。③降压药物骤停综合征。④严重烧伤性高血压。⑤神经源性高血压。⑥药物性高血压。⑦围术期高血压。

高血压急症与高血压次急症均可合并慢性器官损害，区别两者的唯一标准是有无新近发生的或急性进行性的严重靶器官损害。高血压水平的绝对值不构成区别两者的标准，因为血压水平的高低与是否伴有急性靶器官损害或损害的程度并非成正比。

高血压急症是一种严重危及生命的临床综合征，特别强调了心、脑、肾等重要靶器官的功能问题。在高血压急症治疗中，"降低血压"只是一种治疗手段，"保护或恢复靶器官的功能"才是"目的"。随着对自动调节阈的理解，临床上得以能够正确的把握高血压急症的降压幅度。尽管血压有显著的可变性，但血压的自动调节功能可维持流向生命器官（脑、心、肾）的血流在很小的范围内波动。例如，当平均动脉压（MAP）低到60mmHg或高达120mmHg，脑血流量可被调节在正常压力范围内。然而，在慢性高血压患者，其自动调节的下限可以上升到MAP的100~120mmHg，高限可达150~160mmHg，这个范围称为自动调节阈。达到自动调节阈低限时发生低灌注，达到高限则发生高灌注。与慢性高血压类似，老年患者和伴有脑血管疾病的患者自动调节功能也受到损害，其自动调节阈的平均低限比休息时MAP低20%~25%。对高血压急症患者最初的治疗可以将MAP谨慎地下降20%的建议就是由此而来。

（一）病因

高血压危象的促发因素很多，最常见的是在长期原发性高血压患者中血压突然升高。另外，25%~55%的高血压危象患者有可查明原因的继发性高血压，肾实质病变占其中的80%。高血压危象的继发性原因主要包括：①肾实质病变，原发性肾小球肾炎、慢性肾盂肾炎、间质性肾炎。②涉及肾脏的全身系统疾病，系统性红斑狼疮、系统性硬皮病、血管炎。③肾血管病，结节性多动脉炎、肾动脉粥样硬化。④内分泌疾病，嗜铬细胞瘤、库欣综合征、原发性醛固酮增多症。⑤药品，可卡因、苯异丙胺、环孢素、可乐定撤除、苯环利定。⑥主动脉狭窄。⑦子痫和子痫前期。

（二）发病机制

各种高血压危象的发病机制不尽相同，某些机制尚未完全阐明，但与下列因素有关：

1. 交感神经张力亢进和缩血管活性物质增加　在各种应激因素作用下，交感神经张力、血液中血管收缩活性物质（如肾素、血管紧张素Ⅱ等）大量增加，诱发短时间内血压急剧升高。

2. 局部或全身小动脉痉挛　①脑及脑细小动脉持久性或强烈痉挛导致脑血管继之发生"强迫性"扩张，结果脑血管过度灌注，毛细血管通透性增加，引起脑水肿和颅内高压，诱发高血压脑病。②冠状动脉持久性或强烈痉挛导致心肌明显缺血、损伤甚至坏死等，诱发急性冠脉综合征。③肾动脉持久性或强烈收缩导致肾脏缺血性改变、肾小球内高压力等，诱发肾衰竭。④视网膜动脉持久性或强烈痉挛导致视网膜内层组织变性坏死和血-视网膜屏障破裂，诱发视网膜出血、渗出和视神经盘水肿。⑤全身小动脉痉挛导致压力性多尿和循环血容量减少，反射性引起缩血管活性物质进一步增加，形成病理性恶性循环，加剧血管内膜损伤和血小板聚集，最终诱发心、脑、肾等重要脏器缺血和高血压危象。

3. 脑动脉粥样硬化　高血压促成脑动脉粥样硬化后斑块或血栓破碎脱落易形成栓子，微血管瘤形成后易于破裂，斑块和（或）表面血栓形成增大，最终致动脉闭塞。在血压增高、血流改变、颈椎压迫、心律不齐等因素作用下易发生急性脑血管病。

4. 其他　引起高血压危象的其他相关因素尚有神经反射异常（如神经源性高血压危象等）、内分泌激素水平异常（如嗜铬细胞瘤高血压危象等）、心血管受体功能异常（如降压药物骤停综合征等）、细胞膜离子转移功能异常（如烧伤后高血压危象等）、肾素-血管紧张素-醛固酮系统的过度激活（如高血压伴急性肺水肿等）。此外，内源性生物活性肽、血浆敏感因子（如甲状旁腺高血压因子、红细胞高血压因子等）、胰岛素抵抗、一氧化氮合成和释放不足、原癌基因表达增加，以及遗传性升压因子等均在引起高血压急症中起一定作用。

二、高血压危象的诊断与治疗

（一）诊断

接诊严重的高血压患者后，病史询问和体格检查应简单而有重点，目的是尽快鉴别高血压急症和次急症。应询问高血压病史、用药情况、有无其他心脑血管疾病或肾脏疾病史等。除测量血压外，应仔细检查心血管系统、眼底和神经系统，了解靶器官损害程度，评估有无继发性高血压。如果怀疑继发性高血压，应在治疗开始前留取血和尿液标本。实验室检查至少应包括心电图和尿常规。高血压急症的临床特征见表3-2。

表3-2　高血压急症患者的临床特征

检查项目	结果
血压	通常>210~220/130~140mmHg
眼底检查	出血、渗出、视盘水肿
神经系统	头痛、视觉丧失、精神错乱、嗜睡、局灶性感觉缺失、昏迷
心脏检查	心尖冲动增强、心脏增大、心力衰竭
肾脏改变	氮质血症、蛋白尿、少尿
胃肠症状	恶心、呕吐

高血压急症患者通常血压很高，收缩压>210mmHg或舒张压>140mmHg。但是，鉴别诊断的关键因素通常是靶器官损害，而不是血压水平。妊娠妇女或既往血压正常者血压突然增高、伴有急性靶器官损害时，即使血压测量值没有达到上述水平，仍应视为高血压急症。

单纯血压很高、没有症状也没有靶器官急性或进行性损害证据的慢性高血压患者（其中可能有一部分为假性高血压患者），以及因为疼痛、紧张、焦虑等因素导致血压进一步增高的慢性高血压患者，通常不需要按高血压急症处理。

（二）治疗

1. 治疗原则　治疗的选择应根据对患者的综合评价诊断而定，靶器官的损害程度决定血压下降到何种安全水平以限制靶器官的损害。治疗评价依据见表3-3。

表3-3　治疗评价的依据

	常见	少见	高血压急症
血压	>180/100mmHg	>180/110mmHg	>220/140mmHg
症状	头痛、焦虑、通常无症状	严重的头痛、气短、水肿	气短、胸痛、夜尿、构音障碍、虚弱、神志改变
靶器官损害	无靶器官损害，无临床心血管疾病	靶器官损害，临床心血管病史	脑病、肺水肿、肾功能不全、脑卒中、心肌缺血
治疗	观察1~3小时，开始或者恢复药物治疗，增加药物剂量	观察3~6小时，用短效口服制剂降低血压，调整治疗	监测血压，静脉用药降低血压
计划	3天之内随访	24小时内再评价	立即转入重症监护病房，治疗使其达到目标血压

高血压急症应住院治疗，重症收入ICU病房。酌情使用有效的镇静药以消除患者恐惧心理。在严密监测血压、尿量和生命体征的情况下，视临床情况的不同，应用短效静脉降压药物。定期采血监测内环境情况，注意水、电解质、酸碱平衡情况，肝、肾功能，有无糖尿病，心肌酶是否增高等，计算单位时间的出入量。降压过程中应严密观察靶器官功能状况，如神经系统的症状和体征、胸痛是否加重等。勤测血压（每隔15~30分钟），如仍然高于180/120mmHg，应同时口服降压药物。

降压目标不是使血压正常，而是渐进地将血压调控至不太高的水平，最大程度地防止或减轻心、脑、肾等靶器官损害。在正常情况下，尽管血压经常波动（MAP 60~150mmHg），但心、脑、肾的动脉血流能够保持相对恒定。慢性血压升高时，这种自动调节作用仍然存在。但调节范围上移，血压对血流的曲线右移，以便耐受较高水平的血压，维持各脏器的血流。当血压上升超过自动调节阈值之上时，便发生器官损伤。阈值的调节对治疗非常有用。突然的血压下降，会导致器官灌注不足。在高血压危象中，这种突然的血压下降，在病理上会导致脑水肿以及中小动脉的急慢性炎症甚至坏死。患者会出现急性肾衰、心肌缺血及脑血管事件，对患者有害无益。对正常血压者和无并发症的高血压患者的脑血流的研究显示，脑血流自动调节的下限比休息时MAP低20%~25%。因此初始阶段（几分钟到两个小时内）MAP的降低幅度不应超过治疗前水平的20%~25%。假如患者能很好耐受，且病情稳定，超过24小时后再把血压降至正常。无明显靶器官损害患者应在24~48小时内将血压降至目标值。

上述原则不适用于急性缺血性脑卒中的患者。因为这些患者的颅内压增高、小动脉收缩、脑血流量减少，此时机体需要依靠 MAP 的增高来维持脑的血液灌注。此时若进行降压治疗、特别是降压过度时，可导致脑灌注不足，甚至引起脑梗死。因此一般不主张对急性脑卒中患者采用积极的降压治疗。关于急性出血性脑卒中并发严重高血压的治疗方案目前仍有争论，一般认为 MAP>130mmHg 时应该使用经静脉降压药物。

高血压次急症不伴有严重的靶器官损害，不需要特别的处理，可以口服抗高血压药物而不需要住院治疗。

高血压急症在临床上表现形式不同，治疗的药物和处理方法也有差异。高血压急症伴有心肌缺血、心肌梗死、肺水肿时，如果血压持续升高，可导致左室壁张力增加，左室舒张末容积增加，射血分数降低，同时心肌耗氧量增加。此时宜选用迅速降低血压，血压的目标值是使其收缩压下降 10%~15%。此外，开通病变血管也是非常重要的。

高血压急症伴有神经系统急症是最难处理的。高血压脑病是排除性诊断，需排除出血性和缺血性脑卒中及蛛网膜下隙出血。以上各种情况的处理是不同的。①脑出血：在脑出血急性期，如果收缩压大于 210mmHg，舒张压大于 110mmHg 时方可考虑应用降压药物，但要避免血压下降幅度过大，一般降低幅度为用药前血压 20%~30% 为宜，同时应脱水治疗降低颅内压。②缺血性脑卒中：一般当舒张压大于 130mmHg 时，方可小心将血压降至 110mmHg。③蛛网膜下隙出血：首选降压药物以不影响患者意识和脑血流灌注为原则，蛛网膜下隙出血首期降压目标值在 25% 以内，对于平时血压正常的患者维持收缩压在 130~160mmHg。④高血压脑病：高血压脑病的血压值要比急性缺血性脑卒中要低。高血压脑病 MAP 在 2~3 小时内降低 20%~30%。

高血压急症伴肾脏损害是非常常见的。有的患者尽管血压很低，但伴随着血压的升高，肾脏的损害也存在。尿中出现蛋白、红细胞、血尿素氮和肌酐升高，都具有诊断意义。高血压急症伴肾脏损害要在 1~12 小时内使 MAP 下降 10%~25%，MAP 在第 1 小时下降 10%，紧接 2 小时下降 10%~15%。

高血压急症伴主动脉夹层有特殊处理。高血压是急性主动脉夹层形成的重要易患因素，因而降压治疗必须迅速实施，防止主动脉夹层的进一步扩展。治疗时，在保证脏器足够灌注的前提下，应使血压维持在尽可能低的水平。首选静脉给药的 β 阻滞剂如艾司洛尔或美托洛尔，它可以减少夹层的发展。高血压伴主动脉夹层首期降压目标值将血压降至理想水平，在 30 分钟内使收缩压低于 120mmHg。药物治疗只是暂时的，最终需要外科手术。

儿茶酚胺诱发的高血压危象，此症的特点是 β 肾上腺素张力突然升高。这类患者通常由突然撤掉抗高血压药物造成。由儿茶酚胺升高导致的高血压急症，最好用 α 受体阻滞剂，如酚妥拉明，其次要加用 β-受体阻滞剂。

怀孕期间的高血压急症，处理起来要非常谨慎和小心。硫酸镁、甲基多巴及肼屈嗪是比较好的选择。妊娠高血压综合征伴子痫前期使收缩压低于90mmHg。

围术期高血压处理的关键是要判断产生血压高的原因并去除诱因，去除诱因后血压仍高者，要降压处理。围术期的高血压是由原发性高血压、焦虑和紧张、手术刺激、气管导管拔管、创口的疼痛等造成。手术前，降压药物应维持到手术前1天或手术日晨，长效制剂降压药宜改成短效制剂，以便麻醉管理。对于术前血压高的患者，麻醉前含服硝酸甘油、硝苯地平，也可用艾司洛尔300~500μg/kg静脉注射，随后25~100μg/（kg·min）静脉滴注，或者用乌拉地尔（压宁定）首剂12.5~25mg，3~5分钟，随后5~40mg/h静脉滴注。拔管前用压宁定或艾司洛尔，剂量同前。

2. 降压药物的选择

（1）急诊用药标准的考量

①起效时间：高血压急症急诊用药考虑的第一个因素是起效快。在常用降压药中，硝普钠起效最快，静脉注射后"立即"起效；艾司洛尔和酚妥拉明起效时间为1~2分钟；硝酸甘油在5分钟内起效；拉贝洛尔和尼卡地平在5~10分钟起效；乌拉地尔稍慢，15分钟起效。从起效时间角度来衡量，除硝普钠起效最快，乌拉地尔起效稍慢外，上述所有药物都应符合高血压急症紧急降压的要求。

②持续时间：高血压急症急诊用药考虑的第二个因素是药物持续时间。其中持续时间较短的有硝普钠（1~2分钟）、酚妥拉明（3~10分钟）、硝酸甘油（5~10分钟）；居中的有艾司洛尔（10~20分钟）、尼卡地平（1~4小时）；较长的有乌拉地尔（2~8小时）、拉贝洛尔（4~8小时）。药物持续时间主要与其半衰期有关，如药物持续时间很短，降压作用的平稳性就会很差，血压容易大起大落，需密切观察，随时调整药物的剂量和用药速度。临床上使用这类药物，比较麻烦，需密切监护，不太适合于急诊科使用。如药物持续时间较长，虽然降压作用的平稳性很好，但是一旦用药剂量过大，血压就会持续在较低水平，药物减量后需较长时间的等待才能逐渐恢复，临床使用也不方便。故药物持续时间居中的降压药物，艾司洛尔和尼卡地平有一定的优势。

③常见且严重的不良反应：药物的常见且严重的不良反应，主要决定于药物本身的特性。如β受体阻断药物艾司洛尔和拉贝洛尔，通过阻断心脏β受体，具有抑制心肌收缩力和减慢心率的作用。如果β_1受体阻断的选择性不强，还会有β_2受体阻断作用，使支气管收缩。钙离子拮抗剂中地尔硫䓬，也具有抑制心肌收缩力和减慢心率的作用。这些几乎是必然发生，和可能会很严重的不良反应，是临床医生选择药物时，常常不能容忍的问题，故只适用于高血压急症治疗中的一些特殊情况。

（2）高血压急症静脉降压药物：根据作用机制，经静脉降压药物主要分成以下几类：

①血管扩张剂

a. 硝普钠：是一种起效快、持续时间短的强效静脉用降压药。静脉滴注数秒内起效，作用持续仅1~2分钟，血浆半衰期3~4分钟，停止注射后血压在1~10分钟内迅速回到治疗前水平。起始剂量0.25μg/（kg·min），其后每隔5分钟增加一定剂量，直至达到血压目标值。可用剂量0.25~10μg/（kg·min）。硝普钠应慎用或禁用于下列情况：①高血压脑病、脑出血、蛛网膜下隙出血。因该药可通过血-脑脊液屏障使颅内压进一步增高，影响脑血流灌注，加剧上述病情，故有颅内高压者一般不予应用。②急进型恶性高血压、高血压伴急性肾功能衰竭、肾移植性高血压、高血压急症伴严重肝功能损害等，因该药在体内与巯基结合后分解为氰化物与一氧化氮，氰化物被肝脏代谢为硫氰酸盐，全部需经肾脏排出。一般肾功能正常者硫氰酸盐排泄时间约为3天。故肝、肾功能不良患者易发生氰化物或硫氰酸盐中毒，产生呼吸困难、肌痉挛、精神变态、癫痫发作、昏迷、甚至呼吸停止等严重反应。③甲状腺功能减退和孕妇，因硫氰酸盐可抑制甲状腺对碘的摄取，加重甲状腺功能减退，且可通过胎盘诱发胎儿硫氰酸盐中毒和酸中毒。

过去认为硝普钠是高血压急症伴急性肺水肿、严重心功能衰竭、主动脉夹层的首选药物之一。其长期大剂量使用或患者存在肝、肾功能不全时，易发生氰化物中毒。故通常在初步控制病情后，应迅速改用其他药物。多数学者认为，由于硝普钠的严重不良反应，它可用于无法获取其他降压药物和主动脉夹层等特殊情况，且要在患者的肝、肾功能正常的情况下；疗程尽可能短，输注速度应控制在2μg/（kg·min）以内，若大于4~10μg/（kg·min），必须同时给予解毒药物硫代硫酸盐。

b. 硝酸甘油：能扩张静脉、动脉和侧支冠状动脉，特别适用于伴有中度血压增高的急性冠状动脉综合征或心肌缺血的患者。硝酸甘油起效快、消失也快，应注意监测静脉滴注的速率。该药小剂量时主要扩张静脉血管，较大剂量才能扩张小动脉，故可能需要每3~5分钟调快滴速，直到取得预期的降压效果。硝酸甘油静脉滴注2~5分钟起效，停止用药作用持续时间5~10分钟，可用剂量5~100μg/min。不良反应有头痛、恶心呕吐、心动过速等。由于硝酸甘油是有效的扩静脉药物，只有在大剂量时才有扩动脉作用，能引起低血压和反射性心动过速，在脑、肾灌注存在损害时，静脉使用硝酸甘油可能有害。

c. 肼屈嗪：通过直接舒张血管平滑肌降低血压。静脉注射每次10~20mg，10~15分钟起效，肌内注射每次10~50mg，20~30分钟起效，血压持续下降可达12小时。虽然肼屈嗪循环半衰期只有3小时，但其效果减半的时间却达到了100小时，可能原因是肼屈嗪与肌性动脉壁长久结合。

由于肼屈嗪降压的效果持续和难于预测，不能控制其降压的强度，同时其会反射性引起每搏输出量和心率的增加，诱发或加重心肌缺血，应尽量避免在高血压急症时使用，仅用于子痫和惊厥患者。

②钙拮抗剂

a. 尼卡地平：二氢吡啶类钙拮抗剂，通过抑制钙离子内流而发挥血管扩张作用。盐酸尼卡地平对血管平滑肌的作用比对心肌的作用强 3 万倍，血管选择性明显高于其他钙拮抗剂。其扩张外周血管作用与硝苯地平相近，对冠脉的扩张比对外周血管更强。心脏抑制作用是硝苯地平的 1/10，对心肌及传导系统无抑制作用。本品使心脏射血分数及心排血量增多，而左室舒张末压改变不多。能降低心肌耗氧量及总外周阻力，也可增加冠脉侧支循环，使冠状血流增加。5~15mg/h，缓慢静滴，直到出现预期反应。每 5 分钟可增加剂量 2.5mg/h，最大剂量 15mg/h。健康男性成年人，按 0.01~0.02mg/kg 盐酸尼卡地平静脉给予后，消除半衰期为 50~63 分钟。

尼卡地平与其他多数降压药物不同，在降低血压的同时，能增加重要器官的血流量，这是该药的重要特点之一。研究发现，尼卡地平可引起剂量依赖性的动脉血流量增加，程度为椎动脉>冠状动脉>股动脉>肾动脉。这是由于尼卡地平对椎-基底动脉及冠状动脉的选择性最高，这一特点不同于其他钙离子拮抗剂（如氨氯地平、非洛地平等就主要作用于周围血管），也有别于其他大多数降压药物。尼卡地平在降压的同时，可以改善脑、心、肾等重要器官的血流量，有效保护重要靶器官；故从保护靶器官角度考虑，尼卡地平可能是高血压急症治疗最佳的选择。

b. 地尔硫䓬：非二氢吡啶类钙拮抗剂，通过抑制钙离子向末梢血管、冠脉血管平滑肌细胞及房室结细胞内流，而达到扩张血管及延长房室结传导的作用。大剂量静脉注射盐酸地尔硫䓬可出现明显的心动过缓和房室传导改变。在犬和大鼠的亚急性和慢性毒性研究中，大剂量口服盐酸地尔硫䓬可引起肝脏损害。用法：10 毫克/次，静脉注射或 5~15μg/（kg·min）静脉滴注。禁忌证主要为：严重低血压或心源性休克患者；二度和三度房室传导阻滞或病窦综合征（持续窦性心动过缓、窦性停搏和窦房阻滞等）；严重充血性心脏衰竭患者；严重心肌病患者；对药物中任一成分过敏者；妊娠或可能妊娠的妇女；静脉给予盐酸地尔硫䓬和静脉给予 β 阻滞剂应避免在同时或相近的时间内给予（几小时内）；室性心动过速患者，宽 QRS 心动过速患者（QRS≥0.12 秒）使用钙通道阻滞剂可能会出现血流动力学恶化和室颤。静脉注射地尔硫䓬前，明确宽 QRS 波为室上性或室性是非常重要的。

③肾上腺素受体阻滞剂

a. 酚妥拉明：是一种非选择性 α 受体阻滞剂，适用于伴有血液中儿茶酚胺过量的高血压急症，如嗜铬细胞瘤危象。静脉注射后 1~2 分钟内起效，作用持续 10~30 分钟。用法：每次 5~15mg，静脉注射。但因其引起反射性心动过速，容易诱发心绞痛和心肌梗死，故禁用于急性冠状动脉综合征患者。不良反应有心动过速、直立性低血压、潮红、鼻塞、恶心呕吐等。

b. 乌拉地尔：又名压宁定，对外周血管 α₁ 受体有阻断作用，对中枢 5-羟色胺受体有激动作用，因而有良好的周围血管扩张作用和降低交感神经张力作用。乌拉地尔扩张静脉的作用大于动脉，并能降低肾血管阻力，对心率无明显影响。其降压平稳，效果显著，有减轻心脏负荷、降低心肌耗氧量、增加心脏搏出量、抗心律失常、降低肺动脉高压和增加肾血流量等优点。适用于高血压急症伴急性左心脏衰竭、急性冠脉综合征、主动脉夹层、高血压脑病、急进型恶性高血压、妊娠高血压综合征伴子痫前期等患者。肾功能不全可以使用。缓慢静推 10~50mg，监测血压变化，降压效果通常在 5 分钟内显示；若在 10 分钟内效果不够满意，可重复静推，最大剂量不超过 75mg。静推后可持续静脉滴注 100~400μg/min，或者 2~8μg/（kg·min）持续泵入。

在使用中，应注意：①血压骤然下降可能引起心动过缓甚至心脏停搏，这可能是存在抗高血压药物"首剂效应"的结果。②静脉使用乌拉地尔，治疗期限一般不超过 7 天，这可能是存在抗高血压药物"继发性耐受"的结果。③过量可致低血压，主要机制可能为静脉扩张，回心血量减少；治疗可抬高下肢及增加血容量，必要时加升压药。④静脉注射乌拉地尔后，在体内分布成二室模型，血浆清除半衰期 2.7 小时，蛋白结合率 80%。50%~70%的乌拉地尔通过肾脏排泄，其余由胆汁排出。故老年人及肝功能受损者可增强本品作用，应予注意。⑤乌拉地尔对大鼠具有中度的镇静作用，这一作用亦不受 α_2 受体阻滞剂的影响。故开车或操纵机器者应谨慎，可能影响其驾驶或操纵能力。

c. 拉贝洛尔：是联合的 α 和 β 肾上腺素能受体拮抗剂，静脉用药 α 和 β 阻滞的比例为 1∶7，多数在肝脏代谢，代谢产物无活性。与纯粹的 α 受体阻滞剂不同的是，拉贝洛尔不降低心脏排血量，心率多保持不变或轻微下降。拉贝洛尔降低外周血管阻力，不降低外周血管血流量，脑、肾和冠状动脉血流保持不变。已经证明拉贝洛尔在治疗高血压危象和急性心肌梗死方面有效。静脉注射 2~5 分钟起效，5~15 分钟达高峰，作用持续 2~6 小时。用法：首次静脉注射 20mg，接着每 10 分钟 20~80mg 静脉注射，或者从 2mg/min 开始静脉滴注，最大累积剂量 24 小时内 300mg，达到血压目标值后改口服。不良反应有恶心、乏力，支气管痉挛，心动过缓，直立性低血压等。可见其不良反应中，还是存在 β 受体阻滞作用。

d. 艾司洛尔：是心脏选择性的短效 β-受体阻滞剂，起效快，500μg/kg 静脉推注，在 1~5 分钟可迅速降低血压，单次注射作用持续时间 15~30 分钟。25~100μg/（kg·min）持续静脉滴注，最大剂量可达 300μg/（kg·min）。不良反应有乏力、低血压、心动过缓、多汗等。故其应用时，必须评价 β 受体阻滞后患者有可能出现的反应。一度房室传导阻滞、充血性心力衰竭和哮喘慎用。

④血管紧张素转换酶抑制剂：依那普利拉用法为每次 1.25mg，5 分钟内静脉注射，每 6 小时 1 次；每 12~24 小时增加 1.25mg，最大剂量每 6 小时 5mg。静脉注射 15 分钟内起效，作用持续 12~24 小时。降压效果与血浆肾素和血管紧张素浓度呈正相关。对于有慢性心力衰竭的高血压急症患者效果较好。不良反应有低血压、肾衰竭（双侧肾动脉狭窄患者）。肾动脉狭窄和孕妇禁用。由于存在"首剂效应"，可能会出现严重低血压，尽可能不做高血压急症时的首选。

⑤其他降压药：非诺多泮是一种选择性外周多巴胺受体拮抗剂，除扩张血管外，能增加肾血流、作用于肾近曲小管和远曲小管，促进尿钠排泄和改善肌酐清除率，故特别适用于并发肾功能损害的高血压急症患者。一些研究提示，非诺多泮的降压疗效与硝普钠相似，$0.1 \sim 0.3 \mu g/（kg \cdot min）$持续静脉滴注，5分钟快速起效，最大剂量$1.6 \mu g/（kg \cdot min）$，撤药30分钟后作用消失。可能出现低血压、面部潮红、反射性心动过速、心电图异常、头痛、头晕、恶心、呕吐、眼内压增高、低钾血症。低起始剂量$［0.03 \sim 0.1 \mu g/（kg \cdot min）］$可能避免反射性心动过速。给药期间需监测电解质。青光眼患者慎用。

（3）高血压（次）急症口服降压药物：用于高血压（次）急症的口服降压药物主要有以下几种。

①卡托普利（captopril）：是口服血管紧张素转换酶抑制剂的代表药物，它也可舌下含服。15分钟起效，作用持续4~6小时。初次使用时极少引起急剧低血压效应，是治疗高血压次急症最安全的口服降压药。同时给予袢利尿剂如呋塞米可增强卡托普利的效果。常用剂量为12.5~50毫克/次，每日2~3次。其他常用的口服ACEI还有依那普利、蒙诺普利、贝那普利、培哚普利。

②可乐定（clonidine）：是中枢α肾上腺素能激动剂，口服后30~60分钟起效，2~4小时达到最大效应。单一剂量0.2mg疗效与0.1mg/h相当。可乐定的最常见不良反应是嗜睡（发生率高达45%），可能会影响对患者精神状态的评估。

③拉贝洛尔（labetalol）：是联合的α和β肾上腺素能受体拮抗剂，口服200~400mg，2小时起效。与其他的β-受体阻滞剂一样，拉贝洛尔可引起心脏传导阻滞，加重支气管痉挛。房室传导阻滞、心动过缓、慢性充血性心脏衰竭慎用。

④哌唑嗪（prazosin）：是α肾上腺素能阻滞剂，可用于嗜铬细胞瘤患者的早期处理。不良反应包括晕厥（首剂时易发生）、心悸、心动过速和立位低血压。

⑤呋塞米（furosemide）：是袢利尿剂，每日40~120mg，分1~3次口服，最大剂量每日160mg。迅速降低心脏前负荷，改善心脏衰竭症状，减轻肺水肿和脑水肿，特别适合于心、肾功能不全和高血压脑病的患者。作用快而强，超量应用时，降压作用不加强，不良反应反而加重。可能出现水、电解质紊乱，以及与此有关的口渴、乏力、肌肉酸痛、心律失常。少尿或无尿患者应用最大剂量后24小时仍无效时应停药。

⑥硝苯地平（nifedipine）：是短效制剂，可口服、舌下含服或咀嚼，5~10分钟起效，持续3~5小时，常用剂量为每次5~10mg，每日3次。但因其可能引起急剧且不可控制的低血压效应，及反射性心动过速，增加心肌氧耗，恶化心肌缺血而可能危及生命。这种严重的不良反应是不可预测的，故认为应慎用于高血压危象。

（张修进）

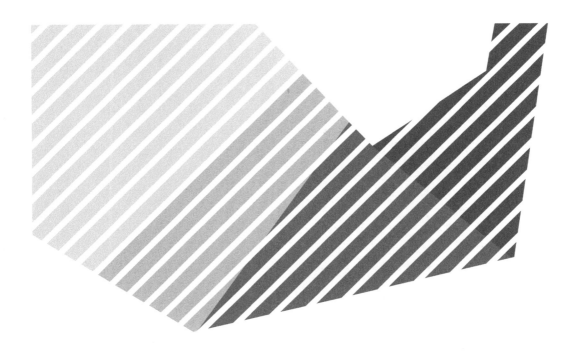

第四章

消化系统急重症

急性胃炎

急性胃炎（acute gastritis）是指各种外在和内在因素引起的急性广泛或局限性胃黏膜炎症。病变可局限于胃底、胃体、胃窦或弥漫分布于全胃，病变深度大多仅限于黏膜层，严重时则可累及黏膜下层、肌层，甚至达浆膜层。临床表现多种多样，以上腹痛、上腹不适、恶心、呕吐最为常见，也可无症状或仅表现为消化道出血。胃镜下可见胃黏膜充血、水肿、糜烂、出血及炎性渗出物。组织学检查主要表现为中性多核细胞浸润。急性胃炎一般是可逆性疾病，病程短，经适当治疗或调整饮食可在短期内痊愈；也有部分患者经过急性胃炎阶段而转为慢性胃炎。

急性胃炎的分类方法较多，目前尚未有统一的方案。临床上一般将急性胃炎分为四类：①急性单纯性胃炎。②急性糜烂性胃炎。③急性化脓性胃炎。④急性腐蚀性胃炎。以前两种较常见。

一、急性单纯性胃炎

急性单纯性胃炎（acute simple gastritis）多由微生物感染或细菌毒素引起，少数也可因物理、化学等刺激因素造成。

（一）病因和发病机制

1. 微生物感染或细菌毒素　进食被微生物或细菌毒素污染的饮食是急性胃炎最常见的病因。常见的微生物有沙门菌属、嗜盐杆菌、幽门螺杆菌、轮状病毒（rotavirus）、诺沃克病毒（norwalk virus）等。细菌毒素以金葡菌毒素、肉毒杆菌毒素等引起的病变最严重。

2. 物理因素　暴饮暴食或进食过冷、过热及粗糙的食物等均可破坏胃黏膜屏障引起急性炎症反应。另外，食入异物和柿石等也可导致胃黏膜的改变。

3. 化学因素　有下列几种。

（1）药物：部分药物可刺激胃黏膜而引起急性胃炎。较常见的是非甾体类抗炎药（NSAID），如阿司匹林、对乙酰氨基酚、吲哚美辛、保泰松等，以及含有这类药物的各种感冒药物、抗风湿药物。此类药能使细胞的氧化磷酸化解离，并降低细胞的磷酸肌酐水平，从而使上皮细胞的能量代谢发生障碍，Na^+、Cl^-的转运速度减慢，使H^+逆流，细胞肿胀并脱落；非甾体类药还可抑制环氧化物，减少内源性前列腺素的生成，使其分泌的碳酸氢钠和黏液减少，破坏了胃黏膜屏障；同时明显减少胃黏膜血流量，影响胃黏膜的氧和各种营养物质的供给，从而降低了胃黏膜的防御功能。

另外，铁剂、碘剂、氧化钾、洋地黄、抗生素类、激素类、组胺类、咖啡因、奎宁、卤素类及某些抗癌药物等均可刺激胃黏膜引起浅表的损伤。

（2）酗酒及饮料：酒精、浓茶及咖啡等饮料均能破坏胃黏膜屏障，引起 H^+ 逆流，加重胃黏膜上皮细胞的损伤；同时损伤黏膜下的毛细血管内皮，使血管扩张、血流缓慢、血浆外渗、血管破裂等，导致胃黏膜充血、水肿、糜烂及出血。

（3）误食毒物：误食灭虫药、毒蕈、灭鼠药等化学毒物等均可刺激胃黏膜，破坏胃黏膜屏障，从而引起炎症。

4. 其他　胃的急性放射性损伤、留置胃管的刺激，以及某些全身性疾病如肝硬化、尿毒症、晚期肿瘤、慢性肺心病和呼吸功能衰竭等均可产生一些内源性刺激因子，引起胃黏膜的急性炎症。

（二）病理

胃窦、胃体、胃底或全胃黏膜充血、水肿、点片状平坦性糜烂，黏膜表面或黏膜下有新鲜或陈旧性出血，黏膜表面有炎性渗出物。大多数病变局限在黏膜层，不侵犯黏膜肌层。

镜检可见表层上皮细胞坏死、脱落、黏膜下出血，组织中有大量的中性粒细胞浸润，并有淋巴细胞、浆细胞和少量嗜酸粒细胞浸润。腺体的细胞，特别是腺体颈部细胞有不同程度的变性和坏死。

（三）临床表现

临床表现常因病因不同而不同。细菌或细菌毒素所致的急性单纯性胃炎较多见，一般起病较急，多于进食污染物后数小时至 24h 发病，症状轻重不一，大多有中上腹部疼痛、饱胀、厌食、恶心、频繁呕吐，因常伴有急性水样腹泻而称为急性胃肠炎。严重者可出现脱水、电解质平衡失调、代谢性酸中毒和休克。如沙门菌感染常有发热、脱水等症状；轮状病毒感染引起的胃肠炎多见于 5 岁以下儿童，好发于冬季，有发热、水样腹泻、呕吐、腹痛等症状，常伴脱水，病程 1 周左右。

由理化因素引起的急性单纯性胃炎一般症状较轻。非甾体类药物引起的胃炎临床表现常以呕血、黑便为主，为上消化道出血的重要原因之一。出血多呈间歇性发作，大出血时可发生休克。

并非所有急性单纯性胃炎均有症状，约 30% 的患者，仅有胃镜下急性胃炎的表现，而无任何临床症状。体格检查可发现上腹部或脐周有压痛，肠鸣音亢进。一般病程短，数天内可好转自愈。

（四）相关检查

1. 血常规　感染因素引起的急性胃炎患者白细胞计数增高，中性粒细胞比例增多。

2. 便常规　便常规有少量黏液及红、白细胞。便培养可检出病原菌。

3. 内镜检查　内镜检查对本病有诊断价值。内镜下可见胃黏膜充血、水肿，有时有糜烂及出血灶，表面覆盖厚而黏稠的玻璃样渗出物和黏液。

（五）诊断和鉴别诊断

1. 诊断　根据饮食不当或服药等病史，对起病急，有上腹痛、恶心、呕吐或上消化道出血等临床表现的患者可做出诊断。少数不典型病例须做胃镜才能明确诊断。

2. 鉴别诊断

（1）急性阑尾炎：急性阑尾炎早期可表现为急性上腹部疼痛，但急性阑尾炎的上腹痛或脐周痛是内脏神经反射引起的，疼痛经过数小时至24h左右，转移并固定于右下腹是其特点，同时可有右下腹腹肌紧张和麦氏点压痛阳性。腹部平片可见盲肠胀气，或有液平面，右侧腰大肌影消失或显示阑尾粪石。

（2）胆管蛔虫症：胆管蛔虫症也可表现为上腹痛、恶心、呕吐等症状，但其腹痛常常为突发的阵发性上腹部剧烈钻顶样痛，有时可吐出蛔虫，间歇期可安静如常。既往有排蛔虫或吐蛔虫的病史。

（3）急性胰腺炎：急性胰腺炎也可呈现上腹痛和呕吐，疼痛多位于中上腹或左上腹，呈持续性钝痛、钻痛或绞痛；仰卧位时加重，前倾坐位时可缓解。疼痛一般较剧烈，严重时可发生休克。血、尿淀粉酶升高有助于本病的诊断。

（4）急性胆囊炎：急性胆囊炎时上腹痛多位于右上腹胆囊区，疼痛剧烈而持久，可向右肩背部放射；疼痛常于饱餐尤其是脂肪餐后诱发，Murphy征阳性。超声检查可见胆囊壁增厚、粗糙，或胆囊结石。

（六）治疗

1. 去除病因　本病患者急性期应卧床休息，停止一切对胃黏膜有刺激的饮食或药物；进食清淡流质饮食，多饮水，腹泻较重时可饮糖盐水；必要时可暂时禁食。

2. 对症治疗

（1）腹痛者可局部热敷，疼痛剧烈者可给解痛剂，如654-2 10mg或阿托品0.3～0.6mg，每日3次，口服。

（2）剧烈呕吐或失水者应静脉输液补充水、电解质和纠正酸碱平衡；肌内注射甲氧氯普胺、氯丙嗪，或针刺足三里、内关等以止吐。

（3）伴有上消化道出血或休克者应积极止血、补充液体以扩充血容量，尽快纠正休克；静脉滴注或口服奥美拉唑、H_2受体拮抗剂以减少胃酸分泌；应用胃黏膜保护剂如硫糖铝、胶体铋剂等，以减轻黏膜炎症。

（4）对微生物或细菌毒素感染，尤其伴腹痛者可选小檗碱、甲硝唑、诺氟沙星、氨苄西林等抗菌药物。

（七）预后

在去除病因后，多于数天内痊愈。少数可因致病因素持续存在，发展为慢性浅表性胃炎。

二、急性糜烂性胃炎

急性糜烂性胃炎（acute erosive gastritis）是指以不同病因引起胃黏膜多发性糜烂为特征的急性胃炎，也可伴急性溃疡形成。

（一）病因和发病机制

1. 应激因素　引起应激的因素有严重创伤、大面积烧伤、大手术、中枢神经系统肿瘤、外伤、败血症、心力衰竭、呼吸衰竭、肝和肾功能衰竭、代谢性酸中毒及大量使用肾上腺皮质激素等。发病机制可能为应激状态下体内去甲肾上腺素和肾上腺素分泌增多，使内脏血管收缩，胃血流量减少，引起胃黏膜缺血、缺氧，导致黏膜受损和胃酸分泌增多，黏液分泌不足，HCO_3^- 分泌减少，前列腺素合成减少，从而削弱了胃黏膜的抵抗力，结果加剧了黏膜的缺血、缺氧，使 H^+ 反弥散，致使黏膜糜烂、出血。

2. 其他　引起急性单纯性胃炎的各种外源性病因，均可严重破坏胃黏膜屏障，导致 H^+ 及胃蛋白酶的反弥散，引起胃黏膜的损伤而发生糜烂和出血。

（二）病理

本病病变多见于胃底和胃体部，但胃窦有时也可受累。胃黏膜呈多发性糜烂，伴有点片状新鲜或陈旧出血灶，有时见浅小溃疡。镜下可见糜烂处的表层上皮细胞有灶性脱落，固有层有中性粒细胞和单核细胞浸润，腺体因水肿、出血而扭曲。

（三）临床表现

急性糜烂性胃炎起病前一般无明显不适，或仅有消化不良的症状，但由于原发病症状严重而被掩盖。本病常以上消化道出血为首发症状，表现为呕血和（或）黑便，一般出血量不大，常呈间歇性，能在短期内恢复正常。部分患者可表现为急性大量出血，引起失血性休克，若不能及时正确处理，死亡率可高达50%以上。少数因烧伤引起本病者，仅有低血容量引起的休克，而无明显呕血或黑便，常易被误诊。

（四）诊断和鉴别诊断

1. 诊断　诊断主要依靠病前有服用非甾体类药、酗酒、烧伤、手术或重要器官功能衰竭等应激状态史，而既往无消化性溃疡等病史；一旦出现上消化道出血症状应考虑本病的可能。但确诊最主要依靠急诊内镜检查，一般应在出血停止后24~48d内进行。

2. 鉴别诊断　急性糜烂性胃炎应与急性胰腺炎、消化性溃疡、急性阑尾炎、急性胆囊炎、胆石症等疾病相鉴别；合并上消化道出血时应与消化性溃疡、食管静脉破裂出血等鉴别，主要靠急诊胃镜检查确诊。

（五）治疗

1. 一般治疗　本病治疗首先应去除发生应激状态的诱因，让患者安静卧床休息，可给流质饮食，必要时禁食。

2. 止血措施　常有下列四种。

（1）抑酸剂：抑酸剂减少胃酸的分泌，防止 H^+ 逆向弥散，达到间接止血作用。如奥美拉唑、西咪替丁、法莫替丁等静脉滴注或口服。

（2）冰盐水：给胃内注入冰盐水 250mL，保留 $15\sim20$min 后吸出，可重复 $4\sim5$ 次。冰盐水可使胃壁血管收缩并使胃酸分泌减少。

（3）药物止血：口服凝血酶、去甲肾上腺素、孟氏液等，如出血量较大可静脉输入巴曲酶、奥曲肽、酚磺乙胺等。

（4）内镜下止血：对上述止血措施效果不理想时，可酌情选用电凝、微波、注射药物或激光止血。

3. 胃黏膜保护剂　胃黏膜保护剂如硫糖铝、麦滋林-S 颗粒、得乐胶囊等可阻止胃酸和胃蛋白酶的作用，有助于黏膜上皮再生和防止 H^+ 逆向弥散；促进前列腺素合成，减少黏液中表皮生长因子（ECF）降解，刺激黏液和碳酸氢盐的分泌，增加黏膜血流供应，具有保护黏膜的作用。

4. 外科治疗　少数患者经内科 24h 积极治疗难以控制出血者应考虑手术治疗。

（六）预防

对多器官功能衰竭、脓毒血症、大面积烧伤等应激状态患者应给予 H_2 受体拮抗剂或制酸剂（氢氧化铝凝胶、氢氧化镁等）及黏膜保护剂如硫糖铝等，以预防急性胃黏膜病变。

三、急性化脓性胃炎

急性化脓性胃炎（acute phlegmonous gastritis）是胃壁受细菌感染引起的化脓性疾病，是一种罕见的重症胃炎，又称急性蜂窝组织性胃炎，本病男性多见，男女之比约为 3∶1。

（一）病因和发病机制

本病多发生于免疫力低下，且有身体其他部位感染灶的患者，如脓毒血症、败血症、蜂窝组织炎等，致病菌通过血循环或淋巴播散到胃；或在胃壁原有病变如慢性胃炎、胃溃疡、胃息肉摘除的基础上繁殖，而引起胃黏膜下层的急性化脓性炎症。常见的致病菌为 α 溶血性链球菌，其他如肺炎球菌、葡萄球菌、绿脓杆菌、大肠杆菌、炭疽杆菌、产气夹膜梭状芽孢杆菌等也可引起本病。

（二）病理

急性化脓性胃炎的炎症主要累及黏膜下层，并形成坏死区，严重者炎症可穿透肌层达浆膜层，发生穿孔时可致化脓性腹膜炎。由产气芽孢杆菌引起者，胃壁增厚、胃腔扩张，其组织内有气泡形成。镜下可见黏膜下层有大量的白细胞浸润，亦可见到多数细菌，有出血、坏死、胃小静脉内也可见血栓形成。以化脓性感染范围可分为弥漫型和局限型，弥漫型炎症侵及胃的大部分或全胃，甚至扩散至十二指肠等胃的邻近器官；局限型炎症局限，形成单发或多发脓肿，以幽门区脓肿多见。

（三）临床表现

本病起病急骤且凶险，常有寒战、高热，剧烈的上腹部疼痛，也可为全腹痛，取前倾坐位可使腹痛缓解，称为 Deninger 征，为本病的特征性表现。恶心、频繁呕吐也是本病常见的症状，呕吐物中可见坏死脱落的胃黏膜组织；有时可出现呕血及黑便。部分患者有脓性腹水形成，出现中毒性休克。可并发胃穿孔、血栓性门静脉炎及肝脓肿。

体格检查上腹部有明显压痛、反跳痛和肌紧张等腹膜炎的征象。

（四）相关检查

1. 血常规　血白细胞计数一般大于 $10 \times 10^9/L$，以中性粒细胞为主，伴核左移现象。

2. 尿常规　尿常规镜检可见蛋白及管型。

3. 便常规　大便潜血试验可呈阳性。

4. 呕吐物检查　呕吐物中有坏死黏膜并混有脓性呕吐物。

5. X 线检查　腹平片示胃扩张，如产气荚膜梭状芽孢杆菌感染者可见胃壁内有气泡形成；伴有穿孔者膈下可见游离气体。钡餐检查相对禁忌。

6. 超声检查　超声检查可见患者胃壁增厚，由产气荚膜梭状芽孢杆菌引起者，胃壁内可见低回声区。

7. 胃镜检查　本病因可诱发穿孔，禁忌行内镜检查。

（五）诊断和鉴别诊断

1. 诊断　根据本病有上腹部疼痛、恶心、呕吐、寒战高热等症状，以及上腹部压痛、反跳痛和肌紧张等体征，结合血常规检查和 X 线检查等可做出诊断。

2. 鉴别诊断　急性化脓性胃炎应与急性胰腺炎、急性阑尾炎、急性胆囊炎、胆石症等疾病相鉴别，一般根据临床表现和辅助检查可资鉴别。

（六）治疗

本病治疗的关键在于早期确诊，给予足量抗生素以控制感染；及时行胃壁脓肿切开引流或胃次全切除术，能明显降低死亡率。

四、急性腐蚀性胃炎

急性腐蚀性胃炎（acute corrosive gastritis）是由于误服或自服腐蚀剂（强碱如苛性碱，强酸如盐酸、硫酸、硝酸，以及来苏儿、氯化汞、砷、磷等）而引起胃壁的急性损伤或坏死。

（一）病因和发病机制

腐蚀剂进入消化道引起损伤的范围和严重性与腐蚀剂的种类、浓度、数量、胃内有无食物，以及与黏膜接触的时间长短等有关。轻者引起胃黏膜充血、水肿；重者发生坏死、穿孔；后期出现瘢痕、狭窄而使胃腔变形，引起上消化道梗阻。强酸类腐蚀剂所至损伤主要为胃，尤其是胃窦、幽门和小弯；而强碱类腐蚀剂食管损伤较胃严重。强酸可使蛋白质和角质溶解、凝固，组织呈界限明显的灼伤或凝固性坏死伴有焦痂，受损组织收缩变脆，大块坏死组织脱落造成继发性穿孔、腹膜炎或纵隔炎。强碱由于能迅速吸收组织中的水分，与组织蛋白质结合形成胶冻样物质，使脂肪酸皂化，造成严重的组织坏死；因此，强碱的病变范围多大于其接触面积。

（二）病理

病变程度与吞服的腐蚀剂剂量、浓度、胃内所含食物量，以及腐蚀剂与黏膜接触的时间长短等有关。轻者引起胃黏膜充血、水肿，重者发生坏死、穿孔，后期可出现瘢痕和狭窄引起上消化道梗阻。

（三）临床表现

临床症状与吞服的腐蚀剂种类有关。吞服后黏膜都有不同程度的损害，多立即出现口腔、咽喉、胸骨后及上腹部的剧烈疼痛，频繁恶心、呕吐，甚至呕血，呕吐物中可能会含有脱落坏死的胃壁组织。严重时因广泛的食管、胃的腐蚀性坏死而致休克，也可出现食管及胃的穿孔，引起胸膜炎和弥漫性腹膜炎。继发感染时可有高热。但也有部分腐蚀剂如来苏儿，由于它对表层迷走神经有麻醉作用，并不立即出现症状。此外，各种腐蚀剂吸收后还可引起全身中毒症状。酸类吸收可致严重酸中毒而引起呼吸困难；来苏儿吸收后引起肾小管损害，导致肾衰竭。急性期过后，可出现食管、贲门和幽门狭窄及梗阻的症状。

各种腐蚀剂引起的口腔黏膜灼痂的颜色不同，有助于识别腐蚀剂的类型，硫酸致黑色痂、盐酸致灰棕色痂，硝酸致深黄色痂，醋酸致白色痂，来苏儿致灰白色痂，后转为棕黄色痂，强碱则呈透明的水肿。

（四）诊断

本病根据病史和临床表现，很容易做出诊断和鉴别诊断。急性期一般不做上消化道钡餐和内镜检查，以免引起食管和胃穿孔。待急性期过后，钡餐检查可见胃窦黏膜纹理粗乱，如果腐蚀深达肌层，由于瘢痕形成，可表现为胃窦狭窄或幽门梗阻。

（五）治疗

本病是一种严重的内科急症，必须积极抢救。①一般洗胃属于禁忌，禁食水，以免发生穿孔；尽快静脉补液，纠正水、电解质和酸碱失衡。②去除病因，服强酸者尽快口服牛奶、鸡蛋清或植物油 100~200mL，避免用碳酸氢钠，以免产气过多而导致穿孔；服强碱者给食醋 500mL 加温水 500mL 分次口服，然后再服少量蛋清、牛奶或植物油。③有的学者主张在发病 24h 内应用肾上腺皮质激素，以减少胶原、纤维瘢痕组织的形成，如每日氢化可的松

200～300mg 或地塞米松 5～10mg 静脉滴注，数日后改为口服醋酸泼尼松，使用皮质激素时应合用抗生素。④对症治疗，包括解痉、止吐，有休克时应给予抗休克治疗。⑤积极预防各种并发症。⑥急性期过后，若出现疤痕、狭窄，可行扩张术或手术治疗。

（刘　春）

第二节　食管胃底静脉曲张破裂出血

一、概述

食管胃底静脉曲张破裂出血是门脉高压的主要并发症，发生率为 25%～30%。虽然有 65% 的患者在确定食管胃底静脉曲张的诊断后 2 年内不会发生出血，但一旦出血，首次出血者病死率高达 50%，反复出血者病死率更高。门脉高压定义为肝静脉－门静脉压力梯度＞5mmHg，其发生机制是肝硬化高动力循环状态时，体循环血管扩张引起内脏血流增加或肝内及门脉侧支血管阻力增加。药物治疗目的是减少内脏血流，降低血管阻力，从而降低门脉压力。药物治疗包括使内脏血流减少的非选择性 β-阻滞剂、血管升压素、生长抑素及其类似物和直接使门脉侧支血管扩张和（或）内脏血流减少的长效硝酸盐制剂。非选择性 β-阻滞剂和长效硝酸盐制剂主要用于静脉曲张出血一级和二级预防；加压索和生长抑素及其类似物主要用于控制急性出血，并为内镜下注射硬化剂或皮圈结扎治疗赢得时间，使内镜下观察更清晰。

二、食管胃底静脉曲张出血病因

食管胃静脉曲张及出血主要原因是门静脉高压。国外研究显示，肝脏功能储备及肝静脉压力梯度（HVPG）是决定食管胃静脉曲张出血的重要因素。HVPG 正常值为 3～5mmHg。若 HVPG<10mmHg，肝硬化患者通常不发生静脉曲张。肝硬化伴食管胃静脉曲张患者的 HVPG 至少为 10～12mmHg。若 HVPG<12mmHg，则可控制门静脉高压相关的并发症。因此，理论上长期用药持续降低门静脉压力，可降低门静脉高压相关并发症的发生率，但目前仍无理想的预防与治疗方法。

食管胃静脉曲张可见于约 50% 的肝硬化患者，与肝病严重程度密切相关，约 40% 的 Child-Pugh A 级患者和 85% 的 C 级患者发生静脉曲张。原发性胆汁性肝硬化（PEC）患者可在病程早期即发生静脉曲张及出血，甚至在没有明显肝硬化形成前即可发生。有报道认为，在肝脏组织学上有桥接纤维化的丙型肝炎患者中，16% 有食管静脉曲张，没有静脉曲张的患者以每年 8% 的速度发展为静脉曲张。较小直径的曲张静脉以每年 8% 的速度发展为较大直径的曲张静脉。失代偿期肝硬化（Child-Pugh B/C 级）、酒精性肝硬化和曲张静脉表面存在红色征与曲张静脉的直径增加相关。

静脉曲张出血的年发生率为 5%～15%，较为重要的预测因子为曲张静脉的直径，其他预测因子包括失代偿期肝硬化和红色征。6 周内的病死率可达 20%左右。若出血 24h 内 HVPG>20mmHg，入院 1 周内早期再出血的高风险率或止血失败率为 83%，1 年病死率为 64%。未治疗的患者后期再出血率约为 60%，大部分发生在首次出血后的 1～2 年内。

曲张静脉壁张力是决定其是否破裂的主要因素。血管直径是决定血管壁张力的因素之一。相同血管内压力下，血管直径越大，管壁张力越大，越容易破裂。决定血管壁张力的另一因素为曲张静脉内压力，后者与 HVPG 直接相关。HVPG 下降会导致曲张静脉壁张力降低，从而减少破裂出血的风险。一般认为，HVPG<12mmHg 者不会发生静脉曲张出血。HVPG 较基线值下降超过 20%者，再出血风险亦会显著下降。HVPG 降低至 12mmHg 以下或较基线值下降至 20%者（"HVPG 应答者"）不仅静脉曲张出血复发的机会减少，发生腹水、肝性脑病和死亡的风险均会降低。

与食管静脉曲张相比，胃静脉曲张发生率可见于 33.0%～72.4%的门静脉高压患者，据报道其 2 年的出血发生率约 25%。出血的风险因素包括胃静脉曲张程度、Child-Pugh 分级及红色征。

三、套管胃静脉曲张分级（型）：我国的分型方法

按食管静脉曲张形态及出血危险程度分轻、中、重 3 级。轻度（G1）：食管静脉曲张呈直线形或略有迂曲，无红色征。中度（G2）：食管静脉曲张呈直线形或略有迂曲，有红色征或食管静脉曲张呈蛇形迂曲隆起但无红色征。重度（G3）：食管静脉曲张呈蛇形迂曲隆起且有红色征或食管静脉曲张呈串珠状、结节状或瘤状（不论是否有红色征）。

胃静脉曲张的分类主要根据其与食管静脉曲张的关系以及在胃内的定位。

食管胃静脉曲张（gastroesophageal varices，GOV）是食管静脉曲张的延伸，可分为 3 型。最常见的为 1 型（GOV1）静脉曲张，显示为连续的食管胃静脉曲张，沿胃小弯延伸至胃食管交界处以下 2～5cm，这种静脉曲张较直，被认为是食管静脉的延伸，其处置方法与食管静脉曲张类似。2 型（GOV2）静脉曲张沿胃底大弯延伸，超过胃食管结合部，通常更长、更迂曲或呈贲门部结节样隆起。3 型（GOV3）静脉曲张既向小弯侧延伸，又向胃底延伸。

孤立的胃静脉曲张（IGV）不伴食管静脉曲张，分为 2 型。1 型（IGV1）位于胃底，迂曲交织，呈串珠样、瘤样、结节样等。2 型（ICV2）位于胃体、胃窦或幽门周围，此型十分罕见。出现 ICV1 型胃底静脉曲张时，需排除腹腔、脾静脉栓塞。

四、食管胃静脉曲张出血的治疗目的

1. 控制急性食管胃静脉曲张出血。
2. 预防食管胃静脉曲张首次出血（一级预防）与再次出血（二级预防）。

3. 改善肝脏功能储备。

五、套管胃静脉曲张出血与再出血

1. 食管胃静脉曲张出血的诊断　出血 48h 内进行食管胃十二指肠镜检查是诊断食管胃静脉曲张出血唯一可靠的方法。内镜下可见曲张静脉活动性出血（渗血、喷血）、曲张静脉上有"血栓头"，虽未发现其他部位有出血病灶但有明显的静脉曲张。

2. 提示食管胃静脉曲张出血未控制的征象　72h 内出现以下表现之一者为继续出血。6h 内输血 4 个单位以上，生命体征不稳定，收缩压<70mmHg（1mmHg＝0.133kPa），心率>100 次/分或心率增加>20 次/分；间断呕血或便血，收缩压降低 20mmHg 以上或心率增加>20 次/分，继续输血才能维持血红蛋白含量稳定；药物或内镜治疗后新鲜呕血，在没有输血的情况下，血红蛋白含量下降 30g/L 以上。

3. 提示食管胃静脉曲张再出血的征象　出现以下表现之一者为再出血。出血控制后再次有活动性出血的表现（呕血或便血；收缩压降低 20mmHg 以上或心率增加>20 次/min，在没有输血的情况下血红蛋白含量下降 30g/L 以上）。早期再出血：出血控制后 72h～6 周内出现活动性出血。迟发性再出血：出血控制 6 周后出现活动性出血。

六、控制活动性急性出血

（一）综合治疗

对中等量及大量出血的早期治疗措施主要是纠正低血容量性休克、止血、防止胃肠道出血相关并发症、监测生命体征和尿量。

1. 恢复血容量　保持静脉通畅，以便快速补液输血。应尽早恢复血容量，根据出血程度确定扩容量及液体性质，以维持血流动力学稳定并使血红蛋白水平维持在 80g/L 以上（I，B）。需要强调的是，血容量的恢复要谨慎，过度输血或输液可能导致继续或重新出血。避免仅用氯化钠溶液补足液体，以免加重或加速腹水或其他血管外液体的蓄积。必要时应及时补充血浆、血小板等。血容量充足的指征：①收缩压 90～120mmHg。②脉搏<100 次/分。③尿量>40mL/h、血 Na^+<140mmol/L。④神志清楚或好转，无明显脱水貌。

2. 应用降低门静脉压力药物和其他药物　药物治疗是静脉曲张出血的首选治疗手段，β-受体阻滞剂在急性出血期时不宜使用。

血管升压素及其类似物联用或不联用硝酸酯类药物：包括垂体后叶素、血管升压素、特利加压素等。静脉使用血管升压素的疗效已在一些临床试验中得到证实。它可明显控制曲张静脉出血，但病死率未获降低，且不良反应较多（如心脏及外周器官缺血、心律不齐、高血压、肠缺血）。加用硝酸酯类药物可改善其安全性及有效性，但联合用药的不良反应高于特利加压素、生长抑素及类似物。因此，为减少不良反应，静脉持续使用最高剂量血管升压素的时间≤24h。垂体后叶素用法同血管升压素，0.2~0.4U/min 连续静脉泵入，最高可加至 0.8U/min；常联合静脉输入硝酸酯类药物，并保证收缩压大于 90mmHg。特利加压素是合成的血管升压素类似物，可持久、有效地降低 HVPG、减少门静脉血流量，且对全身血流动力学影响较小。特利加压素的推荐起始剂量为每 4h 2mg，出血停止后可改为 2 次/天，每次 1mg。一般维持 5d，预防早期再出血。

生长抑素及其类似物：这类药物包括十四肽生长抑素、八肽生长抑素类似物、伐普肽等。十四肽生长抑素是人工合成的环状 14 氨基酸肽，能显著改善出血控制率，但病死率未获改善。疗效和病死率与血管升压素大致相同，但不良反应更少、更轻微。与血管升压素不同，生长抑素与硝酸甘油联用不但不能加强疗效，反而会带来更多不良反应。此外，生长抑素可有效预防内镜治疗后的 HVPG 升高，从而提高内镜治疗的成功率。使用方法为首剂负荷量 250μg 快速静脉内滴注后，持续进行 250μg/h 静脉滴注。奥曲肽是人工合成的八肽生长抑素类似物，它保留了生长抑素的大多数效应，且半衰期更长。荟萃分析及对照研究显示，奥曲肽是控制急性出血安全有效的药物，其用法通常为：起始静脉滴注 50μg、之后 50μg/h 静脉滴注，首次控制出血率为 85%~90%，无明显不良反应，使用 5d 或更长时间。伐普肽是新近人工合成的生长抑素类似物，用法为起始剂量 50μg，之后 50μg/h 静脉滴注。

H_2 受体拮抗剂和质子泵抑制剂：H_2 受体拮抗剂和质子泵抑制剂能提高胃内 pH 值，促进血小板聚集和纤维蛋白凝块的形成，避免血凝块过早溶解，有利于止血和预防再出血，临床常用。

抗生素的应用：活动性出血时常存在胃黏膜和食管黏膜炎性水肿，预防性使用抗生素有助于止血，并可减少早期再出血及预防感染。荟萃分析表明，抗生素可通过减少再出血及感染提高存活率。因此，肝硬化急性静脉曲张破裂出血者应短期应用抗生素，可使用喹诺酮类抗生素，对喹诺酮类耐药者，也可使用头孢类抗生素。

3. 气囊压迫止血　气囊压迫可使出血得到有效控制，但出血复发率高。当前只用于药物治疗无效的病例或作为内镜下治疗前的过渡疗法，以获得内镜止血的时机。目前已很少应用单气囊止血。应注意其并发症，包括吸入性肺炎、气管阻塞等，严重者可致死亡。进行气囊压迫时，应根据病情 8~24h 放气一次，拔管时机应在血止后 24h，一般先放气观察 24h，若仍无出血，即可拔管。

4. 并发症的预防和处理　主要并发症包括吸入性肺炎、肝性脑病、感染、低氧血症和电解质紊乱等，这些往往会导致肝功能的进一步损害并成为最终死亡原因。

（二）内镜下治疗措施

内镜治疗的目的是控制急性食管静脉曲张出血，并尽可能使静脉曲张消失或减轻以防止其再出血。内镜治疗包括内镜下曲张静脉套扎术、硬化剂或组织黏合剂（氰基丙烯酸盐）注射治疗。药物联合内镜治疗是目前治疗急性静脉曲张出血的主要方法之一，可提高止血成功率。

1. 套扎治疗

（1）适应证：急性食管静脉曲张出血；外科手术后食管静脉曲张再发；中重度食管静脉曲张虽无出血史但存在出血危险倾向（一级预防）；既往有食管静脉曲张破裂出血史（二级预防）。

（2）禁忌证：有上消化道内镜检查禁忌证，出血性休克未纠正，肝性脑病≥Ⅱ期；过于粗大或细小的静脉曲张。

（3）疗程：首次套扎间隔10~14d可行第2次套扎，直至静脉曲张消失或基本消失。建议疗程结束后1个月复查胃镜，然后每隔3个月复查第二、第三次胃镜；以后每6~12个月进行胃镜检查，如有复发，则在必要时行追加治疗。

（4）术后处理：术后一般禁食24h，观察有无并发症如术中出血（曲张静脉套扎割裂出血）、皮圈脱落（早期再发出血）、发热及局部哽噎感等。

2. 硬化治疗

（1）适应证：同套扎治疗。对于不适合套扎治疗的食管静脉曲张者，也可考虑应用EIS。

（2）禁忌证：有上消化道内镜检查禁忌证；出血性休克未纠正；肝性脑病≥Ⅱ期；伴有严重肝肾功能障碍、大量腹水或出血抢救时，应根据医生经验及医院情况而定。

（3）疗程：第一次硬化治疗后，再行第二、第三次硬化治疗，直至静脉曲张消失或基本消失。每次硬化治疗间隔时间约1周。第一疗程一般需3~5次硬化治疗。建议疗程结束后1个月复查胃镜，每隔3个月复查第二、第三次胃镜，6~12个月后再次复查胃镜。发现静脉再生，必要时行追加治疗。

（4）术后处理：禁食6~8h后可进流质饮食；注意休息；适当应用抗生素预防感染；酌情应用降门静脉压力药物；严密观察出血、穿孔、发热、败血症及异位栓塞等并发症征象。由于胃曲张静脉直径较大，出血速度较快，硬化剂不能很好地闭塞血管，因此，胃静脉曲张较少应用硬化治疗。但在下列情况下，可以胃静脉曲张硬化治疗作为临时止血措施：急诊上消化道出血行胃镜检查见胃静脉喷射状出血；胃曲张静脉有血囊、纤维素样渗出或其附近有糜烂或溃疡。

3. 组织黏合剂治疗

（1）适应证：急性胃静脉曲张出血；胃静脉曲张有红色征或表面糜烂且有出血史（二级预防）。

（2）方法：三明治夹心法。总量根据胃曲张静脉的大小进行估计，最好一次将曲张静脉闭塞。1周、1个月、3个月及6个月时复查胃镜。可重复治疗直至胃静脉闭塞。

（3）术后处理：同硬化治疗，给予抗生素治疗5~7d，注意酌情应用抑酸药。组织黏合剂疗法有效而经济，但组织黏合剂治疗后可发生排胶出血、败血症和异位栓塞等并发症且有一定的操作难度及风险。

套扎治疗、硬化治疗和组织黏合剂注射治疗均是治疗食管胃静脉曲张出血的一线疗法，但临床研究证明，其控制效果与生长抑素及其类似物相似，因此，在活动性食管胃静脉曲张出血时，应首选药物治疗或药物联合内镜下治疗。有研究显示，联用套扎和硬化治疗有一定的优势，并发症较少、根除率较高、再出血率较低。对不能控制的胃底静脉曲张出血，介入治疗或外科手术亦是有效的抢救措施。

（三）介入治疗

1. 经颈静脉肝内门-体静脉支架分流术（TIPS）　能在短期内明显降低门静脉压，因此推荐用于治疗门静脉高压和食管胃静脉曲张破裂出血。与外科门-体分流术相比，TIPS具有创伤小、成功率高、降低门静脉压力效果可靠、可控制分流道直径、能同时行断流术（栓塞静脉曲张）、并发症少等优点。TIPS对急诊静脉曲张破裂出血的即刻止血成功率可达90%~99%，但其中远期（≥1年）疗效尚不十分满意。影响疗效的主要因素是术后分流道狭窄或闭塞，主要发生在术后6~12个月。

（1）适应证：食管、胃底静脉曲张破裂大出血且保守治疗（药物、内镜下治疗等）效果不佳；外科手术后再发静脉曲张破裂出血；终末期肝病等待肝移植术期间静脉曲张破裂出血等待处理。有争议的适应证：肝功能Child-Pugh C级，尤其是血清胆红素、肌酐和凝血因子国际标准化比值高于正常值上限者，除非急诊止血需要，不宜行TIPS；门静脉高压性胃病、经保守治疗无效者等。

（2）禁忌证：救治急诊静脉曲张破裂大出血时，TIPS无绝对禁忌证。但在下列情况下应持谨慎态度：重要脏器（心、肺、肝、肾等）功能严重障碍者；难以纠正的凝血功能异常，未能控制的感染性疾病，尤其存在胆系感染者，肺动脉高压存在右心功能衰竭者，顽固性肝性脑病；多囊肝或多发性肝囊肿（容易导致囊腔内出血）；肝癌合并重度静脉曲张；门静脉海绵样变性。

2. 其他介入疗法　经球囊导管阻塞下逆行闭塞静脉曲张术（BORTO）、脾动脉栓塞术、经皮经肝曲张静脉栓塞术（PTVE）等。

（四）外科手术治疗肝硬化门静脉高压曲张静脉破裂出血

尽管有以上多种治疗措施，仍有约20%的患者出血不能控制或出血一度停止后24h内复发出血。HVPG>20mmHg（出血24h内测量）但child-Pugh A级者行急诊分流手术有可能可挽救患者生命；Child-Pugh B级者多考虑实施急诊断流手术；Child-Pugh C级者决定手术应极为慎重（病死率≥50%）。外科分流手术在降低再出血率方面非常有效，但可增加肝性脑病风险，且与内镜及药物治疗相比并未改善生存率。肝移植是可考虑的理想选择。

七、再出血预防

急性静脉曲张出血停止后，患者再次发生出血和死亡的风险很大。对于未经预防治疗的患者，1~2 年内平均出血复发率为 60%，病死率可达 33%。对于未接受一级预防者，建议使用非选择性 β-受体阻滞剂、套扎治疗、硬化治疗或药物与内镜联用。对于已接受非选择性 β-受体阻滞剂进行一级预防者，二级预防建议加行套扎和硬化治疗。一般而言，二级预防在首次静脉曲张出血 1 周后开始进行。

（一）药物预防

1. 非选择性 β-受体阻滞剂　非选择性 β-受体阻滞剂可减少再出血、提高生存率，非选择性 β-受体阻滞剂联合套扎治疗疗效优于单纯套扎治疗。对于肝硬化 Child-Pugh A 和 B 级患者，如果对普萘洛尔的反应性差或基础心率低，可联合应用血管扩张药（如硝苯吡啶、5-单硝酸异山梨醇等），但仍需更多临床循证医学依据。对于 Child-Pugh C 级患者，普萘洛尔可因减少肝动脉及门静脉血流而加重肝功能损害。

2. 其他药物　近期报道长效生长抑素类似物可有效降低 HVPG，可试用于二级预防。由于部分肝硬化门静脉高压患者因各种原因对单一降门静脉压力药物无反应，故需选择联合用药。

如表 4-1 所示。

表 4-1　肝硬化门静脉高压症治疗药物的选择

类别	推荐药物及方法
急性出血	一线药物：生长抑素或其类似物
	血管升压素/垂体后叶素+硝酸甘油/酚妥拉明
预防初次出血	一线药物：普萘洛尔
	普萘洛尔+5-单硝异山梨醇/螺内酯/硝苯吡啶
预防再次出血	一线药物：普萘洛尔
	普萘洛尔+5-单硝异山梨醇/螺内酯/硝苯吡啶
	长效生长抑素类似物、血管紧张素受体拮抗剂值得研究

（二）内镜治疗

二级预防内镜治疗的目的是根除静脉曲张，曲张静脉根除者 5 年生存率明显高于未根除者。对于急诊采用内镜治疗的食管胃静脉曲张出血者，应连续治疗至食管静脉曲张消除或基本消除，可加用非选择性 β-受体阻滞剂以提高疗效。对于食管胃静脉曲张出血时采用药物和双囊三腔管压迫止血者，可在 1 周内进行内镜治疗。联用非选择性 β-受体阻滞剂和套扎治疗是静脉曲张破裂出血二级预防的最佳选择。药物联合内镜治疗较单一内镜治疗效果更好，但要求患者定期复查胃镜以减少再发出血、延长生存期。

（三）介入治疗

TIPS 预防复发出血 6 个月内的有效率为 85%~90%，1 年内 70%~85%，2 年内 45%~70%。美国一组多中心双盲对照研究结果表明，TIPS 术后 1~2 年（平均 18 个月）复发出血率低于内镜治疗，但肝性脑病发生率较高、总体生存率未获改善。TIPS 可用于内镜及药物治疗失败者或作为肝移植前的过度。TIPS 在 Child-Pugh A、B 级药物治疗或内镜治疗无效复发出血者再出血率、肝性脑病发生率和病死率方面与远端脾肾分流术基本相同。

对于破裂风险很高的重度胃底静脉曲张者，若急救条件有限，且不考虑其他治疗措施时，可考虑行 PTVE。

BORTO 是一种比较有效的介入技术，对肝功能影响小、术后无肝性脑病并发症、损伤较小，技术成功率 60%~90%，临床有效率 50%~80%。日本学者报道较多，我国尚无大宗病例报道。

脾动脉栓塞术是一种安全、有效的介入诊疗技术，临床用于无急诊手术指征的脾脏损伤、门静脉高压症等多种疾病的治疗。

（四）外科手术

随着药物发展和内镜治疗技术的进步，肝硬化门静脉高压症外科手术治疗例数明显减少。外科手术指征：反复出血内科治疗无效、全身情况能耐受手术的 Child-Pugh A 级患者。分流手术在降低首次出血风险方面非常有效，但肝性脑病发生率显著上升，病死率由此增加。因此，各种分流手术（包括 TIPS）不适合作为预防首次出血的措施。当患者肝功能属 Child-Pugh A 或 B 级且伴中、重度静脉曲张时，为预防可能发生的出血，可实施门-奇静脉断流手术（包括脾切除术）。

（五）肝脏移植

理论上，肝脏移植是治疗终末期肝病最有效的方法。目前我国已有关于肝脏移植技术的准入、适应证及管理方面的法规，应参照执行。

（刘　春）

第三节　下消化道出血

下消化道出血的患病率虽不及上消化道出血高，但临床亦常发生。其中，小肠出血比大肠出血少见，但诊断较为困难。由于检查手段增多及治疗技术的提高，下消化道出血的病因诊断率有了明显提高，急性大出血病死率亦有所下降。

一、病因

（一）肠道原发疾病

1. 肿瘤和息肉　恶性肿瘤有癌、类癌、恶性淋巴瘤、平滑肌肉瘤、纤维肉瘤、神经纤维肉瘤等；良性肿瘤有平滑肌瘤、脂肪瘤、血管瘤、神经纤维瘤、囊性淋巴管瘤、黏液瘤等。这些肿瘤以癌最常见，多发生于大肠；其他肿瘤少见，多发生于小肠。

息肉多见于大肠，主要是腺瘤性息肉，还有幼年性息肉及幼年性息肉病变及 Peutz-

Jeghers 综合征（又称黑斑息肉综合征）。

2. 炎症性病变　引起出血的感染性肠炎有肠结核、肠伤寒、菌痢及其他细菌性肠炎等；寄生虫感染有阿米巴、血吸虫、蓝氏贾第鞭毛虫所致的肠炎，由大量钩虫或鞭虫感染所引起的下消化道大出血国内亦有报道。非特异性肠炎有溃疡性结肠炎、克罗恩病、结肠非特异性孤立溃疡等。此外，还有抗生素相关性肠炎、坏死性小肠炎、缺血性肠炎、放射性肠炎等。

3. 血管病变　如血管瘤、毛细血管扩张症、血管畸形（其中结肠血管扩张常见于老年人，为后天获得，常位于盲肠和右半结肠，可发生大出血）、静脉曲张（注意门静脉高压所引起的罕见部位静脉曲张出血可位于直肠、结肠和回肠末段）。

4. 肠壁结构性病变　如憩室（其中小肠 Meckel 憩室出血不少见）、肠重复畸形、肠气囊肿病（多见于高原居民）、肠套叠等。

5. 肛门病变　痔和肛裂。

（二）全身疾病累及肠道

白血病和出血性疾病；风湿性疾病如系统性红斑狼疮、结节性多动脉炎、Behcet 病等；淋巴瘤；尿毒症性肠炎。

腹腔邻近脏器恶性肿瘤浸润或脓肿破裂侵入肠腔可引起出血。

据统计，引起下消化道出血的最常见原因为大肠癌和大肠息肉，肠道炎症性病变次之，其中肠伤寒、肠结核、溃疡性结肠炎、克罗恩病和坏死性小肠炎有时可发生大量出血。不明原因出血虽然少见，但诊断困难，应予注意。

二、诊断

（一）排除上消化道出血

下消化道出血一般为血便或暗红色大便，不伴呕血。但出血量大的上消化道出血亦可表现为暗红色大便；高位小肠出血乃至右半结肠出血，如血在肠腔停留较久亦可呈柏油样。遇此类情况，应常规做胃镜检查排除上消化道出血。

（二）下消化道出血的定位及病因诊断

1. 病史

（1）年龄：老年患者以大肠癌、结肠血管扩张、缺血性肠炎多见。儿童以 Meckel 憩室、幼年性息肉、感染性肠炎、血液病多见。

（2）出血前病史：结核病、血吸虫病、腹部放疗史可引起相应的肠道疾病。动脉硬化、口服避孕药可引起缺血性脑炎。在血液病、风湿性疾病病程中发生的出血应考虑原发病引起的肠道出血。

（3）粪便颜色和性状：血色鲜红，附于粪表面多为肛门、直肠、乙状结肠病变，便后滴血或喷血常为痔或肛裂。右侧结肠出血为暗红色或猪肝色，停留时间长可呈柏油样便。小肠出血与右侧结肠出血相似，但更易呈柏油样便。黏液脓血便多见于菌痢、溃疡性结肠炎，大肠癌特别是直肠、乙状结肠癌有时亦可出现黏液脓血便。

（4）伴随症状：伴有发热见于肠道炎症性病变，由全身性疾病如白血病、淋巴瘤、恶性组织细胞病及风湿性疾病引起的肠出血亦多伴发热。伴不完全性肠梗阻症状常见于克罗恩病、肠结核、肠套叠、大肠癌。上述情况往往伴有不同程度腹痛，而不伴有明显腹痛的多见于息肉、未引起肠梗阻的肿瘤、无合并感染的憩室和血管病变。

2. 体格检查

（1）皮肤黏膜检查有无皮疹、紫癜、毛细血管扩张；浅表淋巴结有无肿大。

（2）腹部检查要全面细致，特别注意腹部压痛及腹部包块。

（3）一定要常规检查肛门直肠，注意痔、肛裂、瘘管；直肠指检有无肿物。

3. 实验室检查　常规血、尿、粪便及生化检查，疑似伤寒者做血培养及肥达试验，疑似结核者做结核菌素试验，疑似全身性疾病者做相应检查。

4. 内镜及影像学检查　除某些急性感染性肠炎如痢疾、伤寒、坏死性肠炎等之外，绝大多数下消化道出血的定位及病因需依靠内镜和影像学检查确诊。

（1）结肠镜检查：是诊断大肠回肠末端病变的首选检查方法，其优点是诊断敏感性高、可发现活动性出血、结合活检病理检查可判断病变性质。检查时应注意，如有可能，无论在何处发现病灶，均应将镜端送至回肠末段，称全结肠检查。

（2）X线钡剂造影：X线钡剂灌肠用于诊断大肠、回盲部及阑尾病变，一般主张进行双重气钡造影。其优点是基层医院已普及，患者较易接受。缺点是对较平坦病变、广泛而较轻炎症性病变容易漏诊，有时无法确定病变性质。因此对X线钡剂灌肠检查阴性的下消化道出血患者需进行结肠镜检查，已做结肠镜全结肠检查患者一般不强调X线钡剂灌肠检查。

小肠X线钡剂造影是诊断小肠病变的重要方法。X线小肠钡餐检查又称全小肠钡剂造影（small bowel follow-through，SBFT），通过口服钡剂分段观察小肠，该检查敏感性低、漏诊率相当高。小肠钡灌可一定程度提高诊断阳性率，但有一定难度，要求经口或鼻插管至近段小肠导入钡剂。X线钡剂造影检查一般要求在大出血停止至少3d之后进行。

（3）放射性核素扫描或选择性腹腔动脉造影：必须在活动性出血时进行，主要用于内镜检查（特别是急诊内镜检查）和X线钡剂造影不能确定出血来源的不明原因出血。

放射性核素扫描是静脉推注用^{99m}锝标记的患者自体红细胞或胶体硫进行腹部扫描，出血速度>0.1mL/min时，标记红细胞在出血部位溢出形成浓染区，由此可判断出血部位。该检查创伤少，但存在假阳性和定位错误，可作为初步出血定位。

对持续大出血患者则宜及时做选择性腹腔动脉造影，在出血量>0.5mL/min时，可以发现造影剂在出血部位溢出，有比较准确的定位价值。对于某些血管病变如血管畸形和血管瘤、血管丰富的肿瘤兼有定性价值。螺旋 CT 血管造影是一项新技术，可提高常规血管造影的诊断率。

（4）胶囊内镜或双气囊小肠镜检查：十二指肠降段以下小肠病变所致的消化道出血一直是传统检查的"盲区"。患者吞服腔囊内镜后，内镜在胃肠道拍摄的图像通过无线电发送至体外接收器进行图像分析。该检查对小肠病变诊断阳性率在 60%~70%。传统推进式小肠镜插入深度仅达幽门下 50~150cm，而双气囊小肠镜具有插入深度好、诊断率高的特点，不但可以在直视下清晰观察病变，且可进行活检和治疗，因此已逐渐成为诊断小肠病变的重要手段。腔囊内镜或双气囊小肠镜检查适用于常规内镜检查和 X 线钡剂造影不能确定出血来源的不明原因出血，出血活动期或静止期均可进行，可视病情及医疗条件选用。

5. 手术探查 各种检查不能明确出血灶，持续大出血危及患者生命，必须手术探查。有些微小病变特别是血管病变手术探查亦不易发现，此时可借助术中内镜检查帮助寻找出血灶。

（三）下消化道出血的诊断步骤

多数下消化道出血有明显血便，结合临床进行有必要实验室检查，通过结肠镜全结肠检查，必要时，配合 X 线小肠钡剂造影检查，确诊一般并不困难。

不明原因消化道出血（obscure gastrointestinal bleeding，OGIB）的诊断步骤：不明原因消化道出血是指常规消化道内镜检查（包括检查食管至十二指肠降段的胃镜及肛直肠至回肠末段的结肠镜检查）不能确定出血来源的持续或反复消化道出血。多为小肠出血（如小肠的肿瘤、Meckel 憩室和血管病变等），虽然不多见（占消化道出血的 3%~5%），但却是消化道出血诊断的难点。在出血停止期，先行小肠钡剂检查；在出血活动期，应及时做放射性核素扫描和（或）选择性腹腔动脉造影；若上述检查结果阴性，则选择胶囊内镜和（或）双气囊小肠镜检查；出血不止危及生命者，行手术探查，探查时，可辅以术中内镜检查。

三、治疗

下消化道出血主要是病因治疗，大出血时应积极抢救。

1. 一般急救措施及补充血容量。

2. 止血治疗

（1）凝血酶保留灌肠有时对左半结肠出血有效。

（2）内镜下止血：急诊结肠镜检查如能发现出血病灶，可试行内镜下止血。

（3）血管活性药物应用：血管升压素、生长抑素静脉滴注可能有一定作用。如做动脉造影，可在造影完成后动脉输注血管升压素 0.1~0.4U/min，对右半结肠及小肠出血止血效果优于静脉给药。

（4）动脉栓塞治疗：对动脉造影后动脉输注血管升压素无效病例，可做超选择性插管，在出血灶注入栓塞剂。本法主要缺点是可能引起肠梗死，拟进行肠段手术切除的病例，可作为暂时止血用。

（5）紧急手术治疗：经内科保守治疗仍出血不止危及生命，无论出血病变是否确诊，均是紧急手术的指征。

3. 病因治疗　针对不同病因，选择药物治疗、内镜治疗、择期外科手术治疗。

（刘　春）

第四节　急性胰腺炎

急性胰腺炎（AP）是胰腺的急性炎症过程，在不同病理阶段，可不同程度地波及邻近组织和其他脏器系统。临床表现轻重不一，轻型急性胰腺炎呈临床自限性，但重型急性胰腺炎预后凶险，病死率高达 30%。随着我国人民生活水平的提高，生活方式及饮食习惯的改变，酒精饮料消耗的增加，我国 AP 发病率有逐年增多的趋势。随着对 AP 研究的逐渐深入、临床检测手段的发展及更新，为 AP 的诊断治疗提供了可靠依据。

一、病因和发病机制

（一）病因

1. 胆管疾病　在我国，60%以上的 AP 因胆结石、胆管炎症和（或）胆管蛔虫所引起。多数患者的胰管与胆总管共同开口于十二指肠肝胰壶腹部（vater），当壶腹部因结石、寄生虫、肿瘤或炎症等引起括约肌痉挛、狭窄或梗阻时，胆汁和胰液排泌不畅，如胆管内压力大于胰管内压力，胆汁可逆流入胰管，激活胰酶，引起胰腺的自身消化（即所谓共同通路学说）。小的胆石排出时，刺激 Oddi 括约肌，引起一过性的括约肌功能障碍（痉挛或失弛缓），同样可能出现胆汁或肠内容物反流人胰管。原因不明的胰腺炎中，相当比例的患者存在胆囊的微结石（胆泥、胆固醇结晶、胆色素晶体等），这些微结石排出时刺激 Oddi 括约肌，引发胰腺炎（胆石的滚动学说）。胰管和胆总管汇合并开口于十二指肠壶腹而形成共同通路者，仅占人群的 2/3，故不能完全以"共同通路"学说解释胰腺炎的发病机制。此外，也可因胆石嵌顿、胆管感染等因素引起 Oddi 括约肌痉挛或功能障碍，导致胆汁或十二指肠液反流进入胰管，激活胰酶引起 AP。胆管感染性炎症时，细菌及其毒素经淋巴管进入胰腺，改变胰腺外分泌细胞膜，使胰酶外溢也能引起本病。

2. 胰管梗阻　胰管结石、狭窄、水肿、胰头部和（或）肝胰壶腹部肿瘤或 Oddi 括约肌痉挛等均可引起胰液引流不畅，如同时有饱餐、饮酒、迷走神经兴奋性增高等促进胰液分泌的因素存在，则胰管及其分支压力增高而致胰小管及腺泡破裂，胰酶流入胰腺组织而引起炎症。

3. 饮食不当　暴饮暴食，特别是进食油腻或饮酒等，可使胰液分泌旺盛。饮酒可引起

— 79 —

胃和十二指肠炎、Oddi 括约肌痉挛，上述因素均可引起胰液分泌增加、排泄障碍而发病。乙醇可刺激 G 细胞分泌促胃液素，从而使胃酸分泌增多，高酸进入十二指肠后刺激缩胆囊素及促胰液素分泌，导致胰液胆汁分泌增多，十二指肠液反流入胰管，引起胰管内压力增高、胰管上皮增生、消化功能紊乱等。如伴有剧烈呕吐而致十二指肠内压力骤增，亦可导致十二指肠液反流。大量脂质饮食除刺激胰腺分泌外还导致短暂的高脂血症，使血液黏滞度增高，加重胰腺的血循环障碍。国外资料多强调过度饮酒是本病的主要原因。随着生活条件的改善，我国因饮食、乙醇诱发的 AP 的比例正在增高，即使在胆源性病因存在的前提下，或多或少，饮食因素也参与了发病。

4. 十二指肠乳头邻近部位的病变 邻近乳头部的十二指肠憩室炎、球部溃疡并发炎症等，常伴有十二指肠内压力增高及 Oddi 括约肌功能障碍，导致十二指肠液反流进入胰管引起 AP。

5. 其他 如腹部创伤、感染（流行性腮腺炎、病毒性肝炎、伤寒等）可损及胰腺而发生急性炎症；血管病变及过敏均可使胰腺受损、供血障碍而诱发本病；十二指肠降部阻塞或淤积可使十二指肠液反流入胰管而致胰腺炎。某些药物如肾上腺皮质激素、噻嗪类利尿药、呋塞米、吲哚美辛、水杨酸制剂、免疫抑制药，以及高脂血症、高钙血症等和 ERCP 检查时注射造影剂压力过高均可引起 AP。研究发现胰酶抑制物的浓度与 AP 有密切关系。前者能抑制酶的活化，如果这些物质减少，则胰酶易被激活，引起 AP。

临床上大约 20% 的胰腺炎无法找到病因，称为特发性胰腺炎。这一部分患者，由于病因因素持续存在，往往会出现胰腺炎的复发，对此类患者，应该积极查找病因。

（二）发病机制

1. 胰酶原过早激活 胰酶原的过早激活一直被认为是 AP 的重要发病机制之一，但胰酶原如何被过早激活尚不完全清楚，目前胰蛋白酶原的自动激活和胰蛋白酶原被组织蛋白 B 激活较为引人关注。例如，除溶酶体组织蛋白酶 B 基因的小鼠，其胰蛋白酶活性下降 80%，用此种小鼠复制 AP 后，结果发现胰腺损害显著减轻，血清胰脂肪酶、胰淀粉酶活性及腺体组织的坏死仅为对照组的 50%。上述结果提示，在细胞内溶酶体组织蛋白酶 B 进入细胞内含有胰酶原的部位并将其激活是引发 AP 的重要机制，同时也提示临床上使用膜稳定药（如糖皮质激素）防止溶酶体破裂，组织蛋白酶 B 逸出以及使用组织蛋白酶 B 抑制药防止其在胞内将胰酶原激活有利于 AP 的控制。胰蛋白酶原自动激活需要钙离子和 H^+，提示控制酸中毒和使用钙拮抗药在 AP 防治中可能有重要作用。此外，胰蛋白酶原分子结构异常及溶酶体膜的稳定性下降可能引起自动激活。

2. 胰腺缺血 临床观察与动物实验均证实胰腺对缺血和（或）再灌注损伤是高度敏感的。在出血性休克、持续性惊厥、体外循环、胰腺移植等情况下可并发 AP，但临床上对缺血性胰腺炎的诊断是困难的，并常被延误，因此在心肺手术或大血管手术之后应提高对 AP

的警惕性。研究表明，缺血和（或）再灌注引起的 AP 的发病与氧自由基、白细胞激活、微循环灌流不良、细胞酸中毒、钙超载等因素有关。

3. 神经因素　研究发现，酗酒可使分布在胰腺、十二指肠和 Oddi 括约肌上的毒蕈碱受体（M-受体）的功能发生异常，从而导致对乙酰胆碱的反应增强，引起富含蛋白质的胰液分泌增加、十二指肠的张力增大、十二指肠腔内的压力增高，而 Oddi 括约肌松弛，结果导致十二指肠-胰反流引起 AP。这一重要机制的发现可以解释急性酒精性 AP 的全部临床特征，如反复发作，胰酶原在胰管内被肠肽酶快速激活，胰管内形成蛋白栓子，严重的血管病变，极易发生感染，并通过坏死-纤维化而转变为慢性胰腺炎等。因此，M-受体阻断药（溴丙胺太林，阿托品等）在 AP 的治疗价值应予关注。

4. 细胞因子的作用　有研究认为 AP 的全身表现主要与特异的炎性细胞因子的作用有关。当一种细胞因子被合成释放出来后，即可作用于多种其他细胞，促进新的细胞因子产生，使原有的生物学效应得到放大，形成级联反应。例如，在炎症区域可有大量 IL-1 产生，IL-1 引起黏附分子如 ICAM1、L-选择素上调，然后吸引更多的白细胞到炎症区，参与炎症反应，释放更多的细胞因子。可引起发热、低血压、DIC、休克甚至死亡。

5. 自由基的作用　研究表明，氧自由基在 AP 发病中起了重要作用，由于炎症刺激白细胞呼吸暴发产生大量氧自由基，胰腺的缺血和（或）再灌注过程也可有大量的氧自由基生成，由这些途径产生的氧自由基可直接引起胰腺组织的损伤，有学者在灌注液中加入黄嘌呤氧化酶抑制药别嘌醇预先灌注 4h，能有效预防 3 种 AP 胰腺水肿的发生和胰淀粉酶的升高，提示黄嘌呤氧化酶催化生成的大量氧自由基可能介导了 AP 发病机制中的关键环节。AP 时，除黄嘌呤氧化酶催化次黄嘌呤生成氧自由基外，还有其他产生氧自由基的途径，如胰腺缺血再灌注过程中中性粒细胞内的 NADPH 氧化酶激活，致使中性粒细胞"呼吸暴发"而产生大量的氧自由。

氧自由基及其攻击细胞膜后形成的 LPO 可以破坏多不饱和脂肪酸、蛋白质、黏多糖等重要的生物分子；可以引起微血管痉挛，损伤微血管内皮细胞，使毛细血管通透性增加；另外还可以促使白细胞的黏附，引起胰腺的微循环紊乱。过多的氧自由基还可使腺泡细胞破坏，以及引起胰酶的细胞外和细胞内激活，导致 AP 时胰腺损伤的一系列恶性循环。

此外，Curran 等发现 AP 患者血浆抗氧化性维生素（维生素 A、维生素 E、类胡萝卜素）浓度显著下降，与炎症的严重程度呈平行关系，与血浆 C-反应蛋白浓度呈负相关。因此，在 AP 治疗中加入适量抗氧化剂以增强局部和全身的抗氧化应激能力值得进一步探索。

6. 胰腺腺泡内钙超载　一些学者把研究的重点放在胰腺细胞内变化，尤其是细胞内 Ca^{2+} 超负荷在 AP 的病理生理中的作用受到普遍重视。动态观察胰组织中 Ca^{2+} 含量的变化，发现 AP 的早期胰腺组织中就有 Ca^{2+} 的异常积聚，并随 AP 的发展而加重。这是由于在各种致病因子作用下，细胞膜的完整性遭到损害，细胞外 Ca^{2+} 可在电化学梯度趋势下，经异常开

放的 Ca^{2+} 通道大量流入细胞，造成细胞内 Ca^{2+} 超负荷。给大鼠应用钙通道拮抗药维拉帕米观察其对实验性 AP 的影响，发现该药可以有效抑制血淀粉酶活性，改善胰腺组织水肿和炎症细胞浸润，保护细胞器免受损伤，呈现良好的细胞器官保护作用，由此证明 Ca^{2+} 超负荷参与了 AP 的病理生理机制。AP 早期细胞内 Ca^{2+} 增高可以激活 PLA2 催化膜磷脂水解生成 LT、TXA_2、PAF，造成胰腺的微循环紊乱，进一步加重胰腺和全身的组织损伤。胰腺细胞内胰蛋白酶原的过度活化与过量的钙离子有关，腺泡细胞内钙超载可能是 AP 发病机制中的早期环节。

二、临床表现

本病在临床上由于病理变化的性质与程度不同，故临床表现亦轻重不一。在亚特兰大召开的国际胰腺疾病研讨会提出了以临床为主的分型法，即将 AP 分为轻型和重型。

（一）症状和体征

1. 腹痛　为本病的主要表现，多数为突然发病，常在饱餐和饮酒后发生。轻重不一，轻者上腹钝痛，重者呈腹绞痛、钻痛或刀割痛。疼痛常呈持续性，阵发性加剧。疼痛的部位可因病变的部位不同而异，通常在中上腹部，如主要病变在胰体、尾部，则腹痛以中上腹及左上腹为主，并向左腰背放射。若病变在胰头部，或为胆源性胰腺炎，则以右上腹部为主，并向右肩背部放射。若病变累及全胰，则腹痛呈上腹部束带状疼痛。疼痛的强度与病变的程度相一致，即病变越重则疼痛也越剧烈。随着渗出液扩散到腹腔及炎症的扩散，疼痛可弥漫至全腹，呈弥漫性腹膜炎。少数年老体弱患者有时腹痛轻微，甚至无腹痛。患者腹肌常紧张，并可有反跳痛。但急性胰腺炎的腹肌紧张不像消化道穿孔时那样表现为肌强硬。

2. 恶心、呕吐　大多数患者有恶心及呕吐，常在进食后发生，呕吐物为胃内容物，甚至呕吐胆汁或血样物。呕吐系机体对腹痛或胰腺炎症刺激的一种防御性反射，亦可由肠道胀气、麻痹性肠梗阻或腹膜炎引起。酒精性胰腺炎患者的呕吐常于腹痛时出现，胆源性胰腺炎患者的呕吐则常在腹痛发生之后。

3. 腹胀　轻度腹胀为常见而出现较早的症状，但大多数患者腹胀与腹痛同时出现。腹胀一般都比较严重，腹胀的程度，通常也反映了病情的严重程度，重症胰腺炎较急件胰腺炎的腹胀史为严重；腹胀主要因胰腺炎大量渗出从产生炎症反应造成肠麻痹所致。

4. 发热　多为中等度以广的发热，少数为高热，一般持续 3~5 天。如发热持续减退或逐日升高，提示合并感染或并发胰腺脓肿。发热系胰腺炎症或坏死产物进入血循环，作用于中枢神经系统体温调节中枢所致。

5. 黄疸　临床上约有 1/4 患者出现黄疸，由于胰头水肿压迫胆总管引起，但大多数情况下是由于伴发胆总管结石和胆管感染而致。病后 1~2 周出现黄疸者，多由于胰腺假性囊肿压迫胆总管所致，少数患者后期可因并发肝损害而引起肝细胞性黄疸。

6. 低血压及休克　重症急性胰腺炎时常发生低血压休克。患者烦躁不安，皮肤苍白、湿冷、呈花斑状，脉细弱，血压下降，少数严重者可在发病后短期内猝死。发生休克机制有如下几种情况：

（1）血液和血浆渗出到腹腔或后腹膜腔，引起血容量不足，血压下降，体液丧失可达血容量的30%。

（2）腹膜炎时大量液体流入腹腔或积聚于麻痹的肠腔内。

（3）胰舒血管素原释放，被胰蛋白酶激活后致血浆中缓激肽生成增多。缓激肽可引起血管扩张，毛细血管通透性增加，使血比下降。

（4）呕吐引起体液及电解质丢失。

（5）坏死的胰腺释放心肌抑制因子（MDF）使心肌收缩不良。

（6）并发肺栓塞、胃肠道出血。

7. 腹水、胸水　胰腺炎时常有少量胸、腹水，系由胰腺和腹膜在炎症过程中液体渗出或漏出引起。淋巴管阻塞或引流不畅可能也起作用。偶尔出现大量顽固性胸腹水。胰性胸腹水中淀粉酶含量甚高，可以区别其他原因的腹水。

8. 电解质紊乱　胰腺炎时，机体代谢紊乱，可以发生电解质平衡失调，特别是血钙降低，常低下225mL/L，如低于1.75mL/L提示预后不良。血钙降低是由大量钙沉积于脂肪坏死区，被脂肪酸结合形成灶钙所致，同时也由于胰高糖素分泌增加刺激降钙素分泌，抑制肾小管对钙的重吸收。

9. 胸膜炎和肺炎　系腹腔内炎性渗出物透过横膜微孔进入胸腔所致。

10. 皮下瘀斑　在重症急性胰腺炎中，出于血性渗出物透过腹膜后渗于皮下，可在肋腹部形成蓝绿–棕色斑，称为 Grey–Turner 症；如果在脐周出现蓝色斑，称为 Cullen 征。

（二）重型胰腺炎的特殊表现

本型为临床危重疾患，病情远较轻型严重，突出表现为腹痛剧烈，可有高热持续不退，当炎性渗出液扩散至腹腔时可出现弥漫性腹膜炎和低血容量性休克。

1. 低血容量性休克　由于胰腺出血、坏死、炎性渗出和剧烈腹痛等以及坏死组织释放出胰血管舒缓素，导致血管扩张、毛细血管通透性增加而致血容量不足。表现为烦躁不安、四肢湿冷、面色苍白、脉搏细弱、血压下降。可有明显脱水与代谢性酸中毒，重症病例血钾、血钙及镁等均可降低。

2. 弥漫性腹膜炎　含有胰酶的炎性渗出液漏入腹膜后及腹腔，引起腹膜炎，表现为腹肌紧张，有明显压痛、反跳痛并可有腹水（常呈血性，含大量胰淀粉酶）以及腹胀、肠鸣音减弱等麻痹性肠梗阻的表现。

3. 其他　由于胰腺出血、坏死，胰酶进入血循环及局部刺激，出现肠道出血、腹泻和反应性胸膜炎及积液（左侧多见）等。此外，由于胰腺周围的出血、渗出沿肌膜渗至腰或脐区，皮下组织被胰液消化，使该处出现蓝绿紫色的皮肤斑或脐周皮肤呈蓝色斑，提示腹腔内有出血坏死及血性腹水。

病情严重者，症状常持续 3~5 天，死亡多发生于 4 天内。少数呈暴发性，发病开始迅即陷入休克及昏迷，病死率达 70% 以上，恢复期中可因胰腺局部积液而形成假性囊肿，或因钙皂形成致胰腺组织和胰管内形成钙石等。部分患者在病程中可发生多脏器功能衰竭如循环、呼吸、肝、肾、脑及凝血系统等功能障碍。

三、实验室检查

（一）血清淀粉酶测定

血清淀粉酶活性主要由唾液型（S-Am）和胰型（P-Am）两种淀粉酶同工酶组成。正常值为：苏氏法 40~180U 或温（Winslow）氏法 8~64U。一般于发病后 6~12 小时开始升高，24 小时内达到最高峰，2~3 天内逐渐降达正常，如达 500U/100mL（苏氏法）或 128U/100mL（温氏法）以上，即有诊断价值。如持续增高达一星期以上，常表示病变的继续或扩展，但病情的严重程度与淀粉酶升高的幅度可不一致，胰腺严重坏死者淀粉酶水平可正常或低于正常。

（二）尿淀粉酶测定

常在发病后 12~24 小时开始升高，持续时间亦稍久，数值可高出血清值 1 倍以上。正常值苏氏法为 80~100U，温氏法为 8~32U，如达 1 000U（苏氏法）或 256U（温氏法）即有诊断价值。此项检查常因尿量及肾功能改变等而影响其准确性，不如血清淀粉酶可靠，但对于血清淀粉酶已下降的患者有其诊断价值。

由于胃十二指肠穿孔、肠梗阻、急性腹膜炎、胆囊炎、胆石症及肾衰竭等情况下血清淀粉酶亦可增高，易造成诊断上的混淆，当发现 AP 时，肾脏对血清淀粉酶的清除率（Cam）增加，而对肌酐的清除率（Ccr）则不变，故 Cam/Ccr 比值增高，有助于鉴别。方法是分别测定血清及尿中淀粉酶与肌酐值，按下例公式计算。

Cam/Ccr（%）=（尿淀粉酶/血淀粉酶）×（血清肌酐/尿肌酐）×100

正常值<5%，如超过 5%，则血清淀粉酶的增高一般为 AP 所致，阳性率为 40%~66%。但糖尿病、肾功能不全时该比值也可升高。

此外，当患者有腹腔渗出液，可作腹水淀粉酶测定及淀粉酶同工酶，即分别测定 P-Am 和 S-Am。AP 和慢性胰腺炎急性发作时血清和尿中 P-Am 升高，应用聚丙烯酰胺凝胶电泳，可进一步将血清淀粉酶分成 7 条区带，其中 1、2、4、6 带属 P-Am，3、5、7 属 S-Am。

（三）血清脂肪酶测定

正常值为 0.5~1.5U。本酶于发病后第 3 天才增高，常超过 1.5U，持续 10~15 天，故对早期诊断价值不大。对血清淀粉酶已降至正常者，测定血清脂肪酶有助于晚期病例的诊断，且具有较高的特异性。应用酶法对测定胰脂肪酶更有特异性。其他测定血清中免疫反应性胰蛋白酶（IT）、弹力蛋白酶（IRE）和磷脂酶A等，在AP时其水平亦可升高。

（四）血糖及尿糖测定

部分严重病例，由于胰岛被大量破坏，可出现血糖及尿糖增高等现象，其原因于胰岛素释放减少，高血糖素增加，肾上腺糖皮质激素和儿茶酚胺产生过多有关。50%患者可有糖耐量曲线异常。

（五）血清钙测定

由于胰腺及周围脂肪组织被脂肪酶分解为甘油及脂肪酸，后者与钙结合形成钙皂导致血钙降低，此常表示病情严重。研究表明，血清钙降低的原因还有细胞通透性的改、变、细胞内外的异常分布。如血清钙水平低于7mg或1.8mmol/L时可出现手足抽搐，常为预后不良之兆。

（六）白细胞计数

多数患者有白细胞增高，其中以嗜中性粒细胞增多为主。白细胞数>16×10^9/L，常表示炎症较重，应予注意。

（七）C反应蛋白

C反应蛋白为急性期反应蛋白，在各种炎症情况下可以升高，在AP时亦可明显升高，尤其在重症AP的患者升高更为明显，可以用于轻型和重症胰腺炎的初步判断。

四、影像学检查

胰腺炎的病变可以局限在胰腺本身，也可波及附近器官，甚至远处器官。熟悉胰腺炎的病理改变，对提高影像检查的水平是非常必要的。此外，影像检查还可评估AP严重程度，确定有无并发症，如胰腺坏死、液体积聚、假性囊肿或脓肿。

（一）腹部平片

对AP只能提供有限的信息，如胰周胀气，结肠截断征，后腹膜继发感染时腰大肌阴影消失，可见胆囊阳性结石。胸片可见膈肌抬高，胸腔有渗出液，多见于左侧。

（二）腹部B超

对AP的诊断依靠检测腹腔内有无液体积聚，观察胰腺的大小和回声情况。AP液体积聚最常见的三个解剖间隙是小网膜囊、肾前外间隙和横结肠系膜。小网膜囊积液和肾前外间隙液体积聚B超容易检出，而横结肠系膜间隙的液体积聚，因为横结肠胀气而影响超声检查。胰腺弥漫性水肿、肿胀呈低回声反射，在腹痛发作后2~5天，胰腺回声减弱到最低程度。胰腺坏死表现为不均质性回声。肥胖病和肠胀气，均降低超声波的穿透性。B超观察胆囊病变优于其他检查，而胆囊结石又常是胆源性胰腺炎的诱因，故B超是胆源性胰腺炎的首选检查。

(三) 内镜超声

消除了肠气对胆管远端的干扰，弥补了B超的不足，对特发性胰腺炎病因的诊断很有帮助。在特发性胰腺炎中可以帮助确定病因。

(四) CT

除明确胰腺炎的诊断外，还可以检出并发症，如感染性坏死、假性囊肿和出血。轻型胰腺炎在CT上可表现为相对正常的胰腺，也可能表现为胰腺弥漫性或局灶性肿大。通常有淡淡的胰周水肿或肾前间隙的液体积聚，从而使肾周筋膜变厚。增强CT扫描，是诊断胰腺坏死最可靠的方法。胰腺坏死在症状发作后96h很容易经CT证实，当坏死区域>30%时，CT诊断重型AP的敏感性为92%，特异性为100%。CT诊断胰腺坏死和病理坏死范围及临床严重性间都存在良好的相关性。但有研究提示强化CT可能加重AP的病变。

(五) MRI

诊断AP的主要依据是胰腺弥漫性增大、水肿、炎症和胰周水肿，均呈长 T_1 低信号与长 T_2 高信号。磁共振胆胰管成像（MRCP）在诊断胰腺炎病因，特别是胆胰管汇合异常方面，可能有帮助。

五、并发症

轻型胰腺炎很少有并发症，出血坏死型胰腺炎可出现局部和全身并发症。

(一) 局部并发症

1. 脓肿形成　多见于出血坏死型，起病2~3周后出现腹部包块，系胰腺本身、胰腺周围脓肿形成。

2. 假性囊肿　系由胰液和坏死组织在胰腺本身或胰腺周围被包裹而成。囊壁无上皮，可见坏死、肉芽、纤维组织。常发生在出血坏死型起病后3~4周，多位于胰腺体尾部，如有穿破则可引起慢性胰源性腹水。

(二) 全身并发症

出血坏死型胰腺炎可并发败血症、血栓性静脉炎及静脉血栓形成、急性呼吸窘迫综合征、肺炎、心律失常、心力衰竭、肾衰竭、糖尿病、胰性脑病及弥散性血管内凝血。极少数可发生猝死。

六、临床分型和判断预后

基于病理变化的严重程度、临床表现和实验室检查，可将AP分成轻型和重型二种。轻型AP全身症状和脏器功能异常较轻，内科治疗可迅速缓解症状，生化异常亦较快恢复到正常。重型 AP 临床症状、体征和生化检查异常都很严重，如剧烈腹痛、频繁呕吐，腹部压痛、反跳痛、肌紧张均很明显，肠鸣音减弱或消失，腹部可触及包块，偶见腹部瘀斑或脐周皮肤颜色改变，可有不同程度的系统或脏器功能衰竭，如休克、肺功能不全、肾衰和弥散性血管内凝血，或者上述情况同时存在。这里强调的是患者的临床特征，无论轻型、坏死型，只要符合以上特征即属重型，故重型中的部分患者胰腺 CT 检查可能无坏死。从疾病的一开始就较正确地对 AP 的严重程度进行判断，对重症患者加强治疗措施，可避免严重并发症，如休克、ARDS、消化道出血、胰性脑病和肾衰竭等的发生率明显下降，从而提高治愈率。

从不同方面对于 AP 有多种分类方法，如按病理分类、按病因分类和按病情程度分类。近年来众多学者认为按病情程度分类的临床实用价值大，不但有助于判定预后，也是选择不同治疗方法的重要依据。

（一）急性生理学和慢性健康评估系统

Knaus 等创立了急性生理学和慢性健康评估系统（APACHE）。其后，对该系统进行了简化，仅选用 12 项常规进行的生理学和实验室数据，称为 APACHE Ⅱ 评分系统。APACHE 评分系统使用方便，在任何时刻都能对患者的状态做出评估。因此，一些国内外的学者应用 APACHE 评分系统对 AP 的严重程度和预后进行判断。

1. 肝 活检有肝硬化，伴门静脉高压，既往有上消化道出血、肝性脑病者。

2. 心血管 休息或轻微劳动出现心绞痛或心功能不全。

3. 呼吸系统 COPD 活动严重受限，或有慢性缺氧、高碳酸血症、继发性红细胞增多症、严重肺动脉高压（>40mmHg），或需要呼吸机支持。

4. 肾 长期接受透析。

5. 免疫障碍 接受免疫抑制药、化疗、放疗、长期类固醇治疗，或近期使用大剂量激素，或患有白血病、淋巴瘤或获得性免疫缺陷综合征等抗感染能力低下者。

Glasgow 评分：语言反应、运动和睁眼三部分相加。

（1）语言：清楚 5 分、含糊 4 分、词不达意 3 分、不能理解 2 分、无 1 分。

（2）运动：顺从指令 6 分、定位疼痛 5 分、痛刺激屈曲 4 分、去皮质运动 3 分、痛刺激伸直 2 分、无 1 分。

（3）动眼：自主 4 分、语言反应 3 分、痛反应 2 分、无 1 分。

APACHE Ⅱ 评分 = A+B+C 的总分，超过 8 分为重症胰腺炎。

（二）AP 多因素分析法

美国纽约大学医疗中心的 Ranson 通过对大量临床资料进行分析，提出 5 项入院时的早期指标和 6 项入院后 48h 内出现的指标，作为判断预后的参考。

Ranson 积分少于 3 项指标的患者临床病死率为 1% 左右，具有 3~4 项者病死率为 18%；具有 5~6 项者病死率为 50%；而具有 7~9 项者病死率达 90%。这个方法虽然简单易行，但不利于入院时对病情程度的判断，另外，如果离开对患者的症状、体征的分析也难免片面，因此有进一步补充、完善的必要。

七、治疗原则

（一）一般治疗原则

AP 的内科治疗对阻断胰腺自身消化、防止病情恶化起着重要作用。内科治疗目的在于：减少胰腺分泌；一般支持疗法；预防感染；监测病情恶化和并发症的发生。

1. 禁食和胃肠减压　胰腺炎患者在原则上均应禁食，较重者应下鼻胃管进行持续胃肠减压。进食特别是蛋白质饮食时，胃酸和蛋白质分解产物可促进促胰液素和缩胆囊素分泌，促进胰液和胰酶分泌。禁食和胃肠减压是减少胰腺分泌的重要措施。当患者腹痛、呕吐、腹胀消失，体温、白细胞和淀粉酶恢复正常后可以拔管，给予少量无脂流质，数日后逐渐增加低脂低蛋白饮食，如有复发现象，立即停止进食。直到腹痛消失可开始进少量的流质。休息胰腺的其他措施如禁食，对于轻症患者可持续 3~7 天，重症患者则最少持续 7~10 天以上。

2. 纠正水电解质紊乱　由禁食、胃肠减压及呕吐等所引起的水、电解质紊乱需要及时予以纠正。对血容量不足者，应迅速补给液体，可先给右旋糖酐等。有呕吐或低血钾时应给予氯化钾静脉滴入。血钙降低时，给予 10% 葡萄糖酸钙 10~20mL，静脉注射。必要时给予静脉高营养，如复方氨基酸、维生素或间以血浆或清蛋白。研究认为脂肪乳有利于补充代谢需要，有利于出血坏死型胰腺炎的恢复，故主张可予以适量的脂肪乳剂。

3. 肠内营养　AP 时能否使用肠内营养是一个研究热点。既往在病程的急性期宁可使用 TPN，但现今已有动物实验和临床研究证实 TPN 大鼠的胰腺炎症较胃肠内营养的更严重；肠内营养既可减轻病情的严重程度，又较 TPN 更符合生理需求、更安全且费用更低。经空肠进行的肠内营养在急性期能被患者很好地耐受，为避免刺激 Treitz 韧带上方的十二指肠内 CCK 细胞所激发的胰液分泌，肠内营养的输入部位应选择在 Treitz 韧带以下的空肠。肠内营养尽管不能改变胰腺形态学上的损伤，但可减轻全身反应和氧自由基的应激，从而减轻病情的严重程度和改善预后。胃肠内营养可维持免疫和肠道的一致性，减少细菌或内毒素的移位。

4. 生命指征的监测　重症 AP 可以引起多脏器功能衰竭，因而要密切观察神志、血压、脉搏、心律、呼吸能生命指征，注意肝肾功能的改变、血气的变化和尿量的多少。

（二）药物治疗原则

AP 有轻重之分，轻型 AP 往往可以自愈，在禁食胃肠减压的基础上，使用一般的抑制胰腺分泌的药物如尿胰蛋白酶抑制药即可，如为胆源性胰腺炎也主张使用针对革兰阴性杆菌的抗生素预防和治疗胆管感染。重症 AP 的药物治疗则比较复杂，在一般治疗的基础上采用以下药物治疗。

1. 针对疾病的几个重要环节，采用多项措施同时作用于其相同的和不同的环节，抑制和阻断其级联反应。

2. 治疗一开始即采用预防性措施，防止疾病的发展及其并发症的发生。

3. 抑制胰腺分泌。

4. 使用抑酸药物预防应激引起的急性胃黏膜病变。

5. 选用能够透过血胰屏障的抗生素预防和治疗胰腺周围和腹腔内感染。

6. 及时和早期发现急性呼吸窘迫综合征（ARDS），合理使用甲泼尼松龙或地塞米松和盐酸氨溴索等药物预防和治疗 ARDS。

7. 合理使用中药治疗如大黄、丹参、柴芍承气汤，以改善肠道功能和胰腺微循环等。

8. 对于疼痛剧烈的患者要及时止痛治疗，可使用盐酸哌替啶或布桂嗪，禁用阿托品，因为这些患者多有腹胀、肠鸣音减弱，阿托品并不缓解疼痛，反而会加重肠麻痹。

9. 合理补充维生素、微量元素、免疫营养药等。

八、药物治疗

（一）常用药物的种类和品名

1. 抑制胰腺分泌的药物

（1）生长抑素：施他宁或忆太欣。本品为合成的环状氨基酸，由 14 个氨基酸组成，并由二硫键在首尾 2 个半胱氨酸处连接而成一环状结构。其选择性作用于靶细胞的胞浆膜受体，在细胞水平上，通过影响依赖和非依赖环-AMP 作用机制而影响钙的细胞膜转运。其原始结果和生物效应与天然生长抑素相同。用于预防和治疗 AP，其可抑制胰腺的分泌，从而减少胰酶的数量，减少胰腺分泌 HCO_3^-、水及电解质；松弛 Oddi 括约肌，抑制炎症反应，减轻内毒素血症，改善胰腺微循环，并对胰腺细胞有直接保护作用。

剂量与用法：静脉滴注 24 小时内连续注入 6mg。一般使用时间为 3 天到 1 周，而胰瘘的患者治疗时间为 2 周左右。使用注意事项：①少数患者有短暂的恶心、面红、腹痛、腹泻和血糖轻微变化。②孕妇、产后及哺乳期禁用。③与环乙烯巴比妥和五唑类有相互作用。

（2）奥曲肽：其主要成分为生长抑素的 8 肽衍生物。本药是一种人正合成的人体生长抑素的 8 肽衍生物，它保留了生长抑素类似的药理作用，且作用持久，能抑制胃肠胰内分泌系统的肽以及生长激素的分泌，经手术、放射治疗或多巴胺受体激动药治疗失败的肢端肥大症，胃肠胰内分泌肿瘤以及生长激素释放因子瘤。皮下注射后吸收迅速而完全，30 分钟血浆浓度达到峰值，其消除半衰期为 100 分钟。静脉注射后，其消除呈双相性，半衰期分别为 10 分钟和 90 分钟。药物的分布容积 0.27L，总体清除率为 160mL/min，血浆蛋白结合率>65%，与血细胞的结合极微。本药可降低肠道对环孢素的吸收，使西咪替丁的吸收变缓。不良反应：局部反应包括注射部位疼痛、红肿或灼烧感。厌食、呕吐等胃肠道不良反应。剂量和方法：开始治疗采用静脉滴注，25~50μg/h，3~5 天后改为 0.1mg，每 4~6 小时 1 次，皮下注射。

（3）加贝酯：本品为一种非肽类的蛋白酶抑制药，可抑制胰蛋白酶、激肽释放酶、纤溶酶、凝血酶等蛋白酶的活性，从而制止这些酶所造成的病理生理改变。用于治疗 AP、慢性胰腺炎的急性发作、术后 AP 等。也用于急性胆囊炎、胆结石疼痛发作、弥散性血管内凝血等的辅助治疗。

①剂量和方法：静脉滴注 0.1g，开始 3 天，3 次/天，症状减轻可改为 1 次/天，疗程 6~10 天。先以注射用水溶解，再溶于 500mL 5%葡萄糖注射液或林格液。

②不良反应：变态反应，如皮疹等，也可发生胸闷、呼吸困难、血压下降等过敏性休克；注射部位可出现疼痛、静脉炎等。

③注意事项：对本品过敏、儿童及孕妇禁用。滴速不宜超过每小时 1mg/kg，滴注过程应密切观察，谨防出现变态反应，不宜反复在同一部位给药。

（4）乌司他丁：又称做尿胰蛋白酶抑制药，是从人尿中提取精制而成的糖蛋白，分子量约为 67kD，由 143 个氨基酸组成，N 末端为丙氨酸，C 末端为亮氨酸，第 10 位的丝氨酸和第 45 位的天冬酰胺上有糖链。乌司他丁是一种 Kuniz 型蛋白酶抑制药，具有两个活性功能区，可抑制多种蛋白酶类（如胰蛋白酶、糜蛋白酶、弹性蛋白酶、组织蛋白酶 G、磷脂酶 A2 等），对糖及脂水解酶亦有抑制作用，还可以稳定溶酶体、清除氧自由基、抑制炎性介质的释放，在临床上已经应用于 AP 的治疗、抗休克治疗、抗手术应激等。有研究认为乌司他丁从多方面参与 AP 的治疗过程：对水解酶广谱和有效的抑制，尤其是对 AP 的发生发展起关键作用的胰蛋白酶、弹性蛋白酶、磷脂酶 A2 的有效抑制，与抑肽酶或加贝酯相比，后两者虽也抑制多种酶，但抑酶谱相对较窄，且不能同时抑制；对溶酶体膜的稳定作用，可抑制胰腺中水解酶的进一步释放；对循环的改善作用，可以减少并发症的发生。剂量和用法：10 万单位/次，3 次/天，静脉滴注。

（5）抑肽酶：本品系从牛胰提纯的一种能抑制肽酶的碱性多肽，能抑制胰蛋白酶及糜蛋白酶，阻止胰腺中其他活性蛋白酶原的激活及胰蛋白酶原的自身激活，用于各种胰腺炎的治疗和预防。剂量和用法：第 1、2 天注射 5 万~10 万 U，首剂用量应大一些，缓慢静脉推注，以后视病情 10 万~20 万 U/d。不良反应：少数过敏体质患者用药后可能引起变态反应，应停药；注射过快，有时可出现恶心、发热、瘙痒、荨麻疹等。

2. H_2 受体拮抗药及 H^+-K^+-ATP 酶抑制药　AP 使用抑制胃酸分泌的药物目的：一为通过抑制胃酸使到达十二指肠的酸性物质减少，从而反馈抑制胰腺的分泌，二为预防应激反应引起的急性胃黏膜病变导致的上消化道出血。H_2 受体拮抗药有西咪替丁、雷尼替丁、法莫替丁，质子泵抑制药有奥美拉唑、兰索拉唑、潘妥拉唑和雷贝拉唑（波利特）等。可以通过静脉或胃管或空肠营养管给药。

3. 抗感染药物 感染最可能的来源是结肠，75%为肠道细菌。细菌主要为 G⁻ 细菌、厌氧菌和真菌。常见细菌有大肠杆菌、克雷白杆菌和肠球菌。真菌感染可加重病情的严重程度，伴有真菌感染的比伴有细菌感染的病程更复杂、结局更差。细菌种类可经 B 超或 CT 引导下细针穿刺物涂片和培养来证实。轻型 AP 一般不需要使用抗生素，重症 AP 多采用能透过血胰屏障的抗生素。

（1）亚安培南：商品名为泰能，为具有碳青霉烯环的甲砜霉素类抗生素，对革兰阳性、阴性的需氧菌和厌氧菌具有抗菌作用。大肠杆菌、克雷白杆菌、不动杆菌部分菌株、脆弱拟杆菌及其他拟杆菌、消化球菌和消化链球菌的部分菌株对本品甚为敏感。粪链球菌、表皮链球菌、流感嗜血杆菌、奇异变形杆菌、沙雷杆菌、产气肠杆菌、阴沟肠杆菌、铜绿假单胞菌、气性坏疽杆菌、艰难梭菌等对本品也相当敏感。容易透过血胰屏障。本品有较好的耐酶性能，与其他 β-内酰胺类药物间很少出现交叉耐药性。

①剂量和用法：通常采用静脉滴注，每次 0.5g，加入 100mL 生理盐水或 5% 的葡萄糖液中，每日 3~4 次。有肾功能不全者应按肌酐清除率调整剂量。肌酐清除率为 31~70mL/min 的患者，每 6~8h 用 0.5g，每日最高剂量 1.5~2.0g；肌酐清除率为 21~30mL/min 的患者，每 8~12 小时用 0.5g，每日最高剂量 1.0~1.5g；肌酐清除率为 <21mL/min 的患者，每 12 小时用 0.25~0.5g，每日最高剂量 0.5~1.0g。

②不良反应：本品可引起注射部位疼痛、血栓性静脉炎等；可引起恶心、呕吐、腹泻等胃肠道症状，偶可引起伪膜性肠炎；血液学方面的副作用有嗜酸细胞增多、白细胞减少、中性粒细胞减少、粒细胞缺乏、血小板减少或增多、血红蛋白减少等；肝脏不良反应有各种酶的升高；肾脏不良反应为尿素氮和肌酐的升高；也可发生一些神经系统方面的症状，如肌痉挛、精神障碍等；本品可致变态反应，过敏体质者慎用。

（2）美罗培南：商品名为美平，作用与亚安培南相似，用于重症 AP 伴有胰周感染或腹腔内感染的治疗。剂量与用法：1.0g，1 次/8 小时，感染严重者剂量加倍。主要不良反应有皮疹、腹泻、恶心、呕吐等；偶见过敏性休克、肾功能障碍、伪膜性肠炎以及痉挛、意识障碍等中枢神经系统症状。对碳青霉烯类、青霉素或头孢菌素类抗生素有过敏史的患者要慎重给药。

（3）舒普深：头孢哌酮钠和舒巴坦钠 1：1 及 2：1 配方，对腹膜炎、胆囊炎、胆管炎、腹腔内感染和脓毒血症有较好的疗效。用法同第三代头孢菌素，常用剂量为 2.0~4.0g/d，严重感染可以增加到 8.0g/d。

（4）新瑞普欣：头孢哌酮钠和舒巴坦钠 2：1 配方，作用和用法同舒普深，推荐剂量为 3.0~6.0g/d（含舒巴坦钠）。由于采用了 2：1 配方，在相同头孢哌酮钠剂量下并没有因为舒巴坦钠的剂量减少而降低疗效。而且由于舒巴坦钠剂量的减少，增加了肾脏的安全性。

（5）头孢吡肟：商品名为马斯平，为第四代头孢菌素，作用和用法同第三代头孢菌素。

常用剂量为 1.0g，1~2 次/天，严重感染的患者剂量为 2g，1 次/8~12 小时。

（6）氨曲南：是一种单酰胺环类的新型 β 内酰胺抗生素。抗菌谱主要包括革兰阴性菌，如大肠杆菌、克雷白杆菌、沙雷杆菌、奇异变形杆菌、吲哚阳性变形杆菌、枸橼酸杆菌、流感嗜血杆菌、铜绿假单胞菌及其他假单胞菌、某些肠杆菌属等。剂量和用法：一般感染 3~4g/d，分 2~3 次给药，严重感染 2g，3~4 次/天。不良反应有皮疹、瘙痒等皮肤症状；腹泻、恶心、呕吐等消化道症状；黄疸及药物性肝炎；局部刺激症状和血栓性静脉炎等。

（7）抗厌氧菌的药物：目前临床使用的药物有甲硝唑和替硝唑。两种药物对拟杆菌属、梭形杆菌属、梭状芽孢杆菌属、部分真杆菌和消化球菌及消化链球菌等专性厌氧菌有效，替硝唑抗菌谱较甲硝唑更广。剂量和用法：甲硝唑 500mg，1 次/8 小时；替硝唑每日 1.6g，1 次或分两次给药。不良反应主要有恶心、厌食、腹泻等消化道症状；偶有头痛、疲倦、皮疹、荨麻疹、血管神经性水肿和一过性白细胞减少。

（8）抗真菌药物：抗真菌药有抗生素如两性霉素 B 等；咪唑类抗真菌药如氟康唑；氟胞嘧啶；烯丙胺类如特比奈芬和中草药类。临床常用药物有两性霉素 B 和氟康唑。

①两性霉素 B：用于隐球菌、球孢子菌、荚膜组织胞浆菌、芽生菌、孢子丝菌、念珠菌、毛霉和曲霉等引起的内脏或全身感染。剂量和用法：静脉滴注，开始用小剂量 1~2mg，逐日递增到每日 1mg/kg 体重，每日给药 1 次，滴速为 1~1.5mL/min，疗程总量：白色念珠菌感染约 1g，隐球菌脑膜炎约 3g。本品毒性较大，可有发热、寒战、头痛、食欲缺乏、恶心、呕吐等；对肾脏有损害作用，可致蛋白尿和管型尿；尚有白细胞下降、肝损害、周围神经炎等；使用期间可出现心率加快，甚至心室颤动；出现低血钾症；漏出血管外可有局部炎症。一般不作为治疗首选。

②氟康唑：高选择性抑制真菌的细胞色素 P450，使真菌细胞损失正常的甾醇，而 14α-甲基甾醇则在真菌细胞中蓄积，起抑菌作用。对新型隐球菌、白色及其他念珠菌、黄曲菌、烟曲菌、皮炎芽生菌、粗球孢子菌、荚膜组织胞浆菌等有抗菌作用。剂量和用法：首剂 400mg，第 2 日开始 200mg/d，疗程至症状消失后再用 2 周。本品的肝毒性虽较咪唑类抗真菌药小，但也要慎重，尤其对肝功能有异常者更应小心，发现肝功能变化要及时停药或处理。较常见的不良反应有恶心、头痛、皮疹、呕吐、腹痛和腹泻。偶见剥脱性皮炎。

4. 肾上腺糖皮质激素

（1）甲泼尼松龙：别名甲基泼尼松龙，本品作用和用途与氢化可的松相似，但其抗炎作用较强，水盐代谢作用很弱。在重症 AP 时可以明显改善呼吸道功能，减少 ARDS 的发生率，提高 ARDS 的救治成功率。剂量和用法：40~80mg，静脉推注，1~3 次/天。使用时间为 5~7 天。短期使用无明显不良反应，无需减量停药。

（2）地塞米松：作用同甲基泼尼松龙，对垂体-肾上腺皮质的抑制作用较强。剂量和用法：5~10mg，静脉推注，每日可重复 2~3 次。合并有溃疡病、糖尿病者慎用。

5. 盐酸氨溴索注射液　商品名为沐舒坦，具有黏液排除促进作用及溶解分泌物的特性。可促进呼吸道内黏稠分泌物的排出及减少黏液的滞留，因而显著促进排痰，改善呼吸状况。半衰期 7~12 小时，未发现蓄积，主要由肝脏代谢，90% 由肾脏排出。用于 ARDS 或有 ARDS 征兆患者的治疗。剂量和用法：300~600 毫克/次，1~2 次/天，静脉滴注。不能与 pH>6.3 的其他溶液混合使用。沐舒坦通常能很好地耐受。

6. 生长激素　本品系用遗传工程生产的人生长激素，为含 192 个氨基酸的肽。具有促进机体的生长、脂肪的动员，并抑制葡萄糖的利用，刺激肝、肾及其他组织产生生长素介质而发挥生长激素的生长促进作用。在重症 AP 可以减少炎性细胞因子的作用，促进肠黏膜的功能，改善患者的营养状况。

（1）剂量和用法：8~10 单位/次，皮下注射，1 次/天，共用 7 天，在重症 AP 的早期既开始使用。

（2）不良反应和注意：用后患者可能出现抗生长激素及大肠杆菌蛋白的抗体。既往有糖尿病的患者慎用。

（二）药物治疗的选择

1. AP 炎症反应期的药物治疗　早期的积极治疗是提高 AP 救治成功率的关键。治疗的关键首先是判断患者属于轻型还是重症。轻型 AP 经禁食和胃肠减压就能明显地改善，同时可以使用尿胰蛋白酶抑制药如加贝酯或乌司他丁 3~5 天。适当地使用抑酸药如西咪替丁或法莫替丁。如为胆源性胰腺炎或伴有发热的胰腺炎则考虑同时使用抗生素，通常选用氨基糖苷类或喹诺酮类加甲硝唑。一般无需特殊的营养支持。重症 AP 则视并发症的有无和多少选择不同的药物。

2. AP 感染期和恢复期的药物治疗　随着 AP 病情的进展，感染和营养问题就显得尤其突出，也是目前重症 AP 救治成功的关键。

（1）抗生素的选择：重症 AP 的感染性并发症已成为死亡和后续并发症的主要原因。抗生素从血液进入胰腺组织要依次通过腺泡周围的毛细血管内皮细胞层、基底层、腺泡细胞层、闰管等结构，即血胰屏障。抗生素在胰腺组织中要达到有效的抗菌效果，取决于它。

穿透血胰屏障的能力和病原菌的敏感性。常用于腹腔感染的抗生素如氨基糖苷类、青霉素、氨苄西林等均不能有效透过血胰屏障在胰腺组织内达到抗菌浓度。亚安培南、环丙沙星、氧氟沙星、第三代和第四代头孢菌素及头孢哌酮加舒巴坦钠的抗生素在胰腺组织中有较高的浓度。在重症 AP 的早期一般选用喹诺酮类抗生素联合甲硝唑或替硝唑，如体温在 39℃ 以上，血白细胞数在 $15\times10^9/L$ 以上，则在以上用药的基础上联合第三代或第四代头孢菌素或联合新瑞普欣或舒普深，也可单独使用亚安培南或美罗培南。抗生素也可通过供应胰腺的动脉给药。

（2）真菌感染的防治：在重症 AP 的治疗过程中很容易发生真菌感染。真菌感染的证据有：①意识改变，如过度兴奋或淡漠、昏迷，而无神经系统疾病和水电解质紊乱。②无疑血机制障碍的基础上发生伤口出血、胆管出血或气管内出血。③广谱抗生素无效，排除耐药菌感染的高热。④血真菌培养、咽拭子、痰、中段尿、胆汁、粪便和伤口脓液涂片或真菌培养，有两个系统以上为同一菌株感染。一旦发现有真菌感染要进行积极的治疗。可以根据培养结果给药，经验用药多采用氟康唑治疗，疗程为症状消失或体温正常后 2 周。

（3）营养支持：多主张早期空肠营养。经空肠管注入百普素、肠内营养多聚合药（能全力）等肠内营养药物，同时适当补充力肽等营养物质。

（4）胰酶的补充：重症 AP 后往往存在胰腺外分泌功能的不足，因而，在患者恢复口服营养后同时开始补充胰酶，多采用得每通 1~2 粒/次，3 次/天，使用时间 1 个月。

尽管经过药物治疗后绝大部分重症 AP 能够得到治愈，但某些情况下还需要其他治疗干预，如早期的腹腔灌洗、血液滤过、胰腺脓肿的手术引流、胆源性胰腺炎的内镜治疗等。

九、手术治疗

对于合并有胆管梗阻和炎症的患者可以早期手术，解除胆管系统梗阻，同时做胆囊切除术，放置好腹腔引流，主要是小网膜囊的引流，引流胰腺周围渗液。现在也可以在内镜下取石，解除胆道梗阻，创伤较小。对于有胆系结石而没有梗阻的患者，可以保守治疗，但是最好在住院期间，胰腺炎好转后及时手术治疗胆石，以防胰腺炎复发。

对于有大量腹腔渗液的患者，要及时引流冲洗，可以在超声或 CT 定位下放置引流冲洗管，持续冲洗引流。

对于急性坏死性胰腺炎合并感染的患者，结合临床表现（腹痛，腹膜炎体征，化验检查，CT 检查）一旦确诊，及时手术，手术方式主要是胰腺坏死组织清除术。由于胰腺是腹膜后器官，胰腺渗液沿着腹膜后间隙向周围渗透，可以造成腹膜后软组织广泛坏死感染，包括结肠后、肾脏周围、小肠系膜根部、小网膜腔等，手术前要 CT 确定坏死范围，手术时彻底清除干净，以免将来发生残余脓肿和感染。

胆管系统病变要同时处理，包括胆囊切除、胆管探查引流。估计病情重，治疗时间较长的患者要同时做胃造瘘减压和小肠造瘘营养。

要放置好引流管，持续灌洗引流，以便将坏死感染的物质清除。

手术后要注意及时做 CT 复查，如发现有新的坏死病灶出现，要及时再次手术清除。

手术后并发症：①呼吸窘迫综合征。②出血，包括创面出血、血管被坏死感染物质腐蚀破裂出血、消化道出血。③感染，全身性的细菌和真菌感染，以及局部感染。④瘘，包括胰瘘、小肠瘘、结肠瘘、胃瘘等。

（刘　春）

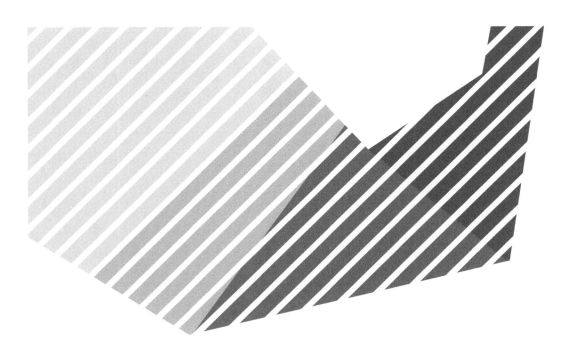

第五章

内分泌系统急重症

第一节　甲状腺功能亢进危象

甲状腺功能亢进危象简称为甲亢危象，是一种甲状腺功能亢进症状恶化的致命性并发症。

一、病因和发病机制

甲状腺功能亢进危象通常发生于未经治疗或虽经治疗但病情未控制的情况下，因某种诱因而使病情加重，而进入危象状态。常见的诱因有：

1. 外科手术　特别是术前甲状腺功能亢进控制不理想而行甲状腺大部分切除的甲状腺功能亢进患者。

2. 感染　是重要的诱因，多为急性感染，尤其是上呼吸道感染。

3. 各种应激　如过度劳累、精神刺激、手术和麻醉、心血管疾病、各种代谢紊乱等。

4. 突然停用抗甲状腺药物，特别是疾病的初期。

5. 放射性^{131}I 治疗，少数患者可发生甲状腺功能亢进危象，因^{131}I 破坏甲状腺组织后，大量甲状腺素释放之故。

甲状腺功能亢进危象的发病机制尚未完全阐明，目前认为是综合性的，与下列因素有关：单位时间内甲状腺激素分泌过多，肾上腺皮质功能减退及儿茶酚胺敏感性增高。

二、临床表现和诊断

（一）临床表现

1. 全身症状　高热是甲状腺功能亢进危象的重要症状，体温常达 39～41℃，大汗淋漓，皮肤潮红，部分患者继而汗闭，苍白，脱水，血压可突然降至休克水平。

2. 心血管症状　心动过速，心率在 140～240 次/分钟。心率超过 140 次/分钟，往往是危象的早期表现。心律失常很常见，包括期外收缩、心房纤颤、心房扑动、房室传导阻滞及阵发性心动过速等，可并发急性肺水肿或心力衰竭。

3. 消化系统症状　早期表现为厌食、恶心，可发展为大量呕吐、腹泻而致严重脱水，有部分患者可伴发黄疸、肝功能障碍，甚至腹痛，类似急腹症。

4. 精神神经症状　极度焦虑不安，定向力丧失，严重者可出现谵妄、昏迷。有的患者则表现为表情淡漠、嗜睡，称为淡漠型危象，其机制尚不清楚。

（二）辅助检查

1. 血循环中甲状腺激素浓度测定

（1）大多数患者血清总甲状腺素（TT_4）、总三碘甲状腺原氨酸（TT_3）升高，个别患者可在正常范围内。但由于 TT_4、TT_3 与甲状腺结合球蛋白（TBG）结合，影响 TBG 的因素有妊娠、服用雌激素、肝病、肾病、低蛋白血症、使用肾上腺糖皮质激素等，存在上述情况时不能真正反映甲状腺功能。

（2）血清游离 T_4（FT_4）、游离 T_3（FT_3），因甲状腺功能亢进危象时 T_4、T_3 与 TBG 和前白蛋白的结合降低，故 FT_4、FT_3 明显升高，由于 FT_4、FT_3 是具有生物活性的甲状腺激素，故可精确地反映甲状腺的功能。FT_4 和 FT_3 水平不受 TBG 的影响，较 TT_4、TT_3 测定能更准确地反映甲状腺的功能状态。但是在不存在 TBG 影响因素情况下，仍然推荐测定 TT_3、TT_4。因为 TT_3、TT_4 指标稳定，可重复性好。

2. 其他检查　血象检查发现白细胞总数往往升高，可能与感染有关。但也有伴发感染的患者而白细胞总数仍正常。部分患者可有血糖、尿素氮、转氨酶升高。

（三）诊断标准

目前甲状腺功能亢进危象尚无统一诊断标准。现介绍国外学者 Burch 和 Wartofsky 制订的甲状腺功能亢进危象计分法（表 5-1），可协助诊断。

表 5-1　甲状腺功能亢进危象诊断标准（计分法）

临床表现	计分	临床表现	计分
体温调节功能失常		血管功能失常	
体温（℃）		心率（次/分钟）	
37.2~37.7	5	心动过速	
37.8~38.3	10	90~109	5
38.4~38.8	15	110~119	10
38.9~39.4	20	120~129	15
39.5~39.9	25	130~139	20
≥40	30	≥140	25
中枢神经系统表现		心力衰竭	
焦躁不安	10	足部水肿	5
谵妄、精神症状、昏睡	20	肺底水泡音	10
癫痫或昏迷	30	肺水肿	15
胃肠、肝功能失常		心房纤颤	10
腹泻、恶心、呕吐、腹痛	10	无	0
黄疸	20	有诱发病史	10

注：累计计分≥45分，高度提示甲状腺功能亢进危象；25~44分示危象前期；<25分排除甲状腺功能亢进危象。

值得注意的是，临床上一般多根据病史、症状及体征诊断。由于病情危急，不可能也无必要依靠实验室的结果诊断，临床上如有甲状腺功能亢进症状加重，伴发热、显著的心动过速、精神神经症状和明显胃肠功能紊乱即可诊断。因甲状腺功能亢进危象常伴有高热，因而要区别甲状腺功能亢进伴有感染或感染仅是危象的诱因。老年患者很多甲状腺功能亢进症状可缺如，应警惕淡漠型甲状腺功能亢进危象。

三、治疗

（一）降低循环中甲状腺激素的水平

1. 抑制甲状腺激素的合成和分泌　抗甲状腺药物抑制甲状腺激素的合成，但需待甲状腺内贮存的甲状腺激素耗尽方能起作用，常用抗甲状腺药物有丙基硫氧嘧啶（PTU）和甲巯咪唑（MMI）。由于 PTU 吸收快，而且能抑制外周 T_4 转化为 T_3，故较其他药物为佳。采用大剂量治疗，如丙基硫氧嘧啶首剂 600mg 口服或经胃管注入，继之 200mg，每 8 小时 1 次；或甲巯咪唑首剂 60mg 口服，继之 20mg，每 8 小时 1 次，能 1 小时内阻断有机碘合成甲状腺激素。维持量为丙基硫氧嘧啶 300~600mg/d，甲巯咪唑 30~60mg/d，分 3~4 次口服。

注意抗甲状腺药物治疗甲状腺功能亢进时一般情况下治疗方法为：甲巯咪唑 30~45mg/d 或丙基硫氧嘧啶 300~450mg/d，分 3 次口服，甲巯咪唑半衰期长，可以每天单次服用。当症状消失，血中甲状腺激素水平接近正常后逐渐减量。由于 T_4 的血浆半衰期 7 天，加之甲状腺内贮存的甲状腺激素释放约需要两周时间，所以抗甲状腺药物开始发挥作用多在 4 周以后。减量时每 2~4 周减药 1 次，每次甲巯咪唑减量 5~10mg（丙基硫氧嘧啶 50~100mg），减至最低有效剂量时维持治疗，甲巯咪唑为 5~10mg/d（丙基硫氧嘧啶 50~100mg/d），总疗程一般为1~1.5 年。起始剂量、减量速度、维持剂量和总疗程均有个体差异，需要根据临床实际掌握。治疗中应当监测甲状腺激素的水平，但是不能用促甲状腺素（TSH）作为治疗目标。

抗甲状腺药物的副作用是皮疹、皮肤瘙痒、白细胞减少症、粒细胞减少症、中毒性肝病和血管炎等。甲巯咪唑的副作用是剂量依赖性的；丙基硫氧嘧啶的副作用则是非剂量依赖性的。两药交叉反应发生率 50%。发生白细胞减少（$<4.0×10^9/L$），但中性粒细胞$>1.5×10^9/L$，通常不需要停药，减少抗甲状腺药物剂量，加用一般升白细胞药物，如维生素 B_4、鲨肝醇等。注意甲状腺功能亢进在病情还未被控制时也可以引起白细胞减少，所以应当在用药前常规检查白细胞数目作为对照。皮疹和瘙痒的发生率为 10%，用抗组胺药物多可纠正；如皮疹严重应停药，以免发生剥脱性皮炎。出现关节疼痛者应当停药，否则会发展为"抗甲状腺药物关节炎综合征"，即严重的一过性游走性多关节炎。

粒细胞缺乏症（外周血中性粒细胞绝对计数$<0.5×10^9/L$）是抗甲状腺药物的严重并发症。服用甲巯咪唑和丙基硫氧嘧啶发生的概率相等，在 0.3%左右。老年患者发生本症的危

险性增加。

多数病例发生在抗甲状腺药物最初治疗的 2~3 个月或再次用药的 1~2 个月内，但也可发生在服药的任何时间。患者的主要临床表现是发热、咽痛、全身不适等，严重者出现败血症，病死率较高。故治疗中出现发热、咽痛均要立即检查白细胞，以及时发现粒细胞缺乏的发生。建议在治疗中定期检查白细胞，若中性粒细胞<$1.5×10^9$/L 应当立即停药。粒细胞集落刺激因子 G-CSD 可以促进骨髓恢复，但是对骨髓造血功能损伤严重的病例效果不佳。在一些情况下，肾上腺糖皮质激素在粒细胞缺乏症时也可以使用。丙基硫氧嘧啶和甲巯咪唑均可以引起本症，二者有交叉反应。所以其中一种药物引起本症，不要换用另外一种药物继续治疗。

中毒性肝病的发生率为 0.1%~0.2%。多在用药后 3 周发生。表现为变态反应性肝炎。转氨酶显著上升，肝脏穿刺可见片状肝细胞坏死，病死率高达 25%~30%。丙基硫氧嘧啶引起的中毒性肝病与其引起的转氨酶升高很难鉴别。丙基硫氧嘧啶可以引起 20%~30% 的患者转氨酶升高，升高幅度为正常值的 1.1~1.6 倍。另外甲状腺功能亢进本身也有转氨酶增高，在用药前应检查基础肝功能，以区别是否是药物的副作用。还有一种罕见的甲巯咪唑导致的胆汁淤积性肝病，肝脏活体检查肝细胞结构存在，小胆管内可见胆汁淤积，外周有轻度炎症；停药后本症可以完全恢复。

血管炎的副作用罕见。由丙基硫氧嘧啶引起的多于甲巯咪唑。血清学检查符合药物性狼疮。抗中性粒细胞胞浆抗体（ANCA）阳性的血管炎主要发生在亚洲患者，与服用丙基硫氧嘧啶有关。这些患者大多数存在抗髓过氧化物酶-ANCA。这种抗体与髓过氧化物酶结合，形成反应性中间体，促进了自身免疫炎症。ANCA 阳性的血管炎多见于中年女性，临床表现为急性肾功能异常、关节炎、皮肤溃疡、血管炎性皮疹、鼻窦炎、咯血等。停药后多数病例可以恢复；少数严重病例需要大剂量肾上腺糖皮质激素、环磷酰胺或血液透析治疗。有临床观察发现，丙基硫氧嘧啶可诱发 33% Graves 患者产生 ANCA。正常人群和未治疗的 Graves 病患者 4%~5%ANCA 阳性。多数患者无血管炎的临床表现。故有条件者在使用丙基硫氧嘧啶治疗前应检查 ANCA，对长期使用丙基硫氧嘧啶治疗者定期监测尿常规和 ANCA。

2. 抑制甲状腺激素的释放　碘剂的主要作用是抑制甲状腺激素从甲状腺释放。从理论上讲应在抗甲状腺药物开始应用 1 小时后使用碘剂，这样不至于使所用的碘参与新的甲状腺激素合成，但临床实践发现碘化物迅速地抑制甲状腺激素释放比硫脲类药物缓慢抑制甲状腺激素的合成在抢救甲状腺功能亢进危象中更重要，故现主张两类药物同时使用。过去碘剂的用量较大，如复方碘溶液（Lugol 液，卢戈液）30~45 滴口服，每 4~6 小时 1 次，或碘化钠 1~2g 静脉滴注。有人提出每日用复方碘溶液 16 滴口服或碘化钠 100~200mg 静脉滴注是足够的，因该剂量能对甲状腺激素向血中释放产生最大的抑制效应。

（二）降低周围组织对甲状腺激素——儿茶酚胺的反应

1. β 肾上腺素能受体阻滞剂　甲状腺激素可以增加肾上腺能受体的敏感性。β 肾上腺素能受体阻滞剂具有以下作用：①从受体部位阻断儿茶酚胺的作用，减轻甲状腺毒症的症状；在抗甲状腺作用完全发挥以前控制甲状腺毒症的症状。②具有抑制外周组织 T_4 转换为 T_3 的作用。③还可以通过独立的机制（非肾上腺能受体途径）阻断甲状腺激素对心肌的直接作用。目前使用最广泛的 β 受体阻断剂是普萘洛尔，作用迅速，对危象效果佳，为首选药物，通常 20~40mg，每 6 小时服 1 次，或 2.5~5.0mg 静脉推注，最大剂量为 10mg，但应有心电监护。对伴有心力衰竭、Ⅱ度以上房室传导阻滞、心房扑动、支气管哮喘者应慎用或禁用，这时可选用胍乙啶或利血平。若患者患有哮喘，则选用美托洛尔 100~400mg 口服或阿替洛尔 50~100mg 口服。

2. 胍乙啶 可使组织贮存的儿茶酚胺消耗，且可阻滞节后肾上腺素能神经释放儿茶酚胺。按 1~2mg/kg 用药，有直立性低血压的副作用。

3. 利血平 可使组织贮存的儿茶酚胺消耗。通常 1~2.5mg 肌内注射或口服，每 24 小时可用 4~6 次，对休克或虚脱患者禁忌。

（三）降低应激

肾上腺糖皮质激素可减轻危象对机体的应激作用，对可能存在的肾上腺皮质功能不足达到替代治疗作用，并有降低甲状腺激素的分泌和抑制 T_4 转为 T_3 的作用。高热、低血压者更宜使用。可应用地塞米松 2~5mg，每 6~8 小时静脉滴注 1 次，或氢化可的松 50~10mg，每 6~8 小时静脉滴注 1 次，病情好转逐渐减量至停药。

（四）消除血循环中的甲状腺激素

血浆除去法、血液交换及血液透析均曾用作直接移除循环中甲状腺激素的措施。由于甲状腺激素紧密地与血浆蛋白结合，以血浆除去法效果较好。在上述常规治疗效果不满意时，可选用腹膜透析、血液透析或血浆置换等措施迅速降低血浆甲状腺激素浓度。

（五）对症治疗

1. 热量及营养的供应 应高热量、高蛋白饮食，补充足量 B 族维生素及维生素 C。

2. 补液 患者有不同程度的失水，每日应给液体 3 000~6 000mL。

3. 控制感染 甲状腺功能亢进危象常并发感染，或因感染而诱发危象，故应早期使用抗生素。

4. 降温 高热患者必须采用物理或药物降温，必要时可用人工冬眠。退热药可用醋氨酚（退热净）630mg 口服，必要时每 4~6 小时 1 次。禁用阿司匹林类解热药，因阿司匹林能与 TBG 结合，使游离 T_3、T_4 增高。

5. 吸氧 因代谢亢进，对氧的需要大，故供氧十分重要。

（马殿宝）

第二节　肾上腺危象

肾上腺危象亦称急性肾上腺皮质功能减退症或艾迪生危象，是由于肾上腺皮质功能急性衰竭，皮质醇和醛固酮绝对或相对分泌不足引起的以体循环衰竭为主要表现的临床综合征，是临床急诊抢救时经常遇到的一种内分泌危象。其病情凶险、死亡率高，临床上缺乏特异性表现，容易误诊或漏诊。

（一）病因和诱因

由于肾上腺皮质严重破坏致肾上腺皮质激素绝对不足，或慢性肾上腺皮质功能降低，患者在某种应激情况下肾上腺皮质激素相对不足所致。

1. 原发性肾上腺皮质急性破坏　是导致肾上腺危象的常见原因。临床引起肾上腺急性破坏的病因有：①严重感染败血症合并全身和双侧肾上腺出血，如流行性脑脊髓膜炎合并的Waterhause-Friderichsen 综合征（华-弗综合征）。②全身性出血性疾病如血小板减少性紫癜、DIC、白血病等，以及抗凝药物治疗引起的肾上腺出血。③癌瘤的肾上腺转移破坏。④外伤引起肾上腺出血或双侧肾上腺静脉血栓形成。

2. 诱发因素　有原发性和继发性慢性肾上腺皮质功能不全的患者，下列情况可诱发肾上腺危象：①感染、劳累、外伤、手术、分娩、呕吐、腹泻和饥饿等应激情况。②长期激素替代治疗患者突然减停激素。③垂体功能减低如希恩综合征，在未补充激素情况下给予甲状腺素或胰岛素时也能诱发肾上腺危象。

（二）发病机制

正常人在应激情况下皮质醇分泌较基础水平增加 10 倍，但慢性肾上腺皮质功能降低、肾上腺皮质破坏的患者则不能相应地增加，导致肾上腺皮质激素严重不足。皮质激素不足引起肾小管 Na^+ 重吸收障碍，大量失钠伴失水使血容量急剧减少，血压下降，休克，导致肾上腺危象的发生。糖皮质激素不足还使糖原异生减弱导致低血糖。

（三）临床表现

肾上腺危象可因皮质激素绝对分泌不足或严重应激而骤然发病（急性型）；也可以呈亚急性型，主要是由部分皮质激素分泌不足或轻型应激所造成，临床上发病相对缓慢，但疾病晚期也表现为严重的急性型。发生危象时，既有共同的临床表现，也有因原发病不同而表现出各自的特点。

1. 肾上腺危象的共同表现　肾上腺危象时，多同时有糖皮质激素及盐皮质激素缺乏所致的共同症状。典型表现：

（1）循环系统：在原有血压偏低、心音低钝的基础上，突发脉搏细弱、心率加快、血压下降甚至休克。

（2）消化系统：食欲不振、厌食、恶心、呕吐，腹痛、腹泻、腹胀。部分患者的消化道症状特别明显，出现严重腹痛、腹肌紧张、反跳痛，酷似外科急腹痛。

（3）神经系统：软弱无力、萎靡嗜睡、意识障碍和昏迷。发生低血糖者常有出汗、震颤、视力模糊、复视，严重者精神失常、抽搐。

（4）泌尿系统：合并肾功能减退时，出现少尿或无尿，血肌酐、尿素氮增高。

（5）全身症状：极度乏力，严重脱水，绝大多数有高热，或出现低体温。

2. 不同病因/诱因所致肾上腺危象的特征性表现

（1）手术所致肾上腺危象：多在术后即刻发生，因失盐、失水有一个过程，常常在48小时后症状明显。

（2）难产分娩：若有肾上腺出血也常在分娩后数小时至1~2天内发生危象。

（3）DIC所致：常有严重的感染、休克、出血倾向、缺氧、发绀及多器官栓塞等表现，凝血机制检查有异常发现。

（4）华-弗综合征：多有高热，头痛、呕吐、颈强、意识障碍，血压下降或休克，皮肤广泛出血点或大片瘀斑等症状和体征。

（5）慢性肾上腺皮质功能减退症：常有明显色素沉着、消瘦、低血压、反复昏厥发作等病史。

（6）长期应用肾上腺皮质激素：有向心性肥胖、多血质、高血压、肌肉消瘦、皮肤菲薄等表现。

（四）辅助检查

1. 实验室检查　特点是"三低"（低血糖、低血钠、低皮质醇）、"两高"（高血钾、高尿素氮）和外周血嗜酸性粒细胞增高。

（1）血常规检查：白细胞计数多数正常，嗜酸性粒细胞可高达$0.3×10^9$/L。

（2）生化检查：血钠低、血氯低，血清钾和尿素氮偏高，血Na^+/K^+<30；空腹血糖低，口服葡萄糖耐量出现低平曲线。

（3）激素测定：是肾上腺皮质功能低下或肾上腺危象最有特异性诊断意义的指标，典型患者常有如下改变。①血皮质醇降低。②24小时尿皮质醇及110-羟皮质类固醇下降。

2. 腹部X线片及肾上腺CT　某些Addison病患者腹部X线片及肾上腺CT可发现肾上腺区钙化，或因结核、真菌感染，出血、肿瘤转移等引起的双侧肾上腺增大。

（五）诊断和鉴别诊断

1. 诊断　肾上腺危象如发生在原已诊断慢性肾上腺皮质功能减退的基础上，一般诊断不难；对尚未明确诊断的患者，发生危象时诊断较为困难，易发生漏诊或误诊。在临床急诊工作中，若患者有导致肾上腺危象的原因和诱因，又出现下列情况之一时就应考虑到肾上腺危象的可能：①不能解释的频繁呕吐、腹泻或腹痛。②发热、白细胞增高，但用抗生素治疗无效。③顽固性低血压、休克。④顽固性低血钠（血 $Na^+/K^+<30$）。⑤反复低血糖发作。⑥不能解释的神经精神症状。⑦精神萎靡、明显乏力、虚脱或衰弱与病情不成比例，且出现迅速加深的皮肤色素沉着。

简而言之，凡有慢性肾上腺皮质功能减退、皮质醇合成不足的患者，一旦遇有感染、外伤或手术等应激情况时，出现明显的消化道症状、神志改变和循环衰竭即可初步诊断为肾上腺危象；如血、尿皮质醇或尿 110-羟皮质类固醇降低即可确诊。

2. 鉴别诊断

（1）与其他病因引起的昏迷鉴别：由于大多数肾上腺危象患者表现有恶心、呕吐、脱水、低血压、休克、意识障碍和昏迷，必须与其他病因的昏迷鉴别，如糖尿病酮症酸中毒昏迷、高渗性昏迷、急性中毒及急性脑卒中等，此类患者血糖高或正常，嗜酸性粒细胞数不增加，而本症表现为血糖和皮质醇低、嗜酸性粒细胞增加等可助鉴别。

（2）与急腹痛鉴别：由急性双侧肾上腺出血和破坏引起的肾上腺危象患者，半数以上有腹痛、肌紧张并伴有恶心、呕吐、血压低和休克，因此必须和内、外科急腹痛，如胃肠穿孔、急性胆囊炎、急性重症胰腺炎、肠梗阻等鉴别。若患者同时有血 K^+ 高、嗜酸性粒细胞增高和血、尿皮质醇减低，则提示有肾上腺危象的可能。

（六）治疗

治疗原则：立即补充肾上腺皮质激素，纠正水和电解质紊乱、抗休克，去除诱因与病因，对症支持治疗。

开始治疗前，先取血做相应的检查（血电解质、血糖、BUN、皮质醇等），然后立即给予静脉补液治疗。主要措施如下：

1. 补充糖皮质激素　立即静脉补充氢化可的松 100mg，然后每 6 小时给予 100mg，在第一个 24 小时总量 400mg。若病情改善则第二天改为每 6 小时给予 50mg。当患者一般状态改善、血压稳定后，可按每日 20%～30% 的速度逐渐减量。但应强调，如患者的诱因和应激状态未消除，则不能减量过快。当病情稳定能进食后，糖皮质激素改为口服，并逐渐减至维持量（醋酸可的松 25～75mg/d）。

2. 纠正水和电解质紊乱　补液量应根据失水程度、呕吐等情况而定，一般第一日需补 2 500mL 以上，以 5% 葡萄糖盐水为主，有显著低血糖时另加 10%～50% 葡萄糖液，以后根据血压、尿量等调整入量。补液时需注意电解质平衡，若治疗前有高钾血症，当脱水和休克纠正，尿量增多，补充糖皮质激素和葡萄糖后，一般都能降至正常；若起始血清钾大于 6.5mmol/L 或同时心电图有高血钾引起的心律失常，则常需给予碳酸氢钠。呕吐、腹泻严重者，经大量补葡萄糖液和皮质激素后应密切注意补钾。

3. 抗休克　经补液及激素治疗仍不能纠正循环衰竭时，应及早给予血管活性药物。

4. 去除诱因与病因 原发病与抗感染治疗等，体温升高者，应予降温治疗。

5. 对症治疗 给氧、使用镇静剂，但禁用吗啡、巴比妥类药物。给予肝素防治 DIC。

（马殿宝）

第三节 糖尿病酮症酸中毒

一、概述

糖尿病酮症酸中毒（DKA）是糖尿病的常见急性并发症，其定义是指糖尿病患者在各种诱因的作用下，胰岛素绝对或相对缺乏，升血糖激素不适当升高，造成体内酮体生成过多和酸中毒。糖尿病患者尿中出现酮体或血酮超过正常即为酮症。在此基础上出现消化道症状即为酮中毒。如进展到血 pH 下降，有酸中毒，即为糖尿病酮症酸中毒。

二、发病诱因

任何加重胰岛素绝对或相对不足的因素，均可成为糖尿病酮症酸中毒的发病诱因。其中感染是导致糖尿病酮症酸中毒的最常见诱因，以呼吸道、泌尿道、消化道、皮肤的感染最为常见。此外，药物治疗不当，尤其是胰岛素的使用不当，突然减量或随意停用或胰岛素失效而导致糖尿病酮症酸中毒者。另外饮食失控及胃肠道疾病，如饮食过量或不足，摄入过多高糖、高脂肪食物、酗酒，呕吐及腹泻等均可加重代谢紊乱，甚至导致酮症酸中毒。还有精神创伤、过度激动或劳累，应激、外伤、手术、麻醉、妊娠、中风、心肌梗死、甲状腺功能亢进等亦可引起糖尿病酮症酸中毒。据统计，尚有10%～30%的患者以酮症酸中毒的形式突然发病，原因不明。

三、病理生理

糖尿病酮症酸中毒发病机制较为复杂，国内外大多数从激素异常和代谢紊乱两个方面进行描述，认为糖尿病酮症酸中毒的发生原因是双激素异常，即胰岛素分泌相对或绝对不足，高血糖不能刺激胰岛素的进一步分泌。另一方面是对抗胰岛素的升血糖激素分泌过多，造成血糖的进一步升高，并出现酮症或者酮症酸中毒。升血糖激素包括胰升血糖素、肾上腺素、糖皮质激素和生长激素。由于胰岛素及升血糖激素分泌双重障碍，促进了体内分解代谢、抑制合成，尤其是引起糖的代谢紊乱，能量的来源取之于脂肪和蛋白质，从而造成脂肪和蛋白质的分解加速，合成受到抑制，出现了全身代谢紊乱。引起一系列病理生理改变：

1. 高血糖 糖尿病酮症酸中毒患者的血糖呈中等程度的升高，常在 300～500mg/dl（16.7～27.8mmol/L）范围内。造成高血糖的原因包括胰岛素分泌能力的下降，机体对胰岛素反应性降低，升血糖素分泌增多，以及脱水、血液浓缩等因素。

2. 严重脱水　糖尿病酮症酸中毒时，血糖血酮明显升高，使血浆渗透压升高，细胞内液向细胞外转移，导致细胞内脱水；由于血糖血酮明显升高，使尿糖尿酮的排泄增多，导致渗透性利尿而脱水；此外，糖尿病酮症酸中毒时，患者过度通气及高酮血症引起患者的食欲缺乏、恶心、呕吐及腹泻加重脱水，失水量可达 5~7L。

3. 代谢性酸中毒　发生的原因：游离脂肪酸的代谢产物 β-羟丁酸、乙酰乙酸在体内堆积；有机酸阴离子由肾脏排出时，与阳离子尤其是 Na^+、K^+ 结合成盐类排出，使大量碱丢失，加重了酸中毒；蛋白质分解加速，其酸性代谢产物如硫酸、磷酸及其他有机酸增加。

4. 电解质代谢紊乱　糖尿病酮症酸中毒在严重脱水时 Na^+、K^+ 均有丢失，如渗透性利尿、食欲缺乏、恶心、呕吐及腹泻等，造成低钠、低钾血症。但在脱水、酸中毒时可掩盖低钾血症。糖尿病酮症酸中毒时，由于细胞分解代谢增加，磷由细胞内释放，经肾随尿排出，导致机体缺磷。

5. 多器官病变　糖尿病酮症酸中毒早期，由于葡萄糖的利用障碍，能量来源主要为游离脂肪酸和酮体，而二者对中枢神经系统有抑制作用，可使患者出现不同程度的意识障碍、嗜睡、反应迟钝，以致昏迷，晚期可发生脑水肿。在严重脱水，周围循环障碍，渗透压升高，血容量减少，最终可导致低血容量性休克，血压下降。肾血流量下降，肾灌注不足，可引起急性肾功能不全。

6. 酮症　酮体在肝脏生成，是 β-羟丁酸、乙酰乙酸和丙酮总称，是脂肪 β 氧化不完全的产物，前二者为酸性物质（图5-1）。正常时血中的 β-羟丁酸占酮体总量的 70%，β-羟丁酸∶乙酰乙酸为 1∶1。糖尿病酮症酸中毒时比值上升，可达 10∶1 或更高，经治疗后，β-羟丁酸迅速下降，而乙酰乙酸下降很慢。通常用硝基氢氰酸盐来检测酮体，酮症酸中毒时用此法只能测定乙酰乙酸，而无法测到占绝大多数的 β-羟丁酸，而且常出现假阳性结果。尿酮体定性试验的方法较灵敏，但假阳性更高。尿酮体试纸试验对酮症酸中毒和酮症的酮血症诊断敏感性为 97%~98%。丙酮占酮体量最少，呈中性，无肾阈，可从呼吸道排出。正常人血酮体不超过 10mg/dl，酮症酸中毒时可升高50~100倍，尿酮阳性。

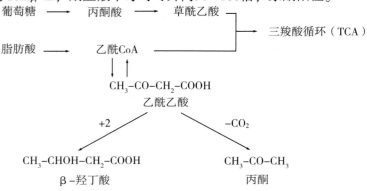

图5-1　酮体的生成

四、临床表现

（一）临床症状

糖尿病本身症状加重，口渴、多饮、多尿明显，乏力、肌肉酸痛、恶心、呕吐、食欲减退，可有上腹疼痛，腹肌紧张及压痛，似急腹症，甚至有淀粉酶升高，可能由于胰腺血管循环障碍所致。由于酸中毒，呼吸加深加快，严重时出现 Kussmaul 呼吸。酮体中的一种成分——丙酮可从呼吸道排出，使患者呼气中带有烂苹果味，此为糖尿病酮症酸中毒最特有的表现。神经系统可表现为头昏、头痛、烦躁，病情严重时可表现为反应迟钝、表情淡漠、嗜睡、昏迷。

（二）体征

皮肤弹性减退、眼球下陷、皮肤黏膜干燥等脱水症。严重时可表现为心率加快，血压下降，心音低弱，脉搏细速，四肢发凉，体温下降，呼吸深大，腱反射减退或消失、昏迷。

五、辅助检查

1. 血糖及尿糖　明显升高，多在 16.7~27.8mmol/L（300~500mg/dl）个别患者血糖可低于或高于上述范围。尿糖强阳性。

2. 血酮和尿酮　尿酮体强阳性。当肾功能严重损害时，肾小球滤过率减低，而肾糖阈及酮升高，尿糖及尿酮减少或消失，此时应以血糖血酮检测为主。若血酮定量>5mmol/L 有诊断意义。由于尿酮体一般为血酮体的 5~10 倍，故而尿酮体阳性而血酮体可为阴性。正因为血酮和尿酮的不一致，故而不能仅以尿酮体作为反映病情和判断疗效的指标。酮体与 pH 值直接相关，酮体越多，酸中毒越重。

3. 血清电解质　血钠多数低于 135mmol/L 以下，少数可正常所有糖尿病酮症酸中毒患者体内均缺钾，但由于脱水和酸中毒，血钾可正常或升高，经治疗后，血钾又可以降至 3.5mmol/L 以下，应注意监测。

4. 血气分析及 CO_2 结合率　代偿期 pH 值及 CO_2 结合率可在正常范围，碱剩余负值增大，缓冲碱（BB）明显降低，标准碳酸氢盐（SB）及实际碳酸氢盐（AB）亦降低，失代偿期 pH 值及 CO_2 结合率均可明显降低 HCO_3^- 降至 10mmol/L 以下，阴离子间隙增大。若 pH 值小于 6.9，说明病情严重，预后不良。

5. 其他　血尿素氮、肌酐可因脱水而升高，经治疗后，尿素氮持续不降者，预后不佳。血常规白细胞升高，即使没有感染，中性粒细胞亦可升高。血红蛋白及红细胞压积、游离脂肪酸、甘油三酯、血淀粉酶也升高。血渗透压可高于正常值。

六、诊断和鉴别诊断

糖尿病酮症酸中毒的诊断并不难。若具备典型的症状、体征，诊断较易明确。但有时这些表现被其他疾病所掩盖，关键在于想到糖尿病酮症酸中毒发生的可能性。对于有 1 型糖尿病病史的患者，如有可疑的临床症状或表现，应予以注意。此外，2 型糖尿病发生糖尿病酮症酸中毒的概率很低，但是，若没有及时有效的治疗或可能发病又没有明确诊断的患者，可在各种诱因的情况下，发生酮症酸中毒，故也应提高对此病的警惕性。糖尿病酮症酸中毒尚需与乳酸酸中毒、高渗性昏迷、低血糖昏迷、脑血管意外、尿毒症及肝昏迷等鉴别。有腹痛者应尽可能排除急腹症。通过详细询问病史，检查血糖、血浆 pH 及尿酮体等，是可以鉴别的。

糖尿病酮症酸中毒的诊断依据包括以下几条，诊断流程见图 5-2。

1. 糖尿病的诊断。

2. 酮症的诊断。

3. 代谢性酸中毒的诊断。

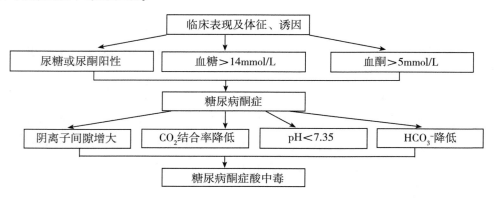

图 5-2　糖尿病酮症酸中毒的诊断流程

七、治疗

糖尿病酮症酸中毒是危及生命的急性并发症，一旦发现，即应积极抢救。糖尿病酮症酸中毒的治疗目的：纠正代谢紊乱，消除酮症；预防并治疗感染等并发症。

1. 观察病情　基本内容包括体温、血压、心率、呼吸、意识、血糖、血 pH 值、血钾、钠、氯、尿素氮、肌酐，每小时胰岛素用量和总的胰岛素用量，液体的入量和种类，补液的速度和总量，补钾量、补碱量，尿量，特殊用药等。

2. 补充液体　酮症酸中毒时，患者均有脱水，脱水量约占体重的 10% 左右。所以，治疗酮症酸中毒的重要环节之一是纠正脱水。若不纠正脱水，由于循环血量不足，组织灌注不良，胰岛素的治疗效果将明显下降。如在补液之前给予胰岛素治疗，水分可随葡萄糖进入细胞内，更加重了低血容量。故只要诊断明确，不论是否有实验室检查报告，都应立即补液。

关于用何种液体纠正脱水目前仍有争议。从理论上讲，酮症酸中毒时丢失的是低渗液体。目前选用的液体多在等渗与低渗之间，以前一种液体为首选，因其能防止细胞外液渗透压改变过快。治疗前的高渗透压（320~400mmol/L）会随着血糖的下降而降低。若用低渗液体补液，则细胞外液的渗透压将下降得更快，这可导致细胞内外液体量变化过快和渗透压失去平衡，受此种变化影响最大的是中枢神经系统，可导致脑水肿的发生。

现在主张补液时，应首先考虑使用等渗盐水，且要注意补液的速度。开始时应快速输入盐水以补充血容量，恢复组织灌注。应于40~60分钟内补完1 000mL，随后减少到1 小时500~1 000mL，在后2 小时内补充600~1 000mL，以后4 小时内补充600~1 000mL。此后应根据临床需要决定补充液体的量及速度。一般在治疗的头12 小时内，补充的液体约4 000mL，占补液总量的2/3。一旦血糖降至10~15mmol/L，改用5%~10%的葡萄糖溶液或葡萄糖生理盐水。如有心血管疾病、高龄等不利于快速输液的因素，可在测定中心静脉压的基础上，指导补液。如血钠高于150mmol/L，可补入低渗液体。因为血钠增高时，治疗时渗透压失衡的危险性很小，补入低渗液体相对安全。如无低渗盐水，可采用5%葡萄糖溶液。补充低渗液体时应注意血压，如血压过低，可给予输血，并减慢低渗液体输入的速度。

有两种情况要注意，一是血糖快速降至15mmol/L 以下，而患者仍然有严重的脱水，应采用10%葡萄糖溶液，同时继续使用生理盐水。二是患者有低血压，输入第一个1 000mL生理盐水后，血压未见上升，应给予补充胶体，如全血、血浆或血浆替代品400~500mL，仍无效，可静脉注射100mg 氢化可的松，但要注意该药对糖代谢的影响。

对于顽固性低血压者要考虑是否合并败血症、心肌梗死、消化道出血等因素。

血糖若大于33.6mmol/L（600mg/dl），说明患者有严重的脱水或肾功能下降，单用补液的方法可以改善肾小球的滤过率，使血糖降至16.8mmol/L，该种情况临床上并不少见。但是，补液不能或难以纠正酮体生成过多所引起的酸中毒。

3. 胰岛素　治疗糖尿病酮症酸中毒患者胰岛素治疗是必须的。胰岛素治疗的主要目的：①停止或减少脂肪分解和酮体产生。②抑制肝糖的过多生成。③使周围组织（肌肉）摄取糖和酮体增加，加快其代谢。前两项对小剂量的胰岛素很敏感，后者则需要较高水平的胰岛素。

早先认为，酮症酸中毒患者存在胰岛素抵抗，因此提倡大剂量胰岛素治疗，但这种治疗有引起低血钾和迟发性低血糖的危险。以后观察到尽管有部分酮症酸中毒患者存在胰岛素抵抗，但是仍然可采取小剂量胰岛素治疗。酸血症和拮抗胰岛素激素的增加是引起胰岛素不敏感的主要原因，但这是可逆的，可被高于生理剂量的胰岛素克服。对酮症酸中毒的早期治疗的关键在于如何减少氢离子的生成和肝糖的输出。应注意的是，补液后细胞外液的稀释和尿量恢复正常后尿糖的排出，均可使血糖下降，这种作用是不依赖胰岛素的。

正常人空腹血清胰岛素水平为 5~24mU/L，餐后胰岛素水平上升，可达 20~50mU/L。门静脉的胰岛素水平要比此高 2~4 倍。一些研究表明，血胰岛素水平达 80~120mU/L 时，即可达到以上的治疗目的。每小时静脉滴注 5~6U 短效胰岛素可使血胰岛素保持在此水平。由于胰岛素的半衰期仅 4~5 分钟，故持续静脉滴注胰岛素才能达到上述作用。

此外还可采用间歇性皮下注射短效胰岛素。在给予 20U 的负荷胰岛素后，每小时皮下注射短效胰岛素 5~6U，血中的胰岛素即可达到上述水平，此方法适用于周围组织灌注良好的患者。

上述两种方法治疗，血糖下降的速率在 4~8mmol/（L·h）（72~144mg/dl）。如治疗 2 小时后，血糖下降的速率未能达到上述要求，应首先检查补液是否足够。如液体已补足，则应将皮下注射胰岛素改为静脉滴注，对原采用静脉滴注胰岛素者则应将胰岛素的剂量加倍。在尿酮体阳性期间，最好保持尿糖在±~++，以免出现低血糖。但是最好采用血糖检测，因为，有些老年人肾糖阈增高，其血糖≥13.9mmol/L，尿糖仍可阴性。

大多数患者对小剂量的胰岛素治疗反应良好，在开始治疗 8~12 小时后，病情明显好转，血糖降至 14mmol/L 左右。酮体消失需要 10~14 小时。有少数患者同时合并有感染或其他应激情况及体内存在有胰岛素抗体，所需胰岛素的剂量需要传统的大剂量方才有效（胰岛素剂量常>100U/天）。

小剂量的胰岛素治疗有许多优点：血钾下降较大剂量胰岛素治疗为慢；可较好地估计血糖下降到理想水平所需的时间；很少发生迟发性低血糖；有感染或其他应激情况的患者，血糖下降虽然慢，但这不影响总的疗效；可节省胰岛素的用量。另外，持续胰岛素皮下注射（胰岛素泵治疗 CSII）能使病情平稳，最适用于酮症酸中毒的抢救，并可避免严重的血糖波动，把血糖控制在安全的范围内，可避免"黎明现象"等并发症的发生。

4. 电解质补充　酮症酸中毒患者体内总钾量明显减少，但临床检测中可以出现血钾升高、正常或降低，所以检测的结果在酮症酸中毒的初期，有时并不能真实地反映体内总钾的情况。经过补液和胰岛素或纠酸治疗后，血钾可发生变化，一般为降低，主要是钾向细胞内转移和细胞外液稀释的缘故。如果治疗开始数小时后，血钾不下降，甚至上升，应注意患者有肾功能不全情况存在的可能。因此在治疗的过程中，应注意预防性补钾，尽可能使血钾维持在正常水平。如果治疗前正常或降低，则在输液和胰岛素治疗的同时即开始补钾；若治疗前血钾升高或尿量小于 30mL/h，最好暂缓补钾，待尿量增加，血钾不增高时，再开始补钾。

补钾通常采用 10% 的氯化钾，每 500mL 液体可加 10% 的氯化钾 15mL。补钾量：在开始头 2~4 小时通过静脉输液补钾，每小时补钾 1~1.5g（即 10% 的氯化钾 10~15mL），待病情稳定，患者能进食，则改为口服补钾，3~6 克/天，应维持 4~7 天；或者每 2~4 小时做血钾监测及心电图监测，根据监测结果来补钾，这样的补钾不需要太大的调整，即可达到所需要的补钾量。

血钠低的患者可以用生理盐水来补充即可。另外酮症酸中毒患者体内可缺磷，但补磷的指征一般不明确，而且机体对磷的需要量小，故在治疗的初期，不需要补磷。糖尿病患者呈负镁平衡，并发酮症酸中毒时更明显，要注意补充。

5. 纠正酸中毒 对于轻症的酮症酸中毒，在给予补液及胰岛素治疗后，低钠及酸中毒可逐渐得到纠正，不必补碱。酸中毒时补碱应慎重，因为过度补碱，可伴有死亡率的增加，血钾降低及血红蛋白氧离曲线左移。所以要严格掌握补碱的指征：①血 pH<7.0 或 HCO_3^-<5.3mmol/L。②血钾>6.5mmol/L 的严重高血钾症。③对输液无反应的低血压。④治疗过程中出现严重的高氯性酸中毒。补碱量：首次补给 5% 碳酸氢钠 100~200mL，可用注射用水稀释成等渗（1.25%），以后根据 pH 及 HCO_3^- 决定用量，当 pH 恢复到 7.1 以上，可停止补碱。对严重的酮症酸中毒患者是否使用碳酸氢盐一直有争议，因为补碱既有益处，也存在严重的治疗风险，所以临床上对酮症酸中毒的补碱应慎之又慎，严格把握补碱的适应证。

6. 其他 治疗糖尿病酮症酸中毒最常见的诱因是感染，所以一旦确定有感染，要注意抗生素的使用。抗生素使用的原则：早用、足量、有效，最好针对抗菌谱使用抗生素。其他常见的诱因还有创伤、中风、心肌梗死等，一旦发现，亦应立即予以处理。对于老人，或有心功能不全的患者，补液应注意不宜过多过快，要匀速补给，防止肺水肿的发生。若有条件可在中心静脉压的监测下调整输液速度和输液量。由于脱水易并发急性肾功能衰竭，若经治疗后，血尿素氮，肌酐继续升高，必要时需要透析治疗。此外，降糖过快，补碱或低渗液体过多、过快可诱发脑水肿，这尤其要注意，因为脑水肿一旦发生，其死亡率、致残率都很高，超过 50%，应注意避免。治疗上可予以脱水或利尿剂处理。如有胃潴留、意识不清或昏迷者应予以插胃管，持续吸取胃内容物，以免呕吐引起吸入性肺炎。

八、预防

在已诊断的糖尿病患者中，酮症酸中毒是可以预防的。因为酮症酸中毒发生的主要原因是 1 型糖尿病未能及时确诊；已确诊的患者未积极配合治疗；未能及早发现诱因并消除。所以，医务人员及患者对此病的重视与治疗配合的程度非常重要。只要做到前面所提到的两点，糖尿病酮症酸中毒的发生是可以避免的。

（马殿宝）

第四节　高渗性非酮症高血糖昏迷综合征

一、概述

高渗性非酮症高血糖昏迷综合征（HNKHC）是一种较少见的、严重的临床急性并发症。1957 年由 Sament 和 Schwartz 首先临床报道，此后才有大系列的病例相继见诸医学文献。其主要临床表现为严重的高血糖（血糖>33mmol/L 或 600mg/dl）、严重脱水、血浆渗透压升高（有效渗透压≥320mmol/L）而无明显的酮症酸中毒。本综合征可由多种疾病引起，文献中有 1/3 患者无糖尿病史，且有该综合征在得到纠正后而无糖尿病发生的报道。另外国内外均有文献报道糖尿病酮症酸中毒的渗透压与本病的渗透压几乎相当，因此，有学者认为糖尿病的这两种急性并发症属于同一病谱，处于病谱的两端，两端之间尚有一些中间型。HNKHC 的发生率低于糖尿病酮症酸中毒，国内外文献报道 HNKHC 与 DKA 的发生率之比为 1∶6~1∶10，多发生于老年 2 型糖尿病患者，无明显的性别差异，偶见于年轻的 1 型糖尿病患者。由于该病死亡率高，应予以足够的警惕、及时的诊断和有效的治疗。

二、病因和诱因

高渗性非酮症高血糖昏迷综合征的基本病因与 DKA 相同，仍是胰岛素相对或绝对缺乏，在此基础上，加上其他一些诱因才发病。常见的诱因如下：

1. 应激　各种应激如感染（特别是呼吸道及泌尿道感染）、外伤、手术、脑血管意外、心肌梗死、急性胰腺炎、胃肠道出血、中暑或低温等，均可诱发 HNKHC 的发生，尤以感染最常见。应激可使升高血糖的激素如儿茶酚胺和糖皮质激素分泌增加，后者还有拮抗胰岛素的作用，从而使患者血糖急剧升高。

2. 水摄入不足　是诱发 HNKHC 的重要因素，可见于口渴中枢敏感性下降的老年患者，不能主动进水的幼儿或卧床患者、精神失常或昏迷患者，以及胃肠道疾病患者等。

3. 失水过多　见于严重的呕吐、腹泻，以及大面积烧伤患者。

4. 糖负荷的增加　见于大量服用含糖饮料、静脉注射高浓度葡萄糖、完全性静脉高营养，以及含糖溶液的血液透析或腹膜透析等。值得提出的是，HNKHC 被误认为脑血管意外而大量注射高渗葡萄糖液的情况在急诊室内并不少见，结果造成病情加剧，危及生命。

5. 药物　凡是能抑制胰岛素释放和使血糖增高的药物包括各种糖类皮质激素、利尿剂（特别是噻嗪类及速尿）、苯妥英钠、冬眠灵、心得安、甲氰咪胍、免疫抑制剂、硫唑嘌呤和甘油、钙通道阻滞剂和肾上腺素等，均可诱发本病。

上述诸因素均可使机体对胰岛素产生抵抗、升高血糖、加重脱水，最终导致 HNKHC 的发生。

三、病理生理

如前所述，本综合征发生的主要前提仍是胰岛素绝对或相对不足。起主要病理生理改变是：在各种诱因作用下，患者体内抗胰岛素激素明显升高，胰岛素的不足造成更加严重的高血糖、失水、肾功能损害及血浆渗透压升高所致的脑细胞功能障碍。由于胰岛素绝对或相对不足，从而使患者体内血糖增高，引起渗透性利尿，使水及电解质自肾脏大量丢失，导致失水和电解质紊乱。由于 HNKHC 患者多为老年人，其口渴感减退和抗利尿激素（ADH）的释放减少 [正常口渴的阈值为 290~295mOsm/（kg·H₂O）]，使失水更为加重。失水可使血液浓缩，而且使肾血流量减少，加之高血糖引起渗透性利尿常为失水大于电解质丢失，从而使血糖和血钠尿中排泄减少，导致血糖和血钠在体内进一步的升高，两者使血浆渗透压进一步升高，从而引起恶性循环，导致本综合征的发生。

高渗性非酮症高血糖昏迷综合征尚可导致肾功能减退，主要是因为细胞内外严重脱水，血液浓缩，肾血流量减少所致肾功能不全。但肾功能可为肾性或肾前性，后者血尿素氮较血肌酐升高更为明显。

神经精神功能障碍与血浆渗透压升高导致脑细胞内失水有关，而与高血糖和可能存在的酸中毒无明显关系。对中枢神经系统的影响主要是有效渗透压升高，随着血浆渗透压的逐渐升高，患者的意识障碍也日益加重，直至昏迷。但中枢神经细胞的功能障碍是可逆的，在 HNKHC 纠正以后，一般可以恢复，而不留后遗症。

HNKHC 的发生主要病理变化是血浆渗透压升高，所以血浆有效渗透压或血液张力是非常有用的指标，渗透压的计算方法见表 5-2。

表 5-2 总渗透压和有效渗透压的计算方法

总渗透压 = 2×（Na⁺+K⁺）（mmol/L）+葡萄糖（mmol/L）+BUN（mmol/L）
有效渗透压 = 2×（Na⁺+K⁺）（mmol/L）+葡萄糖（mmol/L）

HNKHC 与 DKA 的基本病因基本相同，但是 HNKHC 患者多无明显的酮症酸中毒。造成这种区别的确切原因尚不清楚，目前有以下几种解释：①HNKHC 患者有相对较高的胰岛素分泌，足以抑制脂肪的分解和酮体的生成，但不能阻止其他诱因造成的血糖升高。②HONK 患者血浆生长激素和儿茶酚胺水平低于 DKA，这两种激素有促进脂肪分解和酮体生成的作用。③HNKHC 患者脱水比 DKA 严重，而严重的脱水不利于酮体的生成。④HNKHC 患者常有肝脏生酮作用的障碍和肾脏排糖能力的下降，使患者血糖升高而酮症较轻。⑤严重的高血糖与酮体生成之间有某种拮抗作用（图 5-3）。

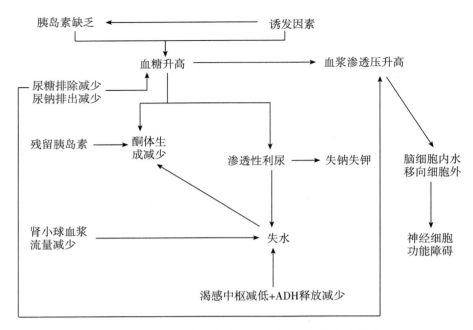

图 5-3　高渗性非酮症高血糖昏迷综合征的发病机制

四、临床表现

1. **病史**　本综合征的发病无明显性别差异，患者多为 60 岁以上的老年人，半数以上患者过去有糖尿病病史，均属 2 型糖尿病。约 1/3 患者无糖尿病史，约 25% 的患者发生 HNKHC 与未能系统治疗有关。HNKHC 起病缓慢，但也有急性发病者，从开始发病到出现意识障碍 1~2 周，在此期间，患者口渴、多饮、多尿，并逐渐加重。尚可出现乏力、头晕、食欲下降和呕吐等，但也只有多尿而无口渴和多饮者。患者常有感染症状，有资料显示感染为最常见的促发因素，占所有诱因的 30%~60%，尤其是呼吸道和泌尿道感染的症状。

2. **体格检查**　有失水体征，表现为体重减轻、眼球凹陷、皮肤干燥、弹性差，血压偏低，脉搏细速。可有轻度发热，如高热者，应注意有无感染。随着病情加重，最后可发展为休克和急性肾功能衰竭。与其他原因引起的休克不同的是脱水严重，体检时可无冷汗。还有患者可因高渗状态出现胃麻痹导致胃扩张的体征，并可随高渗状态的纠正而好转。

3. **神经系统表现**　患者常有显著的精神神经症状和体征，HNKHC 患者的意识障碍与否，主要决定于血浆渗透压升高的程度与速度。与血糖的高低也有一定关系，而与酸中毒的程度关系不大。国内外均有文献报道，当血浆渗透压超过 350mOsm/kg 患者常可有各种神经系统体征，这种紊乱可发生于从髓质到大脑皮质的各个水平，如癫痫大发作、幻觉、反射亢进或减退、偏瘫、偏盲、失语、视觉障碍、上肢扑颤、四肢瘫痪、中枢性发热和阳性病理征等，经治疗后上述神经系统表现可完全消失。提示可能有因脱水、血液浓缩和血管栓塞而引起的大脑皮层或皮层下的损害。

4. 原有疾病与诱发疾病的表现　可见原有疾病如高血压、心脏病、肾脏病变，诱发疾病如肺炎、泌尿系统感染、胰腺炎，以及并发疾病如脑水肿、血管栓塞或血栓形成等的症状和体征。

五、辅助检查

1. 血糖与尿糖　高血糖严重，血糖多超过 33.6mmol/L（600mg/dl）。尿糖多强阳性，患者可因脱水及肾功能损害而致尿糖不太高，但尿糖阴性者罕见。尿比重增高和渗透压升高，可有蛋白尿和管型，这与肾小管功能受损有关。

2. 血酮与尿酮　血酮多正常或轻度升高，用稀释法测定时，很少有血浆稀释至 1∶4 以上仍呈血酮阳性反应的。尿酮多阴性或弱阳性。

3. 水和电解质　HNKHC 的特点是大量液体和电解质丢失。失水量多在 4~5L 以上，平均约 9L。血 Na^+ 正常或升高，有时也可降低。血 K^+ 正常或降低，有时也可升高。血 Cl^- 情况多与血 Na^+ 一致。血 Na^+、K^+、Cl^- 的水平取决于其丢失量、在细胞内外的分布情况及患者血液浓缩的程度。不论其血浆水平如何，患者总体 Na^+、K^+、Cl^- 都是丢失的。有人估计，HNKHC 患者 Na^+、K^+ 和 Cl^- 丢失分别为 5~10、5~15、5~7mmol/kg，也就是说总体 Na^+、K^+ 的丢失在 300~500mmol。此外，不少患者还有 Ca^{2+}、Mg^{2+} 和磷的丢失。

4. 血尿素氮（BUN）和肌酐（Cr）　常显著升高，反映严重脱水和肾功能不全。BUN 可达 21~36mmol/L（60~100mg/dl），Cr 可达 124~663μmol/L（1.4~7.5mg/dl），BUN/Cr 比值（按 mg/dl 计算）可达 30∶1［正常人多在（10~20）∶1］。有效治疗后 BUN 及 Cr 多显著下降。BUN 与 Cr 进行性升高的患者预后不佳。

5. 酸碱平衡　半数患者有代谢性酸中毒，表现为阴离子间隙扩大。增高的阴离子主要是乳酸及酮酸等有机酸根，也包括少量硫酸及磷酸根。阴离子间隙的计算公式如下：

阴离子间隙 = ［K^+］＋［Na^+］－［Cl^-］－［HCO_3^-］（mmol/L）。正常值为 12~16mmol/L，患者可增高 1 倍左右。

HNKHC 患者的酸中毒多为轻中度的，血 HCO_3^- 水平多高于 15mmol/L，pH 值多高于 7.3。

6. 血浆渗透压显著升高　是 HNKHC 的重要特征及诊断依据。血浆渗透压可直接测定，也可根据血糖及电解质水平进行计算，公式如下：

总渗透压 = 2×（Na^++K^+）（mmol/L）＋葡萄糖（mmol/L）＋BUN（mmol/L）

有效渗透压 = 2×（Na^++K^+）（mmol/L）＋葡萄糖（mmol/L）

正常人血浆渗透压为 280~300mmol/L，如超过 350mmol/L 则可诊为高渗。由于 BUN 能自由通过细胞膜，不能构成细胞外液的有效渗透压，故在计算时略去 BUN，而计算血浆有效渗透压。HNKHC 患者血浆有效渗透压高于 320mmol/L。

7. 其他 HNKHC 患者白细胞计数常增多，血球比积常升高，反映脱水和血液浓缩。不少患者血清酶包括转氨酶、乳酸脱氢酶、磷酸肌酸激酶可以升高；血胆固醇和甘油三酯亦可升高。血及尿培养、胸透和心电图可有改变。

六、诊断和鉴别诊断

1. 诊断 HNKHC 的诊断并不困难，根据病史、体征、实验室检查即可明确，关键问题在于提高对本病的认识。对每一个神志障碍或昏迷的患者，尤其是中老年患者，都应把本病列入鉴别诊断范围内。如果在体验中发现患者有显著的精神障碍和严重的脱水，而无明显的深大呼吸，则更应警惕本病发生的可能性。

关于 HNKHC 的实验室诊断依据，国外有人提出以下标准：①血糖 ≥ 33mmol/L（600mg/dl）。②血浆渗透压 ≥ 350mmol/L 或有效渗透压 ≥ 320mmol/L。③动脉血气检查示 pH ≥ 7.30 或血清 [HCO_3^-] ≥ 15mmol/L。这个标准较为实用，可作为我们诊断 HNKHC 的实验室诊断依据。但值得注意的是 HNKHC 有并发 DKA 或乳酸性酸中毒的可能性。个别病例的高渗状态主要是由于高血钠，而不是高血糖造成的。因此尿酮体阳性，酸中毒明显或血糖低于 33mmol/L，并不能作为否定 HNKHC 诊断的依据。但 HNKHC 患者无一例外地存在有明显的高渗状态，如昏迷患者血浆有效渗透压低于 320mmol/L，则应考虑到其他可能引起昏迷的疾病的可能性。

2. 鉴别诊断 HNKHC 因多发生于老年人，在老年人中引起昏迷的常见疾病有低血糖昏迷、酮症酸中毒昏迷、脑血管意外和乳酸性酸中毒等。

（1）低血糖昏迷：老年人糖尿病在口服降糖药尤其是磺脲类降糖药或是应用胰岛素治疗过程中，易发生低血糖昏迷，特点是发病突然，从发病到昏迷之间的时间短；血糖低，尿糖阴性；血浆渗透压正常，故很容易鉴别。

（2）脑血管意外：老年人发生脑血管意外，可因应激有血糖升高，且可诱发本综合征的发生。鉴别诊断要点为：脑血管意外发病突然，且很快进入昏迷状态；血糖可有升高，但低于 33mmol/L；因脑出血发病时血压明显升高，脑血栓形成者血压可正常，而本综合征常为低血压；脑血管意外血浆渗透压正常，本综合征明显升高；腰椎穿刺测颅内压升高，而本病降低；脑出血者脑脊液为血性，而本病正常。

（3）四种常见糖尿病急症的鉴别诊断见表5-3。

表5-3 四种常见糖尿病急症的鉴别诊断

项目	酮症酸中毒	HNKHC	乳酸性酸中毒	低血糖昏迷
病史	有或无糖尿病史，有酮症酸毒的诱因，中断治疗，胰岛素剂量不足，感染等	有或无糖尿病史，多为老年人，有限制饮水、呕吐、腹泻、感染、静脉注射高渗葡萄糖或使用糖皮质激素、噻嗪类利尿剂等	有感染、失血、休克、缺氧、饮酒或大量使用降糖灵，多为原有心血管、肝肾疾病者	多有大量注射胰岛素或服用过量降糖药，或用药后延迟进食及过度体力活动史
起病	慢，2~3日	慢，数日	较急	急，数小时
症状	厌食、恶心、吐、口渴多尿、神经症状、昏睡等	神志障碍、躁动、局灶症状、抽搐、瘫痪、昏迷等	厌食、恶心、气短、乏力、昏睡眩晕等症状	饥饿感、多汗、心悸、乏力、手抖
体征				
呼吸	深大，有酮味	正常	深大	正常
皮肤	干燥失水，弹性差	干燥，失水	可失水	苍白，潮湿，多汗
反射	迟钝	亢进或消失	迟钝	加强，Babinski征可阳性
化验				
尿糖	(++)~(+++)	(++)~(++++)	阴性~(+++)	阴性~(+)
尿酮	(+)~(+++)	阴性~(+)	阴性~(+)	阴性
血糖	显著升高	显著升高，多≥33mmol/L	正常或升高	显著降低
血Na⁺	降低或正常	正常或显著升高	降低或正常	正常
血pH	降低	正常或降低	降低	正常
血浆渗透压	正常或稍升高	显著升高350mmol/L	正常	正常
血乳酸	稍升高	正常	显著升高	正常

七、治疗

HNKHC 的治疗原则与 DKA 相同，包括积极地寻找并消除诱因，严密观察病情变化，因人而异地给予有效的治疗。HNKHC 一旦诊断确立，应积极进行抢救，否则易致死亡。治疗方法包括补液、使用胰岛素、纠正电解质紊乱和酸中毒及其他治疗等。

（一）一般处理

1. 询问病史、进行体检，注意血压、体温及神志情况。

2. 查血糖，血 Na^+、K^+、Cl^-、BUN、Cr、CO_2 CP、Ca^{2+}、Mg^{2+}、磷，血常规，尿常规，尿糖，尿酮体，胸透，ECG，必要时做动脉血气分析、血及尿培养。

3. 病情观察　每小时测量血压、脉搏、呼吸，并记录出入量1次；每小时测尿糖、尿酮体或末梢血血糖 1 次；每 2~4 小时测静脉血血糖、Na^+、K^+、BUN、CO_2CP 1 次，并计算血浆渗透压。神志不清或排尿不畅者放置导尿管，呼吸困难者给氧；放置胃管，如有呕吐、腹胀、肠鸣音消失或大便潜血阳性时抽取胃内容物；有感染的征兆时给予抗生素；有血栓栓塞性并发症的可能性者，可给予肝素抗凝治疗。

（二）补液

积极的补液在 HNKHC 的治疗中至关重要，往往对患者的预后起着决定性的影响。有研究认为，有的患者可单用补充液体及电解质的方法得到满意的疗效，而在未充分补液即大量使用胰岛素时，则可因血浆渗透压急剧下降，液体返回细胞而导致休克的加重。

HNKHC 患者失水多比 DKA 严重，失水量多在发病前体液的 1/4 或体重的 1/8 以上，根据患者体内水占体重的 60%，可估计患者的失水量约为：病前体重（kg）×0.6×（0.125~0.25）×1 000＝失水毫升量。考虑到在治疗过程中将有大量液体自肾脏、呼吸道及皮肤丢失，在 HNKHC 治疗过程中，补液总量可多达 6~10L，略高于估计的失液总量。为了及时纠正低血容量休克，补液总量的 1/3 应于入院后 4 小时内输入，其余的 2/3 则应在入院后 24 小时输入。补液速度应先快后慢，快的前提是患者无心脏病。在静脉输液的同时，应尽可能通过口服或胃管进行胃肠道补水，此法有效而且简单和安全，可减少静脉补液量，从而减轻大量静脉输液引起的副作用。在输液中，应注意观察患者的尿量、颈静脉充盈度并进行肺部听诊，必要时测量中心静脉压和红细胞比积，用以指导补液。

对于静脉输液的种类，各医疗单位的主张不尽相同。一般主张，在治疗开始，化验结果尚未回报，血压低而且血 Na^+ ≤150mmol/L，以及在治疗过程中血浆渗透压降至 330mmol/L 以下时，均应使用等渗盐液（308mmol/L）；在无明显的低血压而血 Na^+ >150mmol/L 时，应使用半渗溶液，如 0.45% NaCl 溶液（154mmol/L）或 2.5% 葡萄糖溶液（139mmol/L）；如患者血压低，收缩压<10.7kPa（80mmHg）时，可使用全血、血浆或 10% 右旋糖酐生理盐水 500~1 000mL 予以纠正，如同时又有高血 Na^+（Na^+≥150mmol/L）时，则可同时使用全血（或血浆）及半渗溶液，有人甚至主张全血（或血浆）与 5% 葡萄糖溶液联合使用；在治疗过程中，当血糖下降至 14mmol/L（250mg/dl），应使用 5% 葡萄糖溶液（278mmol/L）或 5% 葡萄糖生理盐水（586mmol/L），防止血糖及血浆渗透压过快下降。

（三）胰岛素

HNKHC 患者一般对胰岛素比 DKA 敏感，在治疗中对胰岛素需要量相对较少。有研究者主张在治疗的前 2L 输液中不用胰岛素，亦有主张采用皮下或肌内注射普通胰岛素（RI）。现在倾向于治疗一开始，即采用静脉滴注小剂量胰岛素法。这种方法灵活，血浆胰岛素水平平稳，不受吸收能力的影响，血糖下降平稳，副作用较小，减少低血糖发生的危险。

HNKHC 治疗过程中，应一律使用普通胰岛素（RI），开始可用 RI 10~16U 一次静脉注射作为基础量，以后按 0.1U/（kg·h）持续静脉滴入，常用量 4~6U/h，使血糖以 3.3~

5.5mmol/（L·h）[（60~100mg/（dl·h)）]的速度下降，尿糖保持在"+"~"++"为宜。在治疗的前12小时，最好每2小时测血糖1次，如前4小时中每小时的血糖水平下降不足2mmol/L（36mg/dl），应将胰岛素量增加50%~100%。在治疗过程中，当血糖降至14~17mmol/L（250~300mg/dl）时，在改用5%葡萄糖溶液的同时，应将RI减为0.05U/（kg·h），常用量2~3U/h静脉滴注或3~4U/h肌内注射。经过一段时间的稳定后，可进一步改为每日数次RI肌内或皮下注射，最后逐步恢复为HNKHC发病前的治疗。

（四）纠正电解质紊乱

HNKHC患者常有明显的Na^+及K^+的丢失，Ca^{2+}、Mg^{2+}和磷也可有不同程度的丢失。Na^+丢失可通过补充含NaCl的液体而得到纠正，故纠正电解质紊乱主要补钾。国外研究者有主张用含钾的醋酸或磷酸盐（当血磷不高时）而不用KCl的，认为后者可能加重高氯血症，但国内仍多用KCl。如最初血钾高于5mmol/L，应在补液后2~4小时开始补钾。最初血钾正常或降低者，则应在治疗开始时即行补钾，一般用KCl 3g加入1 000mL液体中于4~6小时内输入，24小时内可给KCl 4~6g。病情允许时，应尽量辅以口服补钾，如口服枸橼酸钾溶液，以减少静脉补钾量。多数患者在抢救成功后应继续口服补钾1周。在静脉输钾过程中，应注意监测血钾及心电图的改变，防止高血钾或低血钾的发生。尿量过少时输钾有导致危险的高血钾的可能，因此，当尿量少于50mL/h时静脉补钾应慎重。如患者有低血钙、低血镁或低血磷时，可酌情补以葡萄糖酸钙、硫酸镁或磷酸钾缓冲液。

（五）纠正酸中毒

轻度酸中毒常可随足量补液和RI治疗而纠正，不需使用碱性溶液。当CO_2CP低于11mmol/L（25Vol/dl）时，可使用1.4%$NaHCO_3$溶液200~400mL，4~6小时后复查，如CO_2CP已恢复到11~14mmol/L（25~30Vol/dl）或更高，则停止补碱。高渗$NaHCO_3$可使血浆渗透压升高，乳酸钠可加重乳酸性酸中毒，在HNKHC的治疗中不宜使用。

（六）其他措施

包括去除诱因、支持疗法和严密的病情观察。

八、预后

HNKHC病死率高，多数文献报告在50%左右，也有报道病死率为10%~17%。年老及合并其他重要器官的严重疾病可能是病死率较高的重要原因。多数患者死于原有疾病或诱发疾病，其余的死于脱水、低血容量休克或肺栓塞等血管栓塞性疾病。HNKHC患者死于治疗过程中出现的脑水肿、肺水肿及心力衰竭者并不常见。随着诊治水平的提高，HNKHC的预后将大大改善。

（马殿宝）

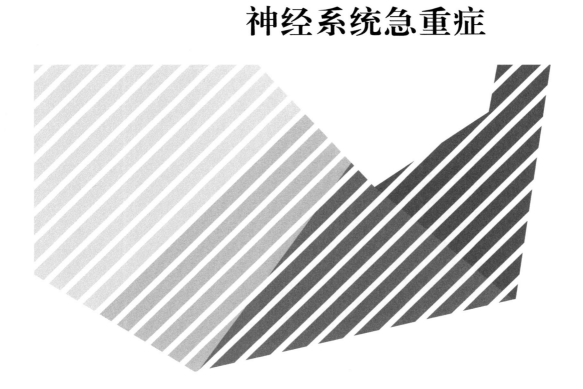

第六章

神经系统急重症

第一节　急性缺血性脑血管病

一、急性脑梗死

急性脑梗死是供应脑部的动脉系统中粥样硬化和血栓形成，使动脉管腔狭窄、闭塞，导致急性脑供血不足所引起的局部脑组织坏死。临床上常表现为偏瘫、失语等突然发生的局灶性神经功能缺失。

（一）临床表现

不同动脉的闭塞可有不同的临床表现。由于血栓形成的部位不同而出现相应动脉支配区的神经功能障碍。

1. 大脑后动脉及其分支闭塞　大脑后动脉闭塞突出的表现可概括为枕叶和颞叶损害综合征，即明显的视觉障碍及记忆缺失综合征表现。大脑后动脉完全梗死可出现眩晕、恶性头疼、视力减退、同向性偏盲、偏身感觉减退、轻偏瘫、记忆力减退、命名性失语、失读、小脑性共济失调、眼球运动麻痹等。其他可能出现嗜睡、大脑脚病变性幻觉、中枢性畏光、视觉性后像、Parinaud 综合征、地理感觉丧失、视物显小征、偏侧投掷征、红核性震颤、后丘脑性疼痛、患肢失认与颞叶性癫痫的发作等症状。

2. 大脑前动脉闭塞　大脑前动脉供应整个额叶前端、额叶、顶叶内侧面以及额顶叶上外侧凸面一狭长区，即小腿和足部的运动和感觉皮质以及辅助运动皮质区。而其深支，即前内侧丘纹动脉供应尾状核头部、壳核前部、丘脑前部、苍白球外侧核、内囊前肢等。大脑前动脉病变主要表现：病变对侧肢体，以小腿和足部的瘫痪为明显，可伴有感觉障碍。小腿和足部的肌张力不高，但腱反射活跃，锥体束征阳性。其他尚可有精神改变、失用症、嗅觉障碍等，失语症少见，面部和上肢常无影响。前内侧纹丘动脉病变由于内囊前肢以及基底神经节的受累，可发生对侧上肢和面部中枢性瘫痪，上肢瘫痪以近端为主，还可由于旁中央小叶的受累而出现排尿障碍。

3. 大脑中动脉闭塞　大脑中动脉自颈内动脉发出后即发出深穿支供应内囊和基底节。大脑中动脉主干分出分支供应除额叶和枕叶以外的整个大脑半球外侧面，包括支配面部、手部和上肢的运动和感觉皮质区、视放射以及主侧大脑半球的语言皮质区。如大脑中动脉起始部主干完全梗死，即深、浅动脉均受累时，则出现病变对侧偏瘫、对侧感觉障碍、对侧同向偏盲（三偏症状）。病变在主侧大脑半球时常出现失语。累及非主侧大脑半球可伴有失读症、失认症、体像障碍等顶叶症状。大脑中动脉各浅表支阻塞的症状视病变部位而定，以病变对侧上肢和面部瘫痪较多见。

4. 椎-基底动脉系统闭塞　椎-基底动脉系统发出分支主要供应脑干，当其发生闭塞时出现延髓、脑桥、中脑损害的表现。①延髓：延髓的腹侧由腹内侧旁正中动脉供应，当其发生阻塞时，可引起病变对侧上、下肢瘫痪，对侧上下肢躯体触觉、位置觉、震动觉的减退或消失，病变同侧舌肌麻痹，称为延髓前部综合征。小脑后下动脉闭塞常引起延髓外侧梗死，表现为眩晕、讲话含糊不清、吞咽困难，病侧软腭、声带瘫痪，病侧小脑性共济失调，病侧面部和对侧肢体痛觉减退或消失，眼球震颤，病侧 Homer 征等，称为延髓外侧综合征（Wallenberg 综合征）。同时具有上两综合征的部分或全部症状者称延髓外侧联合综合征。②脑桥：主要由基底动脉供应，其旁正中动脉供应脑桥旁中线结构，包括皮质脊髓束、内侧丘系、脑桥小脑束、内侧纵束、滑车神经核、外展神经核等。旁正中动脉闭塞引起脑桥梗死时，临床表现为病变侧外展神经麻痹、面神经麻痹及对侧上、下肢瘫痪，称脑桥腹外侧综合征（Millard-Gubler 综合征）。有时伴有向病侧凝视障碍，称为脑桥腹内侧综合征（Foville综合征）。如果两侧均发生病变，则出现四肢瘫痪、外展神经麻痹、昏迷、两侧瞳孔缩小、眼肌麻痹、高热、呼吸障碍。如果供应脑桥外侧的动脉发生闭塞，则会出现眩晕、耳鸣、听力减退、眼球震颤、向病侧凝视、病侧面部感觉障碍、Homer 征、对侧面部以下肢体痛、温觉减退或消失（小脑前下动脉综合征）。基底动脉本身的闭塞比较少见，但一旦发生则情况严重，可出现四肢瘫痪、延髓麻痹、昏迷。③中脑：主要由基底动脉供应，大脑后动脉也发出分支，供应大脑脚外侧面、内侧面、红核等。小脑上动脉供应四叠体、中脑被盖部和小脑的前部。中脑梗死的临床表现常见为：病变侧动眼神经麻痹伴对侧偏瘫，称为大脑脚综合征（Weber 综合征）；病变侧动眼神经麻痹、病变对侧步态呈共济失调以及上肢动作不稳，称为红核区病变综合征（Claude 综合征）；双侧中脑梗死较为严重，患者神志不清、四肢瘫痪，两侧瞳孔散大，对光反射消失，两眼位置正中或外斜，眼球向上运动受限制，上肢可出现粗大而不自主的舞蹈样动作。当大脑后动脉供应的中脑背部发生梗死时，可出现病侧眼睑下垂和瞳孔缩小的 Horner 征、病侧上下肢共济失调以及舞蹈样不自主动作，病变对侧半身感觉障碍。

（二）诊断

1. 本病的临床诊断要点　通常发病年龄较高，有动脉硬化及高血压病史。多在安静、休息时发病，睡醒后出现症状，症状在几小时或更长时间内加重。多数患者意识清楚，而偏瘫、失语等神经系统局灶症状明显。发病前可有 TIA 发作。

2. 脑梗死的诊断技术　①CT：脑缺血造成脑组织水肿和坏死，在 CT 图像上呈低密度影。病程最初 6 小时内，CT 扫描常无异常发现，病程 24 小时低密度病灶的检出率达 50%，第二天起低密度病灶的检出率明显增高，最高达 90%~95%（包括造影增强扫描）。缺血梗死所致的低密度灶的位置和范围符合病变动脉的供血区，可累及皮层和皮层下白质，典型的呈底面向外的楔形或扇形。脑梗死急性期低密度病灶边缘模糊，病灶的密度不均，梗死灶内残留相对无损害的脑组织。CT 扫描诊断脑梗死的特点是直接显示梗死在脑内的部位和范围，可早期鉴别出血和梗死。出血性梗死占同期脑梗死病例的 5.3%，多数发生在栓塞所致处，因梗死区血管通透性改变，血液在灌注时发生渗血或出血。②脑梗死的 MRI 改变：脑梗死早期通常在起病 6 小时内出现缺血灶。早期缺血灶发生细胞毒性水肿，此种轻度水分增多即能造成 T_1 和 T_2 弛豫时间明显延长，病变在 T_1WI 上呈低信号，T_2WI 上呈高信号，T_2WI 上改变明显。病程 6~24 小时，T_1 和 T_2 弛豫时间继续延长。与 CT 比较，MRI 能较 CT 更早地检出缺血性病灶，MRI 对腔隙性梗死的检出率高，腔隙性梗死在 T_1WI 上呈低信号，T_2WI 和质子密度 WI 上呈高信号。MRI 检查不受骨性结构的干扰，故对脑干和小脑梗死的检出率较高。③脑梗死的超声多普勒（TCD）改变：颈内动脉虹吸部闭塞时，TCD 改变特点为病侧 MCA 血流频谱消失，病侧大脑前动脉（ACA）的血流方向可能和正常相反，对侧 ACA 的血流速度明显增高。大脑中动脉（MCA）闭塞时，通常能测得 MCA 血流频谱的部位，MCA 的多普勒信号消失，而 ACA、大脑后动脉（PCA）及颈内动脉（ICA）的多普勒信号能测到。颅内动脉狭窄的 TCD 表现为病变的动脉段收缩期、舒张期以及平均血流速度明显增高，频谱增宽，严重动脉狭窄者出现涡流，狭窄呈节段性，其近端和远端血流速度均减低。

（三）治疗

急性脑梗死为神经科急症，要求患者或家属在发病后能立即呼救，由急救体系及时转运和做必要处理。病员到达急诊室后，应在最短时间内获得正确诊断和合理治疗。因此，TIA 的急救应包括公众教育、急救队伍的培训和卒中单元建立等多方面内容。

对群体来讲，脑梗死治疗的目的是降低发病率、病死率、致残率、复发率。对个人来讲，治疗的目的则是积极发现危险因素，尽早纠正之。一旦发病，及时治疗，在力求保全生命的前提下，最大限度地促进神经功能缺损的修复，防止复发。

脑梗死总的治疗原则：纠正致病因素，尽早有效地恢复缺血区脑组织的血流及时供应，中断缺血和血流再灌注所触发的一系列不良生理和生化反应，尽可能维持神经元内外环境的稳定，促进神经功能的恢复。

1. 抢救生命　脑梗死大都死于并发症。大约 20% 的脑梗死因脑水肿而致颅内压（ICP）过高，使原有的神经功能缺损进行性恶化，还可出现意识水平下降、心跳和呼吸减慢、血压上升以及视神经盘水肿等临床征象，如处理不及时或不当，可致脑疝，危及生命，需应用高渗治疗，提高血清渗透压 315~320mmol/L，以缩小正常脑容积而减轻 ICP。在治疗上，除了要保持患者的呼吸道通畅、保持液体的出入量基本平衡和稳定血压外，还需应用脱水剂。治疗方法有：①20% 甘露醇 125~250mL 静脉快速滴注，一般要求在 30 分钟内滴完。甘露醇作用快，一般用后 20~30 分钟即可发挥其脱水作用。视患者 ICP 的变化情况可 q4h~q8h 应用。有脑疝迹象时，应立即静脉注射 20% 甘露醇 125~250mL，继之用静脉滴注维持，直到脑疝迹象缓解。甘露醇的副作用有肾脏损害，水、电解质失平衡，诱发心衰等，用于老年患者更应注意。另外，老年人用甘露醇前，应测定血糖、尿糖，以判定有无糖尿病的存在。如有糖尿病，用药时需密切观察血糖的改变，以免诱发高渗性非酮症糖尿病昏迷。②ICP 明显增高的患者可用速尿 20~40mg 静脉注射，并与甘露醇配合使用。其不良反应有水、电解质平衡失调及血容量不足。

2. 溶栓治疗　溶栓治疗的常用药物。①SK：SK 是 β 溶血性链球菌产生的一种激酶，它首先与纤溶酶原形成酶复合物，而后才能将纤溶酶原转化为纤溶酶。一般首次用 SK 20 万~50 万 IU，加入生理盐水或 5% 的葡萄糖溶液 100mL 中，用 30 分钟的时间滴完，继之以 5 万~10 万 IU/h 的速度静脉滴注。应用 SK 时，易出现发热、头疼、过敏等情况。由于其致热原性和抗原性，目前国内少用。②UK：是由人尿或人肾培养物制得的一种蛋白酶，直接激活纤溶酶原转化为纤溶酶。临床上常用 1 万~6 万 IU 加入生理盐水 500mL 静脉滴注，qd，连用一周。此药本身无抗原性。③t-PA：t-PA 是一种分子量为 70×10^3 道尔顿的丝氨酸蛋白酶，在正常人体内主要由血管内皮合成与分泌。体外研究证明，在血栓中有纤维蛋白存在时，t-PA 可明显加速纤溶酶原的激活，所以认为 t-PA 是一种相对特异的纤溶剂，它还能增加血栓局部纤溶酶原的浓度，故溶栓作用比 UK 强。对起病 6 小时之内的患者，可给予 0.9mg/kg 体重 t-PA 治疗。④单链 UK 纤溶酶原激活剂（SEUPA）：SEUPA 是一种单链丝氨酸蛋白酶，分子量约为 55 000 道尔顿。在赖氨酸和异亮氨酸存在时，SCUPA 裂解形成 UK。

3. 抗凝治疗　抗凝治疗的适应证包括 TIA 或 RIND 用 ASA 无效者、进展性卒中、完全性卒中、心源性卒中、高凝状态、供应脑部的大动脉狭窄或溃疡变。禁忌证为严重的肝肾疾病、活动性结核病、消化性溃疡、出血倾向、外伤、脑出血、亚急性感染性心内膜炎以及收缩压>25.33kPa 或舒张压>13.33kPa 的患者。抗凝治疗中常用的抗凝剂有口服抗凝剂和非口服抗凝剂两大类。口服的有华法令、双香豆素、双苯双酮等，其中以华法令应用最多。非口服的为肝素。

4. 抗血小板（PC）治疗　从广义上讲，凡能对抗 PC 释放、黏附或聚集等功能的药物皆称抗 PC 药物，包括阿司匹林、潘生丁、苯磺唑酮、噻氯吡啶、己酮可可碱、西络他唑、氯吡格雷等。

5. Ca^{2+} 拮抗剂　脑组织缺血缺氧时，ATP 的产生减少，局部乳酸堆积，引起酸中毒，依赖 ATP 酶的 Ca^{2+} 泵功能失灵，细胞外的 Ca^{2+} 顺浓度差进入细胞内，而细胞内的 Ca^{2+} 又不能有效地泵出细胞外，致使细胞内的游离 Ca^{2+} 浓度增加，通过以下途径加重脑损害：血管平滑肌细胞内游离 Ca^{2+} 过多，引起脑组织缺血后延迟性低灌注状态；线粒体内 Ca^{2+} 过多，阻碍氧化磷酸化过程；胞质中 Ca^{2+} 过多，使其游离脂肪酸和氨基酸的产生增多，游离脂肪酸进一步代谢则产生一系列具有细胞毒性的化学物质，破坏生物膜的完整性，抑制线粒体生成 ATP，在胞质内 Ca^{2+} 过多的情况下，氨基酸转化为 PG_2 的过程受阻，而 TXA_2 的过程增强，从而加重局部微循环的障碍。

在众多的 Ca^{2+} 拮抗剂中，常用的有氟桂嗪、脑益嗪、尼莫地平、尼卡地平、异搏定。

6. 降低血黏度　①血液稀释法：脑血流量（CBF）和血液黏稠度密切相关，而血黏度又和红细胞（RBC）浓度有关，红细胞压积越高，则血流越差，理想的是30%~32%，可不减低组织氧和葡萄糖的利用。血液稀释可分为高容积和等容积。高容积血液稀释疗法主要应用低分子右旋糖酐，既能增加CO，又能增加CBF，改善微循环，降低血黏度和减少PC凝集作用。但由于血容量增多，增加了心脏的负担，对患有冠心病和高血压性心脏病的患者，有引起心力衰竭和肺水肿的危险。因血容量增高，颅内血容量也会增高，对伴ICP增高的患者，应用血液稀释疗法必须十分慎重。方法是低分子右旋糖酐500毫升/次，qd，10~14天为1个疗程。等容积稀释疗法是在输入一定量稀释液的同时放出相应量的血液，使血容量不发生明显的变化而达到较快的稀释目的。也可用细胞分离机将抽出的静脉血中的RBC分离后，再回输给患者，每次抽血300~400mL，同时输入略多于所抽出血量的低分子右旋糖酐或健康人血浆，每周1次，可连用2~3次。②藻酸双酯钠（PSS）：具有类肝素样生理活性，有明显降低血黏度、降血脂、扩张血管和改善微循环的作用。

7. 提高血氧和辅助循环　①高压氧（HBO）：是一种有价值的辅助疗法，在脑梗死的急性期和恢复期均有治疗作用，不仅可使受损的神经中枢有一定恢复，也可动员神经系代偿功能。②体外反搏：是用辅助循环机械装置提高主动脉舒张压，并通过对四肢大血管床的挤压使血流一倍于心率的次数冲向缺血区，这无疑大大增加了缺血区的血流灌注量和对狭窄血管的冲击力，对治疗心脑缺血性疾病有效。③紫外线照射和充氧自血疗法：是先将脑梗死抗凝剂体外抗凝的患者自身或献血员的静脉血，置于一特制的石英玻璃容器内充氧，不停地轻摇容器，当血液由暗红色逐渐转为鲜红色后，立即全部由静脉回输给患者，成人单次回输量为200mL，每周1~2次，5~10次为1个疗程。

二、几种特殊类型的脑梗死

（一）脑栓塞

脑栓塞是指由于各种栓子（固体、液体、气体）沿血液循环经颈动脉或椎动脉进入颅内，阻塞脑部血管引起的脑功能障碍，又称栓塞性脑梗死。

1. 病因与发病机理　风湿性心脏病、冠状动脉粥样硬化性心脏病伴有房颤时，左房内附壁血栓脱落是最常见原因，其次为亚急性细菌性心内膜炎瓣膜上赘生物脱落、心肌梗死或心肌病时的心室附壁血栓脱落。动脉硬化所致血管内壁溃疡斑块脱落、颈部大血管外伤、肺静脉血栓脱落、肺部感染性脓栓、肿瘤碎块、寄生虫卵、脂肪、气体、异物等均可形成栓子，进而产生脑梗死。

栓塞以大脑中动脉及其分支最多见，左侧大脑中动脉是栓子最易进入的血管。栓子堵塞血管后，其支配的脑组织发生缺血、软化、坏死。病灶小者形成胶质斑痕，大者形成囊腔。梗死动脉区发生急性坏死，并形成范围及程度不等的脑水肿，严重时可导致脑疝的形成。病灶中心神经细胞死亡，或以胶质细胞增生形成小囊。视栓子性质可能见到炎性改变、虫卵、脂肪球或空气。炎症性栓子可引起脑脓肿或脑膜炎，也可使血管壁产生局灶性动脉炎，形成细菌性动脉瘤，一旦破溃，将造成栓塞性脑出血或蛛网膜下腔出血。

2. 脑部症状和体征　大多数患者栓塞发生在颈内动脉系统，特别是大脑中动脉。常见症状为突发偏瘫、偏身感觉障碍和偏盲，在优势半球还有语言功能障碍，可有局限性癫痫发作。少数患者栓塞发生在椎-基底动脉系统，表现为眩晕、呕吐、复视、共济失调、构音障碍、吞咽困难和交叉性瘫痪等。其他性质栓塞轻者持续数日或数周后逐渐缓解，重者因大的动脉栓塞，多发生脑梗死、出血性梗死及广泛性脑水肿，除原有的症状外，还有昏迷、全身抽搐、发热、ICP 增高，甚至发生脑疝而死亡。

3. 治疗

（1）对血栓引起的脑动脉闭塞的治疗原则与动脉硬化性脑梗死相同，但抗凝治疗必须慎用。对脑影像学检查提示出血或蛛网膜下腔出血者、CSF 中含有 RBC 者、伴有高血压者或由亚急性细菌性心内膜炎并发脑栓塞者，均禁用抗凝治疗。

（2）对原发病的治疗。心脏病的防治是防治脑栓塞的一个重要环节，如对心脏病积极进行内、外科处理。对亚急性细菌性心内膜炎和其他感染性栓塞应采用有效和足量的抗生素治疗，应用大量青霉素和头孢菌素等药物。

（二）出血性脑梗死

出血性脑梗死是指在脑梗死病灶中出现继发性脑出血，包括毛细血管破裂所致的小量溶血及所融合成的大片瘀斑，甚至形成血肿，多由梗死区血流再灌注引起。

1. 病因

（1）脑栓塞出血：占出血性脑梗死的 1/2～3/4。其中，心源性脑栓塞又占其中一半以上。

（2）脑血栓形成后的出血：多由脑部较大动脉主干血栓形成，造成大面积脑梗死后再继发出血，约占出血性梗死的 1/5～1/4。

（3）其他原因：包括脑静脉、静脉窦栓塞或血栓形成、脑疝压迫脑动脉后形成的脑梗死。不恰当地应用抗凝剂、溶栓药、扩血管药等治疗脑梗死也是造成出血性脑梗死的重要原因。

2. 发病机理

（1）血液外渗：①脑梗死后脑组织水肿，能量代谢受抑制，脑细胞内外离子重新分布，血管壁渗透性增加，细胞破裂。②梗死区毛细血管因乳酸及腺嘌呤、核苷增加，血管因而扩张，致使局部血流量增加。③局部血管自身调节功能受损而处于麻痹状态，血液淤滞使静脉内压力增高而致血液外渗。

（2）血管再通：①动脉内栓子碎裂、溶解，或因血管麻痹后扩张，栓子随血流进入血管远端，而原栓塞区血管再通。②栓塞段血管无血流，RBC 聚集，血管腔内压力下降，血管收缩，血液被挤出静脉，而周围侧支血流流向病灶血管，开通了末梢血管。③血管破裂，感染性栓子常致其血管壁自身营养血管受损，血管壁发生坏死，进而导致破裂。④凝血机制障碍，在治疗脑梗死时不恰当地应用了抗凝剂、溶栓药、扩容及扩血管药，干扰了正常的凝血机制，而导致出血。

3. 临床表现　首先必须具备原发脑梗死的症状、体征和经过，特别是具备大面积脑梗死征的患者。其次，出血性脑梗死多发生于脑梗死发病后6小时到2个月，其中60%发生于9天内，发生越早，病情越重。最后，常在病情稳定或好转时，再度突发头疼、呕吐或意识障碍，呈进行性加重，原有病灶的神经功能缺失征加重，或又出现新的体征，如脑膜刺激征、脑压迫、移位等体征。

4. 诊断

（1）典型的临床特点：有脑梗死，特别是心源性、大面积脑梗死的可靠依据。神经功能障碍一般较严重或呈进行性加重，或在病情稳定好转后再度恶化，或在应用抗凝剂、溶栓剂治疗期间出现严重的神经功能障碍。

（2）影像学检查：对出血性脑梗死的诊断有决定性意义。

5. 治疗　基本同脑出血治疗，包括消除脑水肿、降低 ICP、调整血压、应用脑保护剂等。立即停用一切能诱发出血的药物，如各种抗凝剂、溶栓剂、扩容剂、扩血管剂。

（三）大面积脑梗死

大面积脑梗死多为脑动脉的主干闭塞所致，有人称梗死灶需在 4.0cm 以上的单一或跨脑叶病灶，也有人主张病灶需大于同侧半球 1/2 的面积，还有人认为病灶需跨两个脑叶以上，梗死体积要>20cm³。

1. 病因

（1）高血压、脑动脉硬化：为大面积脑梗死的主要原因，约占60%。

（2）心脏病：各种原因的心瓣膜疾病、心内膜炎及各种心律紊乱等导致的心源性脑栓塞，常为大面积脑梗死，占 25%~30%。

（3）各种原因的脑动脉炎：由细菌、病毒、疟原虫、钩端螺旋体所引起的各种脑动脉炎，约占大面积脑梗死的5%。

2. 临床表现

（1）起病形式：多在精神兴奋、激动或体力活动中突然发病。

（2）首发症状：多以头疼、呕吐、偏身感觉及运动障碍、失语及不同程度的意识障碍为首发症状，故常被误诊为脑出血。

3. 常见表现　意识障碍多见，轻者嗜睡，重者昏迷，或在1~2天内意识障碍逐渐加深。因梗死面积大，脑水肿严重而发生头疼、呕吐、视盘水肿等高 ICP 症状，严重者脑中线结构移位、受压而出现去脑强直及脑疝症状。依血管损伤程度及部位不同，临床表现也不一样。

多有偏瘫、偏身感觉障碍、失语、失用、失写、失读、偏盲、抽搐、注视麻痹及精神症状等。也可伴有各种脑、内脏综合征，甚至可发展为多脏器功能衰竭的危险征象。

4. 诊断及鉴别诊断　既往有高血压病、动脉硬化症、糖尿病、心脏病等病史及其他相关的病因学症状，具有典型的临床表现及病程经过。辅助检查，特别是具有典型的影像学改变，可排除颅内其他疾病，如脑出血、脑炎、颅内占位性病变等。

5. 治疗和预后

（1）脱水、降ICP：脱水、降ICP是抢救大面积脑梗死的首要措施。根据病情可选用20%的甘露醇125～250mL快速静脉滴注，q6h～q8h，或选用10%的甘油静脉滴注。急性期应避免使用高糖进行脱水降ICP。对特别严重的病例，可行去除颅骨骨瓣，手术减压。

（2）一般治疗：主要包括维持心、肺正常功能及水、电解质平衡，保持呼吸道通畅，及时给氧，并给予充足营养，加强护理，防止各种并发症。

（3）脑保护治疗：头部降温，使其温度维持在33～35℃亚冬眠疗法，按公斤体重计算冬眠合剂1号（氧丙嗪、异丙嗪、杜冷丁）用量的1/3～1/4量，肌肉注射，q4h～q6h，严密观测呼吸、血压、脉搏。冬眠疗法常与头部降温合用。

（4）对症处理：对有兴奋躁动者，应及时给予镇静。对有抽搐发作者，应立即给予抗惊厥剂。有高热、感染者，应予降温，并使用足量、有效抗生素。

对大面积脑梗死的治疗不提倡应用抗血管痉挛剂、脑代谢增强剂、脑氧化剂，抗凝扩容疗法也最好不用，因为有可能导致出血性梗死。若确诊为小脑大面积梗死，且有脑干压迫征象者，应敦促其尽快进行手术治疗。

（四）小脑梗死

1. 病因　最常见的病因为高血压、动脉硬化，其次为心脏病、房颤。糖尿病作为动脉硬化的原因在小脑梗死中也是常见的病因。病理证实梗死的原因主要为血栓形成和栓塞。栓子来源主要为心脏附壁血栓及心脏瓣膜赘生物的脱落，也可为较大动脉粥样硬化斑块的脱落。绝大多数梗死发生在小脑后下动脉供血区域，其原因可能系小脑前下动脉及小脑上动脉与基底动脉的桥脑支有着较为丰富的血管吻合，而小脑后下动脉本身行程长，且侧支吻合较少，故当缺血发生时最容易形成梗死灶。

2. 临床表现　多呈急性或亚急性起病，症状在数小时或数日之内达到高峰。多数患者在梗死灶形成前常有以眩晕或头晕为主要表现的前驱症状，伴有恶心、呕吐，且常呈反复性发作。眩晕和头晕不仅是本病的先兆症状，也是本病最常见的首发症状。多数患者有眼球震颤，可为水平性、垂直性、旋转性或混合性。小脑性共济失调，如步态不稳、站立不稳、持物困难。肌张力下降，指鼻、轮替试验、跟膝胫试验等症状和体征可出现在半数或半数以上患者中，但当意识障碍较重时，小脑体征可能无法查出。也有部分患者症状明显，却并无小脑损伤的体征，这可能与小脑的代偿功能很强有关。部分患者可有复视、一侧瞳孔散大、眼球运动障碍、耳鸣、周围性面瘫、延髓麻痹及交叉性瘫痪等脑干受损的症状和体征。当梗死范围较大、小脑组织水肿压迫第四脑室造成压迫性脑积水时，可有 ICP 增高的表现，严重者可发生小脑幕切迹疝乃至小脑扁桃体疝。同时合并脑干梗死时，患者常出现从嗜睡到昏迷的各种程度的意识障碍。

3. 诊断与鉴别诊断　CT 的临床应用为本病的诊断提供了重要依据。在 CT 扫描上，一方面可以直接看出小脑部位的低密度灶，另一方面可通过 CT 显示第四脑室受压、变形、幕上脑室扩大、梗阻性脑积水等征象。CT 扫描可以及时地将小脑梗死和小脑出血相鉴别。由于 CT 受岩骨脊和后颅窝骨骼伪迹的干扰，病后 24 小时之内的梗死，CT 往往不能显示出病灶。

MRI 不受后颅窝伪迹的干扰，具有高度的分辨率以及梗死灶的早期可见性，使本病能早期、迅速而安全地被检出。小脑梗死在 MRI 上的主要表现为：T_1 权相上的低信号、T_2 权相上的高信号（长 T_1、长 T_2），但在梗死早期只表现为 T_2 上高信号。借助于 MRI 不仅可以确定有无小脑梗死，还可以识别梗死灶形成时间。目前，MRI 已成为诊断本病的最理想工具。

脑血管造影在小脑梗死的诊断中有着重要的意义，通过造影可以直接显示出闭塞的血管。小脑梗死时，血管闭塞多发生在发出小脑后下动脉的椎动脉处，其次是小脑后下动脉本身的阻塞。

显然，CT、MRI 和脑血管造影在小脑梗死的诊断中具有重要意义，但诊断本病时仍需将病史、临床表现与辅助检查相结合进行判断。

4. 治疗与预后　治疗原则同一般幕上脑梗死的治疗，但值得注意的是，由于后颅窝容积有限，小脑梗死时，病灶周围水肿明显，使 ICP 增高的现象更为突出。因此，急性期的治疗应以脱水、降 ICP、防止脑疝形成、防止脑干受压为主，病情相对稳定后再使用血管扩张剂或扩容剂，以免加重 ICP 的增高。同时应给予对症支持治疗，保证足够的热量，维持水、电解质平衡，控制感染。

治疗过程中应严密观察病情变化，一旦出现意识状况的急剧恶化、呼吸功能障碍、单侧或双侧瞳孔扩大，结合 CT 扫描发现有第四脑室受压、移位、消失等情况，提示脑干急性受压，或发现有脑室扩大、梗阻性脑积水形成时，应积极采取手术治疗，行肿胀小脑的病灶切除术、后颅窝减压术及 CSF 分流术，常可挽救生命。

（五）基底动脉尖部综合征

基底动脉尖部综合征（RBAS）是与椎-基底动脉缺血有所区别而单独列出的一个症候群。基底动脉尖部是以基底动脉顶端为中心的五条血管交叉部，即由双侧大脑后动脉、小脑上动脉和基底动脉顶端组成的"干"字形结构，由于各种原因引起该区域的循环障碍，使幕上和幕下的脑组织同时受累，包括中脑、丘脑、丘脑下部、脑桥上部、小脑、枕叶和颞叶的梗死。RBAS 临床表现为以动眼神经障碍、视觉障碍、意识行为异常为主要特征的一组症候群，其病因主要为栓塞和血栓形成。

1. 临床表现　本病的临床表现可归纳为两组症候群：一为脑干-间脑缺血症状；二为大脑后动脉支配区的缺血症状。

（1）脑干-间脑缺血症状：①眼球运动障碍是较突出的体征之一，表现为垂直注视麻痹。下视麻痹较上视麻痹少见。分离性斜视的出现表明病灶在中脑导水管灰质区。内侧纵束受损时，表现为核间性眼肌麻痹及眼球震颤。一侧动眼神经核受损时，表现为本侧动眼神经麻痹和双侧眼睑下垂。埃-魏核受损时，瞳孔散大、光反应消失。间脑功能障碍由于切断了瞳孔反射弧的传入支，或因双侧交感神经功能障碍，常引起瞳孔缩小、光反应减弱。②常见意识障碍，表现为嗜睡、无情感，对周围环境缺乏注意力，为脑干网状结构受累所致。一些栓塞性的患者表现为突发昏迷，以后逐渐清醒。中脑幻觉症状亦较常见，多在黄昏时发生，以幻视为主，病人常能描述看到的一些动物，如鸟、猫、蛇等，这些幻状与脑干首端网状结构受累有关。特殊虚构症和睡眠障碍是一种少见现象，患者在回答问题时，常离奇古怪，答非所问。③运动及感觉异常。大脑后动脉近端深穿支的闭塞或缺血致大脑脚梗死，可产生偏瘫、偏身感觉障碍等体征。丘脑外侧核受损时可有肢体笨拙、舞蹈样动作。丘脑底核受累时可出现偏身投掷症。红核受累时会出现红核震颤及手足徐动症。感觉障碍常表现为偏身感觉减退。

（2）大脑后动脉支配区缺血的症状：①视觉障碍是 RBAS 突出的症状之一，主要表现为偏盲及皮层盲等视野缺损症状。大脑后动脉缺血所致的偏盲的特点有视动眼震、偏盲视野中存在部分视觉、偏盲视野边的火花闪烁现象、无视觉忽视等。皮层盲是双侧大脑后动脉缺血致双枕叶梗死引起。②神经行为异常，可表现为失命名症和失读症。近记忆力以障碍为主，可伴有虚构。视觉失认也较常见，表现为对所见物体、颜色、图画不能辨认其名称和作用，并不能识别面容。

2. 诊断　有幕上和幕下、脑干-间脑和大脑后动脉支配半球区的两个以上部位缺血性梗死的症状和体征，并结合影像学检查即可诊断。

3. 治疗　本病的治疗主要针对缺血性卒中的病因、机制治疗。另外，要加强对危险因素的控制和预防。目前以尽早溶栓、抗凝、扩容、改善脑灌注等方法综合治疗为主。

（王亚楠）

第二节　急性出血性脑血管病

出血性脑血管病主要包括脑出血和蛛网膜下腔出血。脑出血多由高血压动脉硬化引起，70%~80%发生在基底节，其次为脑叶的白质、脑桥和小脑。

一、各部位脑出血的诊断要点

（一）内囊出血

1. 多在 50 岁以后发病，多数患者有高血压病史。

2. 起病急骤，常在活动兴奋状态下发病。

3. 有头痛、呕吐、偏瘫和意识障碍，严重者昏迷和发生脑疝。

4. 脑膜刺激征阳性。

5. 多数患者为血性 CSF。

6. CT 扫描和 MRI 在内囊部位可见出血灶。

（二）脑叶出血

1. 急性起病，有头痛、呕吐等 ICP 增高症状。

2. 有各脑叶相应的局灶性症状和体征，如局限性瘫痪、单瘫等。

3. 脑膜刺激征可能呈阳性。

4. CT 扫描和 MRI 在脑叶部位可见出血灶。

（三）脑干出血

1. 有高血压。

2. 急骤起病，深度昏迷

3. 早期有交叉性瘫痪，两侧受损有四肢瘫痪和去大脑强直。

4. 凝视麻痹。

5. 高热。

6. 瞳孔缩小，甚至是针尖样小。

7. 呼吸功能障碍。

8. CT 扫描和 MRI 在脑干部位可见出血灶。

（四）脑室出血

1. 有高血压。

2. 急骤起病，深度昏迷。

3. 剧烈头痛和频繁呕吐。

4. 高热。

5. 脑膜刺激征呈阳性。

6. 瞳孔散大。

7. 陈-施氏呼吸和呼吸停止。

8. 腰穿可能为血性 CSF。

9. CT 扫描和 MRI 在脑室内可见出血灶。

（五）小脑出血

轻症常以眩晕、头痛和频繁呕吐起病，如无意识障碍则可查出眼球震颤和共济失调。重症小脑出血，血液破入第四脑室会很快昏迷，且多因急性枕骨大孔疝而死亡。CT 和 MRI 检查在小脑部位可见出血灶。

（六）蛛网膜下腔出血

1. 以青壮年多见，老年人次之。

2. 急性起病的剧烈头痛和呕吐。

3. 脑膜刺激征阳性。

4. 腰穿为血性 CSF。

5. CT 扫描和 MRI 在蛛网膜下腔可见出血灶。

二、出血性脑血管病的治疗

（一）治疗原则

急性期主要为防止进一步出血，降低 ICP 和控制脑水肿，维持生命机能和防治并发症。

（二）治疗方法

1. 保持安静　减少不必要的搬动，保持呼吸道通畅，防止脑缺氧加重。如痰液分泌较多，应争取早做气管切开。

2. 控制脑水肿，降低 ICP　脑水肿引起的脑疝是高血压脑出血急性期患者死亡的主要原因，因此，及时应用脱水药物、控制脑水肿，是抢救患者的关键。常用的脱水药物有 20% 甘露醇，125~200 毫升/次，静脉注射或静脉滴注，bid ~ q6h。有严重心功能不全的患者，可先静脉注射速尿或利尿酸，防止心脏负担过重，但对消除脑水肿作用不够直接，且易引起电解质紊乱。复方甘油注射液是一种高渗性降低 ICP、治疗脑水肿的药物，可与甘露醇交替使用。对不伴消化道出血的患者，可静脉注射地塞米松，10~20mg/d，与甘露醇或速尿合用有更好的效果。七叶皂苷钠有抗渗出、消水肿、增加静脉张力、改善微循环和促进脑功能恢复的作用。

3. 适当降低血压，防止进一步出血　血压最好控制在略高于发病前的水平，如果血压降得太低则会造成脑组织缺血、缺氧，脑水肿会进一步加重。可使用硝普钠或利血平，必要时静脉滴注多巴胺等药物，以调整血压到正常或发病前水平。

4. 人工冬眠头部降温疗法　可以降低脑的基础代谢率，使脑对缺氧的耐受力增高，从而改善脑缺氧状态，减轻脑水肿，降低 ICP，对脑组织有保护作用。

5. 对症治疗和并发症的处理　消化道出血需妥善处理。大量消化道出血、呕吐，常迅速导致循环衰竭及脑症状的恶化。西咪替丁 0.8~1.2g 加入 5%葡萄糖盐水 500mL 静脉滴注，qd；或法莫替丁 20mg 肌肉注射，bid；或法莫替丁 40mg 静脉滴注，qd。只要肠鸣音存在，可少量多次鼻饲冷牛奶或混合奶保护胃黏膜，既可减少出血又可输入一些营养物质。

脑出血后 3~5 天，主要危险是合并肺部感染，死亡率很高。因此，应用适当和足量的抗生素预防和治疗肺部感染是非常重要的。必要时可做气管切开。

6. 外科手术问题　蛛网膜下腔出血，经脑血管数字减影（DSA）证实为动脉瘤或脑血管畸形者，均应采取手术治疗。高血压脑出血的手术治疗按具体情况选择：①脑叶出血血肿>40mL，有中线移位或 ICP 增高症状明显者，可尽早手术清除。②小脑出血血肿>15mL，或直径>3cm，有脑干或第四脑室扩大，或出血破入第四脑室者，应尽早手术治疗。

三、几种常见的脑出血

（一）蛛网膜下腔出血

蛛网膜下腔出血（SAH）由位于蛛网膜下腔的动脉破裂引起，是神经科最常见的急症之一，发病率占急性脑血管病的 10%。

1. 病因　以颅内动脉瘤最常见，其次是高血压、动脉粥样硬化、脑血管畸形，还有白血病或血友病、胶原病、感染性血管炎等。

2. 临床表现　典型的 SAH 临床表现通常为发病突然，没有前驱症状，在身体处于紧张状态，如负重、用力排便、情绪兴奋时，发生剧烈头痛、呕吐和显著的脑膜刺激征，严重者可有意识障碍。

另外，可有与病因相应的特征性表现，如颅内动脉瘤破裂所致的 SAH，可表现出突然炸裂样头痛，随后发生短暂性意识丧失，有部分患者继头痛后发生疼痛侧动眼神经麻痹。脑血管畸形破裂所致的 SAH 可有癫痫发作史，很少发生近期再出血，发病形式也没有动脉瘤那样迅猛剧烈。高血压或动脉粥样硬化所致的 SAH 多有较长期的高血压史，发病时比原来更高，有明显的全身性和脑部动脉硬化的表现。也有部分病例并发脑积水，有人将其分为两型：第一型为轻、中度脑积水，一般在发病后第 8~10 天出现，临床表现无特异性，仅有轻度精神障碍，如欣快或淡漠，可有锥体束征或局灶性神经体征。第二型为严重脑积水，有不同程度的意识障碍和（或）精神障碍，如嗜睡、定向障碍等，可有眼球会聚性或分离性斜视，眼球震颤，眼内压力高达 4kPa，眼底静脉淤滞，早期出现视网膜出血。

3. 辅助检查

（1）腰椎穿刺：对临床上怀疑有 SAR 的患者常行腰椎穿刺，确定蛛网膜下腔的 CSF 是否为血性，这是诊断 SAH 的重要依据。但对重症患者，由于存在显著的 ICP 增高和脑干机能障碍，腰椎穿刺有加重病情的危险，甚至可导致脑疝，因此在危重情况下，最好先行 CT 检查。

（2）头颅 CT 和 MRI 在 SAH 的影像学检查中，CT 是最安全、有效的方法，其准确率高达 66%~100%，能发现脑沟脑池内高密度灶，并对发病第一周内的患者能清晰显示蛛网膜下腔的积血。对发病第二周后的患者，因积血吸收也可能显示不清。因此，有些病例检查正常，而腰椎穿刺仍可发现血性 CSF。MRI 在加权相上均呈高信号，以 T_1 加权相更显著，此比 CT 优越。

（3）脑血管造影和 DSA：因其均为创伤性检查，有可能导致动脉瘤再破裂、脑血管痉挛等并发症，应用受限制。

4. 主要并发症　SAH 后突出的病变是脑血管和脑膜、脑室系统的改变。

（1）脑血管痉挛：SAH 后 40%~80% 的患者发生脑血管痉挛。SAH 急性期脑血管痉挛有两个阶段，一为暂时性，由破入 CSF 中的血液对脑血管机械性刺激所引起，发生在 SAH 早期；二为持续时间长的，由 CSF 中血块溶解释放 5-HT 等血管收缩物质引起。SAH 发病 24 小时后再次发生的并持续数天的血管痉挛，即慢性血管痉挛，与 SAH 后出血区内的炎性物质增多引起的局部炎症反应有关。

（2）脑膜-脑室系统变化：SAH 时突出的病理变化是 ICP 增高-脑积水，在第一次 SAH 中占 29%，并与病情的严重程度有关。在 SAH 第 10~12 天即可观察到软脑膜纤维化，脑室系统扩大，以后在血液聚集处脑膜纤维组织增生，并发现在大脑底面有突出的硬脑膜和软脑膜紧密粘连。

（3）心血管功能紊乱：病情较轻者，心排出指数增加。病情严重者，心排出指数和血容量减少，全部循环时间延长，血管收缩，周围阻力增加。

5. 诊断　本病具有以下特点：急性起病，剧烈头痛、呕吐，可能伴有短暂性意识丧失，脑膜刺激征阳性，血性 CSF，头颅 CT 和 MRI 可见蛛网膜下腔出血灶，脑血管造影可能发现动脉瘤或血管畸形。

6. 治疗　治疗主要有以下几方面：①绝对静卧，避免长途转运。②防止情绪紧张、便秘和咳嗽，常规应用镇静、缓泻和止咳剂等药物。③控制高血压。④为减轻头痛，给予镇痛剂。⑤合理应用冬眠合剂，对抗 SAH 所引起的全身应激反应及保护脑组织。⑥昏迷患者应注意防治吸入性肺炎和水、电解质平衡紊乱，给予适当的抗生素并补充水、电解质，输液量以 1 500~2 000mL/d 为宜。⑦抗纤溶蛋白溶解剂的应用有利于破裂血管处血栓形成和止血，预防再出血。一般主张应用 2 周，若过早停用，血管破裂局部的纤维蛋白溶解活性可被强烈地激活，使血栓溶解，导致再出血。长时间应用时，必须检测凝血指标，否则有致脑外血栓和梗死的危险。⑧合理应用脱水剂和扩容剂是处理 SAH 急性期脑水肿和脑肿胀的重要措施。同时，因患者主动入水量少，加上脱水利尿，心血管功能紊乱，血容量减少，因此要给予适量扩容剂。选用胶体溶液，以白蛋白为好。⑨脑血管解痉剂的应用，常用 Ca^{2+} 通道阻滞剂，如尼莫地平口服，0.35~0.7mg/kg，q4h，连用 3 周。

虽经以上各种内科治疗，但原发病对患者的生命威胁一次比一次大，因此，要从根本上治疗，就必须适时地进行全脑血管造影，以便进行手术治疗。

（二）脑室出血

脑血管破裂后血液进入脑室系统，称为脑室出血。脑室出血分为原发性和继发性两类，前者是指出血来源于脑室脉络丛、脑室壁及脑室旁区的血管破裂，后者是指脑实质或蛛网膜下腔出血破入或逆流入脑室内。根据脑室出血的原因可分为自发性和外伤性两类。前者指各种疾病所引起的脑血管破裂，使血液进入脑室；后者指颅脑外伤时，脑室壁遭受损伤或脑室突然扩张形成负压，撕断室管膜血管，造成脑室内出血。

1. 病因　与蛛网膜下腔出血的病因相似，其中以动脉瘤、高血压、动脉粥样硬化和脑血管畸形最常见，血液病、颅外伤、脑瘤卒中、烟雾病和动脉炎在其次。病理变化以 ICP 增高-脑积水最为突出。

2. 临床表现　无特异性，原发性脑室出血与蛛网膜下腔出血极为相似。如果脑室积血量大，甚至呈铸型样填塞全脑室系统，除剧烈头疼、频繁呕吐和显著脑膜刺激征外，常表现急性颅内高压-脑积水综合征，可有高热、应激性上消化道出血、不同程度的精神意识障碍，甚至昏迷和去脑强直，呼吸和心血管活动障碍，此乃大脑深部结构（间脑）和脑干直接受压所致。继发性脑室出血以脑实质出血破入脑室最常见，临床表现除全脑症状外，有明显的神经系统局灶性体征，如偏瘫、偏身感觉障碍和失语等。脑膜刺激征更突出，如颈项强直、克氏征、布氏征阳性。

3. 辅助检查

（1）腰穿 CSF 检查：腰穿测压，显示脊髓腔压力明显增高，并可获得血性 CSF。但应注意，这只说明脊髓蛛网膜下腔内有积血，不能肯定血性 CSF 是来自脑室内的出血。

（2）侧脑室穿刺引流：对重症患者尤为合适，比腰穿安全可靠，且有确诊和急救的价值。

（3）头颅 CT 扫描：脑室出血的 CT 检查可准确地显示出血部位、范围及脑室大小。脑室内填塞的血液呈高密度影，严重者全脑室呈铸型样填塞。同时，可显示因积血阻塞脑室系统的通道所造成的急性阻塞性脑积水。

（4）脑血管造影或 DSA：此类检查可发现脑室出血系由动脉瘤或动脉畸形破裂所引起，同时也有助于原发性和继发性脑室出血的鉴别诊断。

4. 诊断

（1）脑室及第三脑室出血：急性起病，剧烈头疼、呕吐和烦躁不安，迅速进入昏迷状态，鼾声呼吸。血压明显升高。皮肤充血、多汗，体温升高。瞳孔开始缩小，随即散大。开始心搏过缓，随即心搏过速。由于脑干和脊髓的自动性抑制解除，患者有自发性、强直性痉挛。脑膜刺激征阳性。早期即有呼吸困难，严重时呈陈-施氏呼吸和呼吸停止。血性 CSF。

颅脑 CT 和 MRI 有侧脑室和第三脑室出血灶。

（2）第四脑室出血：急性起病的头痛、头晕、呕吐、呃逆和吞咽困难。一般在卒中开始时意识不完全丧失，以后才逐渐发展为深昏迷。早期出现四肢瘫痪、肌张力减低，病理反射阳性。脑膜刺激征阳性。瞳孔缩小。心率徐缓，血压低下。早期出现呼吸障碍，陈-施氏呼吸或其他脑干型的呼吸异常。血性 CSF。颅脑 CT 和 MRI 显示第四脑室有出血灶。

除上述表现外，还可有一些特殊的综合征，如大脑脚受压引起的 Weber 氏综合征。脑干在小脑幕裂孔处受压而引起的导水管闭塞，产生脑积水及急性脑水肿。枕骨大孔处损伤脑干的综合征。第四脑室底或顶受压的以心跳、呼吸障碍为特征的菱形窝受损的症状。

5. 治疗　脑室出血的治疗原则有内科治疗和手术治疗。对无明显意识障碍病情又相对稳定者，可内科治疗，其措施与蛛网膜下腔出血相同。对有明显意识障碍、病情仍未稳定者，首先行侧脑室外引流，同时准备行血肿清除术或去骨片减压术。

（三）脑叶出血

脑叶出血又称皮质下出血。脑叶出血的发病率仅次于基底节出血，且青年患者占比较高，病因和临床经过均有其特殊性，从而使人们逐渐重视和重新认识了脑叶出血。

1. 病因和发病机理

（1）高血压病：为脑叶出血的重要原因之一。患者一般年龄较大，既往有高血压病史或入院时血压增高。一般认为，出血原因是在微动脉瘤形成的基础上，又有血流动力学因素的变化，从而造成破裂出血。动脉硬化后的血管壁薄弱也是引起破裂出血的原因。

（2）脑血管畸形：为年轻人脑叶出血的重要原因，以动静脉畸形（AVM）为最常见。多分布于大脑中动脉及大脑前动脉供血区，病变较多位于脑组织内，但皮层表现者亦不少见。AVM 的出血与其血管结构和血流动力学改变有关，供血动脉压力增高而延迟引流的特点可能是使血管壁薄弱部位破裂出血的原因之一。隐匿性脑血管畸形，又称隐匿性血管瘤，其特点是病变血管团体积小，一般直径<1cm，血管壁缺乏平滑肌及弹力组织，可伴有血栓形成。一般不能被血管造影所发现，只能通过病理或在手术中详细观察方能发现，但易破裂出血。

（3）脑动脉瘤：常见于中年人，多为先天性动脉瘤，破裂后大多引起蛛网膜下腔出血（SAH），但若动脉瘤紧贴脑组织甚至埋在脑组织内，且破口又指向脑实质时，动脉内的巨大压力会将血液直接射入脑组织。动脉瘤破裂造成脑出血的原因还与蛛网膜下腔反复出血有关，出血后血管的破裂处与周围组织粘连，致使蛛网膜增厚，临近脑池封闭，当再次出血时，血液不能进入蛛网膜下腔而达脑叶。

（4）类淀粉样血管病（CAA）：被认为是除高血压、动脉硬化以外，最易引起老年人发生脑出血的原因。此病以类淀粉样物质沉积在大脑中、小动脉的内膜和外膜为特征，诊断依靠病理检查。这种物质在血管壁的沉积削弱了血管壁的功能或在沉积部位继发微动脉瘤，使得该动脉极易出血，以顶、枕叶受累多见，常引起大脑后部出血，并有反复发生和多灶性出血的倾向，预后不良。临床上遇到高龄患者，有痴呆或有家族史，且无高血压者，应考虑本病。

（5）肿瘤卒中：通常是恶性肿瘤发生出血，如多形性胶质母细胞瘤、血管网状细胞瘤等，还有肺癌、黑色素瘤、绒毛膜上皮癌及肾癌等引起颅内转移瘤。其出血原因主要是瘤体血管丰富而组织发生坏死，甚或肿瘤直接侵犯血管壁而引起出血。

（6）其他：血液系统疾病，如白血病、PC 减少症及血友病应用抗凝药，结缔组织疾病、烟雾病滥用药物，如安非那明或拟交感类药物等，可引起脑叶出血。

2. 临床表现　临床表现主要取决于出血部位及出血量。血肿可位于额叶、颞叶、顶叶、枕叶或累及几个脑叶（跨叶出血），可为单侧或双侧多发性血肿（多灶性出血）。按出血量的多少可分为三型：小血肿（<20mL）、中等血肿（20~40mL）、大血肿（>40mL）。

（1）一般临床表现：绝大多数患者为突然起病。首发症状多为头痛，其轻重程度与血肿的大小以及是否破入脑室或蛛网膜下腔而定，即出血量大引起 ICP 增高或血肿破入脑室或蛛网膜下腔均可引起明显的头痛。若血肿小又为"包裹性脑出血"（指未破入脑室或蛛网膜下腔），则头痛较轻。头痛往往伴恶心，可出现意识障碍，但多无昏迷，可有上下肢程度不一的偏瘫，有时为单瘫。部分患者有癫痫发作，为局限性发作或大发作形式。可有脑膜刺激征。

（2）各脑叶出血的临床表现：①额叶出血，头疼多为前额部，以出血侧为重。首发症状多为出血灶对侧上肢无力，或伴下肢轻瘫，可有癫痫发作。优势半球受累可有运动性失语、两眼向病灶侧凝视。若出血发生在额叶前部，则无明显瘫痪，而以精神症状为主，如表情呆板、反应迟钝、记忆力减退、个性改变等。②顶叶出血，首发症状为患侧颞顶部疼痛，多数有病灶对侧偏身感觉障碍，以皮层感觉为主，可有轻微偏瘫、下肢重、面部轻。少数有视野缺损。左侧半球出血可有表达性失语。③颞叶出血，突出的症状是言语症状，如多语、说话含糊不清、难以理解。左颞叶出血有 Wernicke 失语。右颞叶出血可有精神症状，如兴奋、失眠、记忆力障碍、无礼等。少数患者有对侧肢体的无力及感觉障碍。④枕叶出血，多有严重头疼、视物模糊、同向偏盲或象限盲。血肿大时可有轻偏瘫，甚至出现脑干和小脑体征。可有眼位异常，如双眼注视病灶侧，但眼球活动不受限。⑤跨叶出血，比单脑叶出血多见，出血量一般较大，血肿累及两个或两个以上脑叶，临床表现复杂，以受累的部位不同而出现相应的定位体征。

3. 辅助检查

（1）脑 CT 扫描：见脑叶皮质下白质内有高密度灶，血肿大者出现占位效应。如脑室受压，中线结构移位，血液可破入脑室和蛛网膜下腔。在部分 AVM 患者可见到畸形血管钙化影，或在增强扫描时呈现粗细不等的、形状不一的高密度畸形血管影。

（2）脑血管造影：是进一步追查病因的重要手段，目前大都采用 DSA。在 AVM，DSA 对其病变的部位、范围、供应支脉及引流静脉情况的了解必不可少。有脑动脉瘤，DSA 可以确定动脉瘤的部位、大小、数目，瘤径的宽窄，瘤体的伸展方向，侧支循环以及有无血管等。有烟雾病，DSA 可见到双侧颈内动脉远端及大脑前动脉、大脑中动脉近端明显狭窄，脑底部有许多细小血管组成的血管网。

4. 治疗　治疗方案要根据患者的年龄、全身状况、出血的原因、血肿的部位及大小、临床症状的轻重而定，分为内科保守治疗及外科手术治疗。

（1）内科保守治疗：适用于血肿小而无意识障碍又暂时未明确病因者，或虽然血肿较大但意识障碍过重者、高龄患者以及其他不适宜手术的患者，如类淀粉样血管病引起的出血或全身情况不允许手术时。具体措施有①静卧：至少 4 周，避免情绪激动。保持大便通畅，避免大便费力。②调整血压：选用适当药物控制过高的血压，用药后使血压逐渐降至病前原有水平。③脱水降 ICP：控制脑水肿，降低 ICP，防止脑疝发生是脑出血急性期处理的一个重要环节。④保持呼吸道通畅：昏迷患者要及时吸痰，必要时做气管切开。⑤防止并发症：选用抗生素预防及治疗肺部感染，定时翻身，预防褥疮。⑥恢复期进行康复治疗，加强肢体的功能锻炼。

（2）外科手术治疗：对手术治疗的看法各异，手术的选择要权衡病变本身自然发展的危险和手术危险孰轻孰重。对于已经明确病因的 AVM、脑动脉瘤患者可尽量手术。如果病情危急可做血肿清除术；若病情不重，可择期手术。对其他原因的出血、中等大小的血肿或意识障碍不重的大血肿患者，也可考虑手术治疗。

（王亚楠）

第三节　癫痫持续状态

癫痫持续状态是指持续、频繁的癫痫发作形成一个固定状态，包括一次癫痫发作 30 分钟以上或连续多次发作、发作间歇意识不恢复者。各种发作均可出现持续状态，严重者若不及时治疗，可因生命功能衰竭而死亡，最常见的是全身强直-阵挛持续状态。

一、诊断与治疗

（一）诊断

1. 临床表现　全身强直-阵挛反复发作，间歇期意识不恢复，昏迷逐渐加重，还出现严重的植物神经症状，高热、心动过速或心律不齐，血压升高后又下降，甚至呼衰，呼吸加快、不规则，腺体分泌增加，导致呼吸道梗塞、感染，使缺氧进一步加重。此外，尚有瞳孔散大，光反射消失，出现病理征。发作可持续数小时、数日。此种发作威胁生命，死亡率高达 10%～20%。发作持续时间与预后有很大关系，必须及时治疗。

2. 辅助检查 脑电图显示双侧对称、同步棘波，波率由 16~30 次/秒逐减至 10 次/秒，波幅逐渐增高，并出现爆发性的尖波和高波幅的慢波。

3. 病因 与突然停抗癫痫药、戒酒、脑血管病、脑部感染及颅内占位性病变等有关，尤其是病变累及额叶时。

（二）治疗

1. 一般处理 患者发作时，应先保护患者不受自伤和外伤。把头放在较软的垫子上，解开衣领，为防止咬舌，将缠有纱布的压舌板放在上下牙之间，同时把舌轻轻拉出，如有义齿应立即取出，防止脱落堵塞呼吸道。需有专门人看护，直至清醒。

2. 保持呼吸道通畅 立即给氧，迅速做神经系统、心脏、呼吸功能检查，了解生命体征，同时取血做血糖、电解质、肝功能、血常规和抗癫痫药物浓度测定。

3. 保持静脉通道 如无糖尿病史，则先给予 50%葡萄糖 50mL 静脉注射。

4. 抗癫痫药的应用 一般选用起效快，对意识、呼吸、循环抑制较少的药物。应用过程中要严密注意患者的血压、呼吸、心脏情况。任何时候均要把维持生命功能放在第一位。具体药物如下①安定：是治疗癫痫持续状态的首选药物。除强直性癫痫持续状态以外，对其他各类型均有效，有效率90%。剂量：成人 10~20 毫克/次，婴幼儿 2~10 毫克/次（0.25~0.5mg/kg 或每岁用 1~2mg）。用法：慢速静脉注射，成人不应>5mg/min，儿童注射速度为2mg/min。必要时 20~30 分钟以后可重复，或以2mg/min速度静脉滴注，直到抽搐控制。24小时总量不得>100mg。用药注意点：该药对血管有刺激，避免注入动脉。静脉注射后 1~2分钟血药浓度达高峰，20 分钟后血药浓度即下降 50%，病情控制后需接着给长效抗癫痫药。肌肉注射 1 小时后才能使血药浓度达高峰，故不宜用于癫痫持续状态。青光眼、重症肌无力者不宜使用。易被塑料制品吸收，不宜用塑料空针。②氯硝安定：也是治疗癫痫持续状态的首选药物。成人剂量为 1~8 毫克/次，慢速静脉注射。多数患者应用 0.25~5 毫克/次即获得满意效果，起效快。③苯妥英钠：此药无镇静作用，有利于观察发作后的意识状态，故常被选用。30%患者静脉滴注后 10 分钟（400mg）抽搐停止，20~30 分钟（足量时）达最大的抗癫痫效果。首次剂量：成人500~750 毫克/次，儿童 10~15mg/kg。静脉滴注速度<25~50mg/min，溶液浓度<20~25mg/mL。抽搐停止后改 q6h~q8h 口服或静脉滴注 50~100mg 维持。因静脉滴注后需 1 小时才能达最高血和 CSF 浓度，故需与快速起效的安定类合用。用药注意事项：该药为碱性药物，pH 在 12 左右，对血管有刺激，漏出血管可损伤组织，多次静脉滴注会引起血栓形成。与葡萄糖液相混易出沉淀，可先用生理盐水或注射用水溶解后再用葡萄糖液稀释。副作用有低血压、心脏传导阻滞、心力衰竭，老年人或当静脉速度快时易发生。必要时应做血压和 ECG 监护。④利多卡因：如应用上述药物以后仍不能控制，可静脉注射利多卡因。剂量为 2~4 毫克/千克·次，速度不应>25~50mg/min。⑤其他药物：如苯巴比妥、阿米妥钠、副醛等也可选择应用。

如经上述处理抽搐仍不停止，而发作时间已达 0.5~1 小时，则应请麻醉科医师应用硫喷妥钠全身麻醉。

5. 治疗脑水肿　反复癫痫发作会引起脑水肿，后者又能促使癫痫发作加重，故应及时给予甘露醇、高渗葡萄糖及地塞米松等药。

6. 癫痫发作控制后的处理　一旦发作得到控制，应立即鼻饲抗癫痫药的维持量，若不能鼻饲，则可应用苯巴妥钠 0.1g，q6h~q8h，肌肉注射，直至完全清醒为止。同时，要补充水分、营养。还要迅速检查发生癫痫的原因。

二、监护

（一）一般监护

1. 安全护理

（1）防意外损伤：癫痫发作时迅速让患者就地躺下，防止跌倒和损伤，切勿用力按压抽搐的肢体，以免造成骨折及脱臼。放置床档防坠床，设专人守护，保持病室安静，避免外界各种刺激。

（2）防舌咬伤：压舌板用纱布包裹或筷子、纱布、手绢等置于上、下白齿间及颊部。

（3）防误吸：及时清除口鼻内分泌物，不可强行喂药，给予插胃管鼻饲，以防误入气管。

2. 保持呼吸道通畅　患者应取头低侧卧位，下颌稍向前，及时吸痰，防止窒息。必要时托起下颌，将舌用钳拉出，以防舌后坠引起呼吸道阻塞。

3. 给氧　持续吸氧，保持口腔清洁，防止继发感染。

4. 病情监测　给予心电监护，记录生命体征、发作的时间及频率。发作停止后，观察意识是否恢复。有无头痛、疲乏及自动症。

5. 用药监护　首选地西泮 10~20mg 静脉注射，速度不超过 2mg/min，无效可改用其他药，有效而复发者可在半小时内重复注射。用药过程中密切观察有无血压下降和呼吸抑制，应及时停药。

（二）症状监护

1. 高热　观察体温的变化，及时给予物理降温，纠正血酸碱度及电解质的变化。

2. 脑水肿　观察意识、瞳孔情况，给予脱水剂，记录 24 小时尿量。

3. 抽搐　癫痫持续状态为强直-阵挛发作性抽搐，发作时注意有无心率增快、血压升高、呼吸减慢或暂停、瞳孔散大、大小便失禁。必要时备好气管切开包。

（王亚楠）

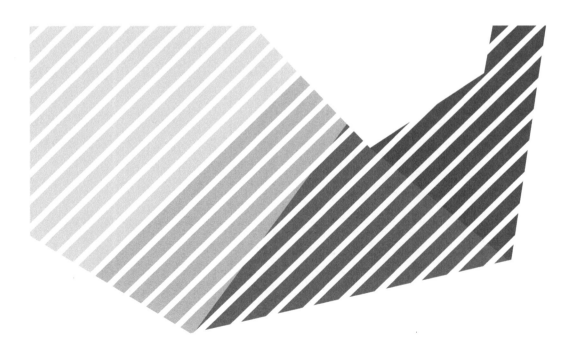

第七章

临床病例

第一节　重症肺炎

一、病例摘要

患者：王某，男，35岁。

主诉：呼吸困难6天。

现病史：起病急，患者6天前受凉后出现活动后气短，伴胸闷、双下肢及颜面部水肿，无心悸、胸痛、恶心、呕吐、昏迷等并发症。患者呼吸困难进行性加重，严重时平卧即可出现呼吸困难症状，后就诊于当地医院肾内科，积极对症治疗后症状缓解不明显，今晨患者呼吸困难加重伴轻度意识障碍，由救护车送入院进一步诊治，以"心力衰竭、呼吸衰竭"收住医院。患者入院后，神志昏迷，生命体征不平稳，无大小便。

二、查体

T 36.0℃，P 95次/分，R 25次/分，BP 144/75mmHg，无创呼吸机接加压面罩吸氧（吸氧浓度100%），指末血氧饱和度70%，神志昏迷，查体不能配合。双侧睑结膜水肿，双侧瞳孔等大等圆，直径3.0mm，对光反应迟钝；胸廓对称无畸形，双侧语颤正常，双肺呼吸音粗，双肺可闻及明显喘鸣音，心音有力，律齐，各瓣膜听诊区未闻及明显病理性杂音；腹胀，全腹压痛及反跳痛不可查，肝脾肋下未触及，肠鸣音正常，会阴部可见脂肪瘤；四肢肌力不可查；全身多处水肿，足背部、小腿、颜面部及双上肢水肿尤为明显。

三、诊疗经过

入院后完善相关检查，抗感染、维持血压、调脂、脱水减轻心脏负荷、营养支持等，并给予机械辅助排痰、气压治疗预防深静脉血栓等对症治疗，入科时患者无创呼吸机接加压面罩吸氧，指末血氧饱和度为70%，皮肤紫绀，立即开放气道，给予患者经口气管插管接呼吸机支持呼吸，吸氧浓度100%，患者指末氧饱和度缓慢上升至90%，潮气量600mL左右；13：20患者潮气量下降至50mL，血氧饱和度下降至20%，心率下降至50次/分，考虑痰液堵塞气道，立即给予患者床旁纤维支气管镜吸痰，同时静脉推注肾上腺素1mg，患者潮气量逐渐恢复至500mL左右，心率上升至180次/分，心律窦性心动过速；超声科医师给予患者床旁心脏超声检查：14：30患者心率恢复至90次/分，潮气量600mL左右，血氧饱和度逐渐上升至80%以上，继续观察指末血氧饱和度。考虑患者为青年男性，既往肥胖、高血压病史多年，存在慢性肾功能不全及慢性心力衰竭，本次合并肺部感染，病情进行性加重，导致严重呼吸困难、二氧化碳潴留昏迷。积极呼吸机支持治疗后，病情缓解，二氧化碳潴留好转，但氧合情况仍差，氧合指数50左右，病情仍危重。患者长期低氧血症导致体内各脏器功能受损，病情渐进性加重，严重时可危及生命。经积极诊疗以及加强护理预防压疮等措施，逐渐脱离呼吸机，高流量呼吸机序贯治疗，观察呼吸及二氧化碳潴留情况，病情未反复加重，撤离高流量氧疗，临床治愈出院。

四、入院初步诊断

1. 肺炎；2. Ⅱ型呼吸衰竭；3. 心功能Ⅳ级；4. 肾积水；5. 慢性肾功能不全；6. 高血压3级（极高危）；7. 呼吸性酸中毒合并代谢性碱中毒；8. 肥胖。

五、鉴别诊断

1. 病毒性肺炎 是由上呼吸道病毒感染向下蔓延所致的肺部炎症，免疫功能正常或抑制的个体均可罹患。大多数发生于冬春季，爆发或散流行，症状通常较轻，于支原体肺炎的症状相似，但起病急、发热、头痛、全身酸痛等症状突出，常在急性流感症状尚未消退时即出现咳嗽、少痰、或白色粘痰、咽痛等呼吸道症状。根据患者血象结果暂不可排除本诊断。

2. 真菌性肺炎 肺真菌病是最常见的深部真菌病，病理改变有过敏、化脓性炎症或形成慢性肉芽肿。X线影像表现无特征性，可谓支气管肺炎、大叶性肺炎、单发或多发结节乃至肿块阴影或空洞。病理性诊断是真菌病的金标准。常为肺念珠菌病、肺曲霉病、肺隐球菌病、肺孢子菌肺炎等，需要进一步鉴别。

3. 细菌性肺炎 起病急，多以咳嗽、咳痰为主要临床表现，多伴有发热，可伴有胸闷、气短等症状，胸部影像学可见片状密度增高影有助于确诊。

4. 肺结核 为慢性消耗性疾病，临床表现有咳嗽、咳痰、咯血，同时伴发热、乏力、盗汗等全身结核中毒症状。胸部CT常提示病变多发生于上肺尖、后段及下肺背段的密度增高影。

5. 肺脓肿 是肺组织坏死形成的脓腔。临床特征为畏寒、高热、咳嗽、咳大量脓臭痰的症状，血白细胞、中性粒细胞值显著增高，胸片显示可有一个或多发的含气液平的空洞。该患者有咳嗽临床症状，完善相关辅助检查以鉴别。

六、最终诊断

1. 肺炎；2. Ⅱ型呼吸衰竭；3. 心功能Ⅳ级；4. 肾积水；5. 慢性肾功能不全；6. 高血压3级（极高危）；7. 呼吸性酸中毒合并代谢性碱中毒；8. 肥胖；9. 肺性脑病。

七、出院情况

生命体征平稳，指末血氧饱和度维持在90%~95%，神志清，查体配合。双侧瞳孔等大等圆，直径3.0mm，对光反应灵敏；胸廓对称无畸形，双侧语颤正常，双肺呼吸音粗，未闻及异常杂音，心音有力，律齐，各瓣膜听诊区未闻及明显病理性杂音；腹胀，全腹压痛及反跳痛不可查，肝脾肋下未触及，肠鸣音弱，下腹部及会阴部皮肤暗红，色素沉着；四肢肌力正常。复查：N 端 B 型钠尿肽前体2 772.86pg/mL，血气分析：PH 7.330、二氧化碳分压 61.50mmHg、氧分压 73.60mmHg、氧饱和度 93.80%、乳酸浓度 40mmol/L。

八、讨论

患者为青年男性，体重过于肥胖，既往存在高血压及慢性心力衰竭，本次合并肺部感染、呼吸衰竭，APACHE Ⅱ 评分 19 分，病情危重；长期肥胖，心力衰竭，可能出现猝死风险。

对于严重肺部感染，长期持续低氧血症导致昏迷、脑损伤、肝肾损伤等多器官功能障碍，危及生命。患者既往有高血压病史，自身血管条件差，住院期间可能出现突发急性脑卒中、急性心肌梗死、恶性心律失常、肺栓塞等情况，危及生命。患者过度肥胖，护理翻身难度很大，压疮预防困难。脱离呼吸机后患者容易因二氧化碳潴留导致肺性脑病而昏迷插管呼吸机治疗，必要时可以气管切开后续康复。

患者出院后，要采取积极措施减肥，必要时行减肥手术治疗。做好随访工作，联系内分泌科、营养科、外科共同采取减重措施。

（马小军）

第二节　心肌梗死合并肾衰竭

一、病例摘要

患者：祁某某，男，51 岁。

主诉：呼吸困难 9 小时。

现病史：患者入院当日晨 5 时无明显诱因出现呼吸困难，不能平卧，呈端坐呼吸，无发热、胸闷、胸痛、咯血等不适，自行监测血氧饱和度 83%，心率 120 次/分，予以家庭氧疗（4L/min），血氧饱和度可上升至 91%，症状持续不缓解，急诊至当地县医院，行心电图提示急性前壁心肌梗死，肌钙蛋白及 NT-proBNP 明显升高，考虑急性心肌梗死，进一步转院治疗。自发病以来，患者神志清楚，精神差，未进食，无大便，膀胱造瘘可见脓性尿液引出。

二、查体

体温 36.0℃，心率 105 次/分，呼吸 28 次/分，血压 173/110mmHg。端坐呼吸。神志清楚，对答切题。眼睑轻度水肿，双侧瞳孔等大等圆，对光反射灵敏。经鼻高流量吸氧（流速 40L/min，氧浓度 80%），指末氧饱和度 95% 左右。双肺呼吸音清，可闻及满肺湿啰音。

心律齐，各瓣膜听诊区未闻及病理性杂音。腹软，肠鸣音可闻及。留置膀胱造瘘引流管通畅，可见淡黄色脓性尿液引出。双下肢无水肿。心电图：急性前壁心肌梗死。

三、诊疗经过

入院后完善检查，考虑急性心肌梗死，联系心内科会诊后保守治疗，治疗上给予重症监护，经鼻高流量吸氧，间断床旁血液滤过（CRRT），双联抗血小板，稳定血管斑块，头孢他啶抗感染，促红素改善肾性贫血，维持水电解质平衡，营养支持等治疗。患者病情逐渐好转出院。

四、入院初步诊断

1. 急性心肌梗死；2. 糖尿病肾病 5 期，慢性肾衰竭，维持血液透析；3. 糖尿病视网膜病变；4. 高血压病 3 级，极高危；5. 焦虑症，失眠症；6. 泌尿系感染；7. 陈旧性脑梗死。

五、鉴别诊断

1. 急性心肌梗死　胸痛部位与心绞痛相同，但程度剧烈，持续时间长。心电图可见病理性 Q 波及 ST 段抬高，心肌酶学及心肌损伤标记物升高。患者心电图可见前壁导联 ST 段抬高，与该病相符。

2. 稳定心绞痛　亦称稳定型劳力性心绞痛，发病时间大于一个月，缺血性胸痛的诱因、程度、时限、缓解方式大致保持不变或发作次数倾向减少，无静息胸痛。该患者临床表现与此不符。

3. 肺栓塞　可表现为类似心衰症状，如劳力性呼吸困难、气短，亦可伴有胸痛、晕厥等，动脉血气分析多提示低氧血症，常伴有下肢静脉血栓。本患者临床表现与此不符。

4. 胃食管反流病　本病以烧心和反流为常见症状，常在餐后一小时左右出现，卧位、弯腰或腹压增高时可加重，部分患者可伴有胸痛，但胸痛与体力活动无关，且持续时间较长。本患者临床表现与此不符。

六、最终诊断

1. 急性大面积心肌梗死 Killip Ⅳ级，急性心力衰竭；2. 糖尿病肾病 5 期，慢性肾衰竭，维持血液透析，肾性贫血；3. 糖尿病视网膜病变；4. 高血压病 3 级，极高危；5. 焦虑症，失眠症；6. 泌尿系感染；7. 陈旧性脑梗死；8. 电解质紊乱，高钾血症，低钠血症，低钙血症；9. 代谢性酸中毒。

七、出院情况

患者病情相对平稳，未诉不适。查体：体温正常，心率 95 次/分，呼吸 21 次/分，血压

136/82mmHg。神志清楚，对答切题。双肺呼吸音清，未闻及湿啰音。心律齐，各瓣膜听诊区未闻及病理性杂音。腹软，肠鸣音可闻及。留置膀胱造瘘引流管通畅，可见淡黄色透亮尿液引出。

八、讨论

患者病情危重，随时有生命危险，心梗急性期有可能出现急性心力衰竭、肺水肿、心源性休克、严重心律失常、呼吸衰竭、心脏破裂等并发症，危及生命。患者基础疾病多，自身血管条件差，有可能出现急性脑梗死、脑出血、内脏出血、肺栓塞、多脏器功能衰竭。本次考虑急性心肌梗死合并急性心力衰竭，全身容量负荷较重，注意及时血液透析，减轻心脏负荷，改善循环，改善心肌代谢，双联抗血小板、调脂等治疗，密切监测心电图、心梗标志物及心功能变化。

针对急性心肌梗死、急性肺水肿，与心内科医师讨论后认为其具体心肌梗死发病时间不能明确，心功能、肾功能极差，冠脉介入手术风险高而获益不明确，故不考虑急诊冠脉介入治疗；建议给予阿司匹林、氯吡格雷抗血小板治疗，他汀类药物抗动脉粥样硬化。

因为患者有原发疾病糖尿病肾病尿毒症期，容易合并泌尿系感染，而感染可能加重全身炎症反应增加心脏负荷，应该积极完善尿培养明确致病菌，待结果回示后根据药敏结果调整抗感染方案。另外联系泌尿外科医师给予造瘘口碘伏消毒，bid，定期更换膀胱造瘘管。

（马小军）

第三节 急性脑梗死、癫痫持续状态

一、病例摘要

患者：朱某某，男，69岁。

主诉：意识障碍、右上肢抽搐9小时。

现病史：起病急，患者因急性脑梗死在当地医院住院治疗，入院当日凌晨3时出现意识模糊、呕吐、口角歪斜、右上肢抽搐，给予静脉泵入丙戊酸钠、咪达唑仑抗癫痫治疗，但仍间断抽搐，后救护车转入院急诊，给予静点地西泮静脉推注治疗后，抽搐停止，后以"癫痫持续状态"继续治疗，患者平素饮食、睡眠、二便可，近来体重未见明显改变。

二、查体

体温36.9℃，脉搏70次/分，呼吸20次/分，血压160/103mmHg（左侧），166/96mmHg（右侧），双肺听诊呼吸音粗，未闻及明显干湿性啰音，心律不齐，心率104次/分，心音有力，各瓣膜听诊区未闻及明显杂音及额外心音，腹平软，无压痛、反跳痛，双下肢未见明显水肿。神经系统查体：镇静状态，高级智能无法配合，双侧瞳孔等大等圆，直径约2mm，对光反射存在，四肢肌力无法配合，肌张力基本正常，双侧浅感觉存在，右侧巴氏征（+），脑膜刺激征阴性。

三、诊疗经过

入院后给予静点地西泮静脉推注治疗后，抽搐停止，因患者需持续泵入咪达唑仑抗癫痫治疗，呼吸抑制风险极高，转入ICU监护下继续治疗。1. 重症监护，维持生命体征平稳；2. 面罩吸氧，加强气道管理；3. 给予丙戊酸钠及左乙拉西坦控制癫痫，观察神志情况；4. 给予抑酸预防应激性溃疡、抗感染、抗血小板、稳定血管内皮、维持水电解质平衡、营养支持等治疗；5. 给予低分子肝素抗凝，预防急性血栓栓塞事件；6. 预防长期卧床相关并发症。3月1日给予高流量吸氧治疗。入院后患者体温高，降钙素原，痰液多，呼吸困难，3月5日给予头孢他啶抗感染治疗。患者病情较前明显好转，神志逐步清楚，未再抽搐，体温较前下降，降钙素原明显下降，感染明显好转。治疗期间，患者转氨酶逐渐上升，考虑为药物性肝损伤，给予保肝治疗后，转氨酶下降。当前病情明显好转，生命体征平稳，符合出院指征。

四、入院初步诊断

1. 癫痫持续状态；2. 脑梗死；3. 脑膜瘤；4. 心房纤颤；5. 肺气肿；6. 支气管扩张；7. 双侧股骨头坏死；8. 左肾结石。

五、鉴别诊断

1. 高血压脑病　不同程度的意识障碍、剧烈头痛、恶心呕吐及惊厥是高血压脑病的三个主要的全脑症状，随血压降低而症状逐渐消失，进一步检查排除此诊断。

2. 假性发作　是由心理因素而非脑电紊乱引起的脑部功能异常，临床表现与癫痫相似。假性发作时脑电图上无相应的痫性放电，需进一步给予脑电图检排除此诊断。

3. 短暂性脑缺血发作（TIA）　多见于老年人，常有冠心病、高血压、糖尿病病史，持续时间数分钟至数小时不等，临床症状多为缺失而非刺激，肢体的瘫痪比抽搐多；肢体抽动从表面看类似癫痫，多数没有癫痫家族史，肢体抽动不规则，脑电图无明显痫性放电，需进一步完善相关检查以鉴别。

六、最终诊断

1. 癫痫；2. 急性脑梗死；3. 脑膜瘤；4. 蛛网膜囊肿；5. 双下肢静脉血栓、坏疽；6. 心房纤颤；7. 药物性肝损伤；8. 尿路感染。

七、出院情况

病情明显好转，神志清楚，自主睁眼，能正确回答问题、肢体可遵嘱动作，左上肢肌力4级，右上肢肌力3级，双下肢肌力1+级。双侧巴氏征阴性。双侧瞳孔等大等圆，直径约1.5mm，对光反射灵敏。患者未再抽搐。面罩吸氧（6L/min），指末血氧饱和度100%。听诊双肺呼吸音清，可闻及痰鸣音。体温36.5℃，房颤节律，心室率105次/分，律不齐，脉率96次/分。血压135/76mmHg。口服半流食，患者无呛咳，腹平软，肠鸣音3次/分。双下肢膝关节以下皮肤发黑，表面附有斑片状皮屑，右下肢可见软组织破损。

八、讨论

患者有房颤，其为脑栓塞的高危因素，此次脑梗死不排除房颤血栓脱落导致。强调房颤患者平素规范治疗的重要性。脑梗死后可能继发癫痫，给予常规药物抗癫痫治疗效果差，抽搐对脑功能影响很大可能造成缺氧性脑病，所以根据病情给予必要的镇静，保证气道通畅，面罩给氧，高流量序贯，需要警惕呼吸道窒息，随时可能气管插管呼吸机。

患者病情重，既往长期房颤、多次脑梗死、下肢静脉血栓形成，病情可进行性加重危及生命。住院期间并发肺部感染、泌尿系感染等危及生命；下肢静脉血栓脱落导致肺栓塞危及生命；房颤血栓脱落导致急性脑梗死、肠系膜上动脉栓塞等危及生命；其他难以预知的急性事件危及生命。

患者在诊疗过程中，出现血氧饱和度低至80%左右，经鼻吸痰效果不佳，考虑患者咳痰差，有窒息风险，及时给予经鼻支气管镜检查、吸痰治疗，之后酌情减少镇静强度、加强翻身拍背、雾化体位引流等综合措施，没有再出现严重低氧血症。提示我们在镇静治疗时，一定要随时警惕气道保护策略。

（刘　杰）

第四节　重症肺炎、多器官衰竭

一、病例摘要

患者：赵某某，男，59岁。

主诉：发热伴咳嗽3天，腹泻1天。

现病史：患者入院前3天晨起无明显诱因出现发热、乏力、全身酸痛，不能自行下床，测量体温39℃，伴咳嗽、咳痰，痰液不易咳出，纳差，嗅觉减退，无腹泻、恶心呕吐、眼部不适等症状，自行口服感冒胶囊、布洛芬、扑热息痛治疗，未予重视。今晨患者腹泻1次，呈水样便，尿色发红，尿量尚可，呼吸困难进一步加重，就诊于当地县人民医院，提示血压偏低，予以锁骨下静脉穿刺，完善胸部 CT 提示左肺实变（自阅片），进一步转诊上级医院急诊科，心电监护提示血氧饱和度 69%，心率 200 次/分，血压测不出，立即行经口气管插管、呼吸机支持呼吸、扩容补液、血管活性药物升压，请呼吸科及心内科会诊后，考虑重症肺炎、感染性休克、房颤，因病情危重，急诊收入重症医学科。

二、查体

体温 38.5℃，脉搏 190 次/分，呼吸 35 次/分，血压 131/75mmHg。经口气管插管，呼吸机支持呼吸，指末氧饱和度 89%。神志镇静镇痛，双侧瞳孔等大等圆，直径约 3.0mm，对光反应灵敏。双肺呼吸音粗，未闻及明显干湿性啰音。心率 190 次/分，房颤节律，各瓣膜听诊区未闻及杂音，无附加心音及心包摩擦音。腹平软，肝脾肋下未触及，肠鸣音较弱。双下肢无水肿。

三、诊疗经过

入院后大剂量血管活性药物提升血压，经口气管插管，呼吸机支持呼吸，完善病原学检测，给予抗病毒、抑制炎性风暴、抑酸预防应激性溃疡、抗凝、镇静镇痛、维持水电解质平衡、营养支持等治疗。当天复查危急值报告：血细胞分析（五分类）：白细胞 $0.50×10^9$/L、中性细胞百分比 69.80%、中性粒细胞绝对值 $0.35×10^9$/L，凝血功能紊乱、低蛋白血症、肝肾功能损害等。根据入院后相关病情变化及检查结果调整诊断为：1. 重症肺炎；2. 急性呼吸衰竭；3. 感染性休克；4. 粒细胞缺乏症；5. 血小板减低；6. 心房纤颤（心功能不全）；7. 肾功能不全；8. 重度低蛋白血症；9. 横纹肌溶解症；10. 凝血功能异常；11. 腹泻；12. 高血压病 2 级（极高危），完善病原学检测，明确致病菌，经验性使用美罗培南抗感染，给予可获得的抗病毒药物阿兹夫定、胸腺法新提高免疫力等治疗；病情持续恶化，发生多器官功能障碍，行床旁 CRRT 以及体外膜氧合（ECMO）治疗、大剂量去甲肾上腺素及多巴胺等难以维持循环氧合，最终抢救无效死亡。

四、入院初步诊断

1. 重症肺炎；2. 急性呼吸衰竭；3. 感染性休克；4. 腹泻；5. 高血压病 2 级（极高危）。

五、鉴别诊断

1. 病毒性肺炎　是由上呼吸道病毒感染向下蔓延所致的肺部炎症，免疫功能正常或抑制的个体均可罹患。大多数发生于冬春季，爆发或散流行，症状通常较轻，与支原体肺炎的症状相似，但起病急、发热、头痛、全身酸痛等症状突出，常在急性流感症状尚未消退时即出现咳嗽、少痰或白色粘痰、咽痛等呼吸道症状。根据患者血象结果暂不可除外本诊断。

2. 真菌性肺炎　肺真菌病是最常见的深部真菌病，病理改变有过敏、化脓性炎症或形成慢性肉芽肿。X 线影像表现无特征性，可谓支气管肺炎、大叶性肺炎、单发或多发结节乃至肿块阴影或空洞。病理性诊断是真菌病的金标准。常为肺念珠菌病、肺曲霉病、肺隐球菌病、肺孢子菌肺炎等，需要进一步鉴别。

3. 细菌性肺炎　起病急，多以咳嗽、咳痰为主要临床表现，多伴有发热，可伴有胸闷、气短等症状，胸部影像学可见片状密度增高影有助于确诊。目前不除外本诊断。

4. 肺结核　为慢性消耗性疾病，临床表现有咳嗽、咳痰、咯血，同时伴发热、乏力、盗汗等全身结核中毒症状。胸部 CT 常提示病变多发生于上肺尖、后段及下肺背段的密度增高影。

六、出院情况

临床死亡。

七、讨论

患者为老年人，入院前在当地医院曾治疗，但效果差，转入重症医学科时已经处于抢救状态，已采用大剂量血管活性药物以及较高力度的呼吸机参数，而且生命体征不平稳，血氧饱和度持续偏低，持续炎症风暴，粒细胞缺乏，最终使用了床旁 CRRT 以及 ECMO 心肺支持等治疗，但仍然无法维持生命体征，救治无效死亡。

回顾该患者早期发病在当地检查已经发现肺脏实变，虽然没有直接证据为病毒性肺炎，但根据患者病情进展速度，而且处于流感季节，高度怀疑病毒相关可能。在实验室没有充分微生物或病毒报告时，以经验性用药使用抗病毒以及广覆盖的碳青霉烯抗感染。其实该患者并没有老年慢性病、长期卧床、抑制免疫治疗、恶行消耗性疾病等背景，突发肺部感染，急剧进展，没有能够引起患者及家属重视及时到院内诊疗。入院时的一系列危急值提示我们，重症肺炎起病在老年人中往往隐蔽，可能有沉默性缺氧表现，老年人往往多忍耐导致病情加重。

（刘　杰）

第五节　颌面部间隙感染并发心梗

一、病例摘要

患者：郭某某，男，63 岁。

主诉：右侧面部肿胀疼痛不适 8 天余。

现病史：入院前 8 天，患者出现右侧下颌后牙疼痛不适，自行口服一清颗粒、阿莫西林

3 天，无效反加重，出现右侧面部肿胀疼痛，就诊于当地卫生所，给予克林霉素静脉（具体不详）静脉滴注 6 天，症状未缓解，右侧面部憋胀疼痛不适，今于医院口腔科就诊，以"颌面间隙感染"收治入院，患者自发病以来，神志清，精神一般，睡眠不佳，饮食一般，大小便正常。

二、查体

生命体征平稳，神志清，精神可，查体配合。患者颌面部左右不对称，右侧颊部、咬肌区、颌下区肿胀，皮色红，皮温高，质硬，皮纹消失，未触及明显凹陷性水肿，张口度轻度受限，口内见：全口恒牙列，口腔卫生差，46 根尖前庭沟肿胀明显，触痛（+++），48 远中龋坏，周围牙龈未见明显红肿，右侧下唇无麻木不适，未见明显面神经异常。

三、诊疗经过

积极完善术前检查，排除禁忌证，在全身麻醉下行颌面部间隙感染切开引流术，术中诊断颌面部间隙感染（咬肌间隙、颊间隙、颌下间隙感染），术后因为颈部明显水肿有窒息风险，带气管插管转入重症医学科，给予呼吸机支持呼吸，保持气道通畅，适时拔除经口气管插管，保持引流管通畅，观察引流情况。经验性试用头孢哌酮舒巴坦联合甲硝唑抗感染，适当扩容补液、抑酸预防应激性溃疡、化痰、维持水电解质平衡、营养支持等治疗。转入 ICU 当日 23：00 患者床旁心脏彩超提示节段性室壁运动异常（室间隔、左室前壁、左室心尖部），肌钙蛋白 T 0.101ng/mL、床旁心电图提示 I、AVL、V1～V6 导联 T 波倒置，心电图有明显变化；考虑急性心肌梗死，请心内科会诊，无急诊手术指征，积极给予双联抗血小板、低分子肝素抗凝、调脂稳定斑块等治疗，密切观察心功能、血压、心电等情况；患者血压持续偏低，紧急行右侧股静脉置管术，泵入血管活性药物后血压上升。之后患者病情相对平稳，无胸痛、胸闷、呼吸困难等不适。治疗 3 天后呼吸平稳，氧合功能可，行 SBT 试验顺利，予以拔除经口气管插管，接面罩吸氧，血氧饱和度维持在 90% 以上。患者血压水平可，暂停去甲肾上腺素。患者休克已纠正，面罩吸氧，生命体征平稳，转入口腔科继续治疗。1 周后停抗生素，创面换药，出院。

四、入院初步诊断

1. 颌面部间隙感染（颊间隙感染、咬肌间隙感染、颌下间隙感染）；2. 高血压病 2 级（高危）；3. 神经衰弱。

五、鉴别诊断

1. 面部痛　相应多个毛囊及其附件发生的急性化脓性炎症，其病原菌主要为金黄色葡萄就球菌，局部扩散，周围组织坏死，坏死组织溶解排除后，可形成多数蜂窝状腔洞。目前暂不能完全排除。

2. 上颌骨囊肿　多发生于青壮年，生长缓慢，初期无自觉症状，如囊肿发展到较大时，扪诊时可有乒乓球样的感觉。患者右侧眶下区肿胀，皮纹消失，皮温高，考虑间隙感染。

3. 疣　是皮肤可常见的增生性疾病，临床所见的各种疣均系 HPV 感染所致，人体皮肤及黏膜的复层鳞状上皮是 HPV 的唯一宿主，一般认为，HPV 感染主要是通过直接接触和自我接种，皮肤损伤为 HPV 感染的主要原因。目前可排除该病。

六、最终诊断

1. 颌面部间隙感染（咬肌间隙、颊间隙、颌下间隙感染）；2. 急性心肌梗死　KILLIP Ⅳ级　心源性休克；3. 高血压病 2 级（极高危）。

七、出院情况

患者生命体征平稳，神志清楚，言语清晰，对答切题。颈部手术切口无菌纱布覆盖。双肺呼吸音清，未闻及干湿性啰音。各瓣膜听诊区未闻及病理性杂音。腹软，肠鸣音正常。双下肢无水肿，临床治愈出院。

八、讨论

重症颌面间隙感染要做紧急处理，切开减压引流，缓解呼吸困难，有的不能明确诊断，常需辅以 CT 或 MRI 检查，口内切口不影响美观，切开引流还可持续引流脓液，所以对于能进行口内切开引流的颌面间隙感染，脓肿形成后还是要尽早切开引流。当脓肿已形成并且皮下已触及明显波动感，穿刺治疗已无意义，需切开引流。

老年患者为动脉硬化群体，平素可能无冠心病症状或隐匿未重视，术前常规检查无明显证据，由于口腔疾病在医保使用上的限制等未做全面检查。该患者术后发生了心肌梗死，可能是其有潜在的冠心病冠脉狭窄。在重症感染、手术等应激综合因素诱发下，原有的冠脉狭窄出现痉挛等从而引发急性梗死。因在监护病房，被及时发现。虽无冠脉介入指证，但进行了积极内科治疗，病情得到及时控制，没有发生再灌注心律失常、梗死面积扩大甚至心脏破裂等恶性事件。但后期要行冠脉造影明确病变血管，调整诊治方案，警惕再梗死。

（李泽南）

 骨折后并发过敏性休克

一、病例摘要

患者：郎某某，男，73 岁。

主诉：双膝疼痛、畸形伴活动受限 25 年，加重 5 年余。

现病史：患者 25 年前无明显诱因出现行走时双侧膝关节疼痛，伴双膝内翻畸形及活动受限，期间予以保守治疗后，疼痛稍缓解，5 年余前自觉双膝疼痛及活动受限逐步加重，左侧为著，就诊于当地医院，拍 MRI 示：双侧膝关节骨性关节炎。今患者为求进一步诊治来院就诊，收住骨科。患者自发病以来，精神食欲可，大小便正常。

二、查体

患者神志清，精神可，对答切题。双侧膝关节无明显肿胀，左侧膝关节内翻约 10°，活动范围 15°~100°（屈），浮髌试验阴性，过伸过屈试验阳性，髌骨摩擦试验阳性，Lachman 试验阴性，麦氏征阴性，侧方应力试验阴性，膝关节间隙压痛阳性；右侧膝关节内翻约 10°，活动范围 5°~100°（屈），浮髌试验阴性，过伸过屈试验阳性，髌骨摩擦试验阳性，Lachman 试验阴性，麦氏征阴性，侧方应力试验阴性，膝关节间隙压痛阳性；双下肢无肿胀，双侧足背动脉搏动好，双足感觉、活动好；右侧小腿下段可见陈旧性手术疤痕；余未见明显异常。

三、诊疗经过

入院后计划行人工膝关节表面置换术，术前因患者患有"冠心病"病史 10 余年，伴"窦性心动过缓"，具体病情患者及家属叙述不清，完善相关检查，请心血管内科医师会诊后，建议完善心脏 CTA 等检查明确诊断，暂时予以停用氯比格雷，继续予以肝素桥接治疗，排除手术禁忌，择期行手术治疗。

在行 CTA 检查注射造影剂时出现过敏性休克，积极抢救。患者全身皮肤潮红，皮肤湿冷，心率 94 次/分，呼吸 46 次/分，血压 128/110mmHg，末梢指氧饱和度 99%，立即予吸氧、多参数生命体征监测，抗过敏治疗，迅速出现呼吸急促、困难，末梢指氧降至 67%，血压降至 99/47mmHg，予无创呼吸机辅助呼吸，指氧仍低，患者精神烦躁，予镇静后气管插管接呼吸机辅助呼吸，9 时 45 分许心电监测提示患者房颤心律，呼叫床旁心脏彩超。呼吸机辅助呼吸下患者末梢指氧仍低，急查血气分析，氧分压正常，考虑患者休克导致末梢循环差致指氧低；乳酸高，予碳酸氢钠静脉滴注纠酸，请重症医学科会诊。患者再次出现血压下降，急诊行中心静脉穿刺置管术，泵入血管活性药物护送患者转入重症医学科。转入后给予呼吸机支持呼吸，根据患者情况适时拔除经口气管插管。予扩容补液抗休克；利尿促进造影剂排出；血管活性药物维持血压，根据血压调整剂量；适度镇痛镇静、脱水；抑酸预防应激性溃疡；营养支持等治疗。

患者入科后血压仍低，床旁超声评估提示下腔静脉变异度较大，乳酸高，考虑有效循环容量不足，末梢灌注差，在去甲肾上腺素联合多巴胺泵入基础上，给予静脉滴入碳酸氢钠林格 1 500mL，血压逐渐上升，17：52 血压上升至 136/86mmHg。患者便血阳性，考虑应激性胃粘膜损伤，给予泵入抑酸治疗，观察患者大便颜色性状；肝酶、心肌酶明显升高，考虑灌注不足导致的继发急性损伤，密切观察尿量及肌酐指标变化。经积极诊治，患者于 2 日后拔除气管插管，3 日后各项指标明显好转，平稳转回骨科。

四、入院初步诊断

1. 双膝关节骨性关节炎；2. 冠状动脉粥样硬化性心脏病；3. 窦性心动过缓。

五、鉴别诊断

1. 类风湿性关节炎　可有膝关节肿胀、疼痛等表现，多累及四肢小关节，对称发病，伴有晨僵。化验检查有血沉加快、类风湿因子阳性等表现。本例结合辅助检查可以排除。

2. 膝关节韧带损伤　一般急性发作，有外伤史。本病例病史明确，结合查体及影像学检查可以排除。

六、最终诊断

1. 双膝关节骨性关节炎；2. 过敏性休克；3. 冠状动脉粥样硬化性心脏病；4. 窦性心动过缓。

七、出院情况

患者生命体征平稳，神志清楚，言语清晰，对答切题。双肺呼吸音清，未闻及干湿性啰音。各瓣膜听诊区未闻及病理性杂音。腹软，肠鸣音正常。双下肢无水肿，临床治愈出院。

八、讨论

过敏性休克是一种发生于对某些特定变应原有超敏反应的个体的突发且危及生命的急诊重症，特征是血管屏障破坏及血浆外渗。过敏反应及过敏性休克的治疗策略主要包括清除过敏原、动态监测生命体征、抗休克治疗（肾上腺素、液体复苏、控制血压）、抗过敏治疗。在人体内全身性过敏反应发生后 10min 内血浆外渗可使全身循环血容量损失 35% 左右，直接导致低血容量性休克的发生，并可进一步损害全身器官功能。

碘克沙醇作为一种新型的、非离子型、六碘化、与血液等渗的双体造影剂，于 2010 年被权威心血管学术组织 ACC/AHA 在临床指南中认定为最高推荐级别 Ⅰa，目前已被国家人力资源和社会保障部正式列入《国家基本医疗保险、工伤保险和生育保险药品目录》。碘克沙醇虽然在 CT 诊断和介入进行造影时为我们提供了一种新型的更安全的造影剂选择，不良反应临床少见，但也能引起严重不良反应发生。有文献报道患者行冠状动脉造影术，造影剂为碘克沙醇注射液，术中患者突然出现恶心、呕吐，呕吐物为胃内容物及黄绿色液体，伴头晕、咽喉部紧缩感、呼吸困难等症状，血压下降至72/40mmHg，心率减慢至52次/min，即刻给予迅速扩容，同时给予多巴胺、肾上腺素、阿托品、地塞米松等药物及胸外按压等积极抢救措施，并即刻行术中床旁超声探查心包及胸腔大血管、腹部脏器及腹膜后未发现有积液及血肿；经积极抢救，但血压、心率无法维持至正常，终因循环、呼吸衰竭、抢救无效死亡。有报道碘克沙醇致迟发药物不良反应的发生率为1.52%。对比剂所致迟发型过敏的常见表现为皮疹，占所有过敏反应的30%~90%，以荨麻疹、过敏性皮炎为主。本患者也有皮肤的典型表现。

过敏性休克的抢救：肾上腺素能立即收缩血管，减少血浆外渗，阻止致敏原引起的组织胺释放。气道保护特别关键，患者可能因为喉头水肿气道痉挛致全身缺氧、心脏骤停，紧急情况下要气管插管。肾上腺皮质激素可增加肾上腺素作用，阻止变态反应。血管活性药物以及充分扩容补液，可纠正酸中毒等。

（李泽南）

第七节　肝硬化并发消化道大出血、休克

一、病例摘要

患者：赵某某，男，59岁。

主诉：间断呕血30分钟。

现病史：患者入院前30分钟无明显诱因出现呕血症状，为鲜红色，期间夹杂凝血块，伴心慌、大汗、头晕、头懵，不伴黑便、发热、腹痛、腹胀、咳嗽、咳痰等，立即就诊，予中心静脉置管术、抑酸、扩容补液等对症治疗后拟以消化道出血转入消化内科。病程中患者精神差，未进食，小便如常，未排大便，体重无明显变化。

二、查体

体温36.3℃，脉搏68次/分，呼吸23次/分钟，血压86/52mmHg，身高170cm，体重75kg。神志清楚，精神差，推入病房，查体合作。皮肤粘膜无黄染、出血点，浅表淋巴结未触及肿大，双肺呼吸音粗，未闻及明显干湿啰音，心率68次/分，律齐，各瓣膜听诊区未闻及杂音。腹肌韧，中上腹压痛阳性，未及反跳痛，肝肋下脾于肋下未触及，移动性浊音阴性，肠鸣音正常。双下肢无水肿。生理反射存在，病理征未引出。

三、诊疗经过

入院后急诊行胃镜检查，发现贲门下方至胃体中下部小弯侧可见粘膜撕裂，近口侧见一血管断端伴活动性出血，用止血钳电凝止血，过程顺利。诊断意见：胃体粘膜撕裂伴出血。

电凝止血术后予以病重通知、一级护理、吸氧、心电监测、禁食禁饮，给予艾斯奥美拉唑、生长抑素持续泵入、抑酸、降门脉压、预防感染、静脉营养等对症支持治疗，观察病情变化。

患者术后诉腹胀，再次出现呕血，急查血系列，下病危通知，给予扩容、补液、配输血对症治疗，请介入科、普通外科、重症医学科急会诊，建议再次行胃镜检查明确出血原因，急行胃镜检查提示食管静脉曲张（Les-i，D1.0，Rf1）、胃体粘膜撕裂，胃内大量新鲜血液及血凝块，无法详细观察，贲门下方至胃体中下部小弯侧可见粘膜撕裂，未见明显新鲜出血。后患者安返病房。当日夜间1点40分患者诉心慌、大汗，随及排黑色糊状便约300g，心率58次/分，血压81/46mmHg，测末梢血糖12.4mmol/L。请介入科会诊后，行腹腔动脉、肠系膜上动脉、肠系膜下动脉造影+胃左动脉栓塞术。胃左动脉远端分支略增多；脾动脉前向血流缓慢，管壁欠光滑；肝动脉、胃十二指肠动脉、肠系膜上动脉、肠系膜下动脉未见明显对比剂外溢征象。将微导管头端超选择性置于胃左动脉，缓慢予明胶海绵颗粒（350~560μm）适量，栓塞至血流明显减缓，远端分支不显影。拔除导管。

术后患者心率120次/分、血压86/43mmHg（大剂量升压药物维持血压情况下），考虑仍有活动性出血，期间请普外科、重症医学科会诊，建议再次急诊行胃镜检查，胃镜提示：贲门后壁下方可见一隆起，表面凹陷，有少量出血，给予分两次共注射聚桂醇12毫升+3毫升组织胶+4毫升空气，最后注射后隆起变硬，出血停止，术后患者生命体征不平稳（大剂量升压药物维持血压），经口气管插管，转入重症医学科进一步治疗。转入后给予患者扩容补液、升压、纠正休克状态、输血及降血氨、保肝治疗，行灌肠及胃肠减压缓解腹胀。予冰盐水反复胃管冲洗，保障胃管通畅，观察消化道出血情况；监测血红蛋白含量变化，明确是否存在活动性出血；继续灌肠，促进排便及排气，必要时可白醋灌肠清除肠道氨蓄积，预防肝性脑病；患者大量失血，血小板过低，出血风险高，给予患者静脉补充血小板治疗，复查腹部超声，明确腹水量后给予保肝、利尿，腹腔置管引流等对症；之后病情逐渐平稳，转回消化内科继续诊治，后好转出院。院外继续行抗病毒、保肝、利尿、对症等治疗，定期复查。

四、入院初步诊断

1. 消化道出血；2. 乙肝后肝硬化。

五、鉴别诊断

1. **消化性溃疡**　本病平时有腹痛、烧心、反酸等表现，可有呕血、黑便表现，该患者平素无上述症状，需胃镜确诊。

2. **消化道肿瘤**　老年人多见，可有消瘦、纳差、腹痛、黑便等，该患者为老年人，肿瘤高危，需要胃镜确诊。

3. 食管胃底静脉曲张破裂出血 多见于肝硬化、门脉高压症者，出血量大，行胃镜、腹部影像学等可明确。该患者既往有乙肝肝硬化病史，首先考虑该病。

4. 贲门粘膜撕裂 多急性起病，剧烈呕吐之后多见呕血，该患者无明显剧烈呕吐诱因，需要行胃镜检查确诊。

六、最终诊断

1. 胃体粘膜撕裂伴出血；2. 肝硬化伴贲门下静脉曲张破裂出血；3. 失血性休克；4. 鲍曼不动杆菌感染；5. 胃左动脉栓塞术后；6. 乙肝后肝硬化失代偿期；7. 肝硬化伴食管静脉曲张；8. 脾大；9. 脾功能亢进；10. 脾脏多发梗死；11. 电解质紊乱；12. 腹腔积液；13. 低蛋白血症，14. 胸腔积液；15. 慢性肝衰竭；16. 肾功能不全。

七、出院情况

患者一般情况尚可，精神食欲较前明显好转，大小便基本正常。查体：皮肤巩膜无黄染，双肺呼吸音低，未闻及干湿性啰音，各心脏瓣膜区未闻及杂音，腹软，无明显压痛、反跳痛，移动性浊音阴性，未见静脉曲张及瘢痕，未触及包块，肠鸣音正常，血红蛋白正常范围，肝肾功能明显好转。

八、讨论

患者系上消化道大出血，出血量大，既往有乙肝肝硬化病史，但是从未出现消化道出血，入院时出血原因不明，在呼吸循环可维持的前提下，立即完善了胃镜检查以明确出血原因。在外出检查过程中随时可能因反复大出血导致呕吐物窒息、失血性休克昏迷窒息、心脏骤停等危险，要做好气道保护，充足的配血、输血准备，以及心肺复苏准备。要第一时间建立中心静脉，以保证及时的抗休克、止血药物以及血制品输入等。

患者入院后先胃镜明确出血原因和部位，进行了初步止血之后门脉高压导致再次反复出血，进行了介入止血，但仍然出血，再次选择了胃镜下止血治疗，因为当时的外科手术不是首选，创伤大，凝血功能差，麻醉过程可能加重休克。

此外在消化道大出血期间，引起一系列水电解质、酸碱平衡紊乱，凝血紊乱，对于老年人可能出现心脑血管意外、恶性心律失常等，需要密切监测处理，及时动态的动脉血气分析等。另外由于是门静脉高压导致的出血，如果血压过高还可能加重出血，因此在保证充分脏器灌注压的前提下，尽量减少扩容以及血管活性药物使用，这需要全面评估中心静脉压动态变化、动脉压检测，以及关注尿量、乳酸水平、结合动态超声评估容量等。

（罗永舟）

第八节　多发伤、脾破裂、急性呼吸窘迫综合征

一、病例摘要

患者：刘某某，男，51 岁。

主诉：外伤后腹痛不适 3 小时。

现病史：患者于入院前 3 小时在工地上不慎被挖掘机撞伤，致腹部疼痛，无恶心、呕吐，逆行性遗忘，无意识障碍、胸闷、气促、呼吸困难等症状伴随，后就诊于当地医院，行腹部 CT 检查提示肝损伤可能，建议患者至上级医院进一步治疗。遂就诊，给予抑酸、扩容、止血等对症治疗，急行肝至盆腔 CT 检查提示：1. 双侧肋骨多发骨折（新鲜）；双侧肋骨多发陈旧性骨折。2. 胸、腰椎多发附件骨折；胸 12 椎体骨折。3. 脾脏、左肾挫裂伤，建议复查；左肾囊性病变可能。4. 右侧肾上腺血肿可能。5. 腹、盆腔积血积液；腹膜炎。急诊遂以"脾挫裂伤"收住普外科。给予扩容、止血、止痛等对症治疗，继续给予心电监测及指脉氧检测，观察患者病情变化，必要时急诊行手术治疗。入院以来，患者神志清、精神紧张，未进食，大小便未解。

二、查体

体温：36.8℃，心率：67 次/分钟，呼吸：22 次/分钟，血压：100/62mmHg，身高：173cm，体重：70kg。全身皮肤粘膜未见黄染，腹部平坦，无胃肠型及蠕动波，无腹壁静脉曲张及手术瘢痕；腹肌紧，全腹压痛强阳性，无明显反跳痛，叩诊鼓音，听诊肠鸣音弱，腹穿未抽出不凝血。

三、诊疗经过

入院后完善相关辅助检查，明确诊断；积极给予抗感染、扩容、止血、止痛等对症治疗。夜间腹痛症状较前加重，急诊行腹腔镜下剖腹探查术。给予全身麻醉下行腹腔镜探查+脾破裂修补术+腹盆腔积血清除术，术中抽出腹盆腔积血约 2 000mL，术中诊断：脾挫裂伤（脾下级动脉撕裂）、腹盆腔大量积血、腹膜后血肿。术后麻醉拔管后患者血氧较差，清醒后意识错乱，情绪暴躁，面罩吸氧血氧仍仅维持不佳，转入重症医学科。转入后给予呼吸机支持呼吸，保持气道通畅，适时拔除经口气管插管；给予适当扩容补液、抑制炎性反应、抑酸预防应激性溃疡、纠正贫血、抗感染、维持水电解质平衡、营养支持等治疗，预防长期卧床相关并发症。CT 提示有肺挫伤，且氧合指数低，考虑物理损伤以及大量失血补液、休克应激炎性反应等因素导致 ARDS，暂时无法脱离呼吸机，之后复查 CT，提示右肺上叶感染性病变，双侧胸腔积液，邻近肺组织膨胀不全、实变；双肺下叶钙化灶；气管插管术后改

变。胸腔积液试穿呈血性液，考虑双侧血胸，行胸腔穿刺置管引流术。呼吸机给予高 PEEP 治疗，加强气道管理。第 5 天给予拔除气管插管，鼻饲厚朴排气合剂及开塞露灌肠。第 6 天患者出现烦躁不安、面罩加压吸氧未见明显改善，紧急气管插管，呼吸机辅助呼吸，观察 30 分钟，指末血氧饱和度升至 95% 以上。经过气管插管进支气管镜，见气管通畅，右肺支气管内可见中等粘液性分泌物阻塞，左肺支气管内可见少量粘液性分泌物，反复予抽吸。3 天后平稳，拔管，转回普外科继续治疗直到治愈出院。

四、入院初步诊断

1. 外伤后脾挫裂伤；2. 左肾挫裂伤；3. 双侧肋骨多发骨折；4. 胸腰椎多发骨折；5. 腹腔积液；6. 盆腔积液；7. 腹膜炎。

五、鉴别诊断

1. 肝破裂 患者多有明确外伤病史，受伤后患者出现腹部疼痛，严重者出现失血性休克，查体患者全腹可有压痛、反跳痛，肝区叩击痛，腹腔穿刺可见不凝血，腹部 CT 检查可见腹腔积液及肝脏损伤表现。本病例应鉴别之。

2. 肠系膜损伤出血 患者有外伤病史，受伤后患者出现腹痛、恶心、呕吐症状，查体：全腹可有压痛、反跳痛，腹腔穿刺可见不凝血，腹部 CT 检查可见腹腔积液。本病例应鉴别之。

3. 肠破裂 患者有外伤病史，受伤后出现腹痛、恶心、呕吐症状，早起可以引起明显的腹膜刺激征，少数病人有气腹，腹腔穿刺抽出浑浊液，本病例应鉴别之。

4. 脾破裂 患者多有明确外伤病史，受伤后出现腹部疼痛，严重者可出现失血性休克，查体可有全腹压痛、反跳痛，腹腔穿刺可见不凝血，腹部 CT 检查可鉴别。

六、最终诊断

1. 外伤后脾挫裂伤；2. 肺挫伤急性呼吸窘迫综合征；3. 左肾挫裂伤；4. 双侧肋骨多发骨折；5. 胸腰椎多发骨折；6. 腹腔积液；7. 盆腔积液；8. 腹膜炎。

七、出院情况

患者一般情况尚可，精神食欲较前明显好转，大小便基本正常。查体：皮肤巩膜无黄染，双肺呼吸音低，未闻及干湿性啰音，各心脏瓣膜区未闻及杂音，腹软，无明显压痛、反跳痛，移动性浊音阴性，未见静脉曲张及瘢痕，未触及包块，肠鸣音正常，血红蛋白正常范围，血常规、肝肾功能、电解质化验基本正常范围。

八、讨论

本患者入院后当时没有明确脾破裂证据，但是当日夜间腹痛加重，根据查体判断不排除消化道损伤、脏器破裂等，术中抽出腹盆腔积血约 2 000mL，及时给予脾切除止血。对于延迟性脾破裂需要引起警惕，特别是早期影像学报告描述有脾脏挫伤者，不能完全依赖影像报告，要根据患者受伤机制动态查体，必要时行诊断性穿刺、床旁超声复查，以免造成难以挽回的后果。因为有些继发出血和脾脏裂孔小、出血缓慢者早期诊断性穿刺难以发现。

对于多发伤患者，特别有肺挫伤者，要考虑肺水肿的延迟效应，在呼吸机支持状态下，有呼气末正压支持，充足的氧气供应，镇静状态氧耗小等，患者并没有出现明显的呼吸窘迫，但是在拔除呼吸机管路后，序贯高流量氧疗，患者出现呼吸快、氧和低情况，要警惕 ARDS 发生。本患者具备 ARDS 的多种因素，及时给予再次插管、呼吸机支持，病情再次稳定。提示我们对于肺损伤的延迟效应要保持警惕。

（罗永舟）

第九节　病毒性脑膜脑炎

一、病例摘要

姓名：王某，男，45 岁。

主诉：头痛、呕吐、发热 1 周，抽搐 1 天。

现病史：患者于 2017 年 4 月 7 日无明显诱因出现头痛，以前额为主，呈持续性胀痛，NRS 8 分，伴喷射性呕吐，呕吐物为胃内容物，无视物模糊、意识障碍、肢体活动障碍，无大小便失禁、性格改变等。同时伴有发热，T_{max} 38℃，畏寒，无寒战、腹痛、腹泻及尿频等，外院予扩血管药治疗，头痛、发热无好转。4 月 12 日突发四肢抽搐、呼之不应、双眼上翻，无大小便失禁，无肢体活动障碍，5 分钟后抽搐停止，但意识淡漠，反应较差。就诊，查血常规：WBC $10.13×10^9$/L，NEUT $7.84×10^9$/L，HGB 154g/L，PLT $259×10^9$/L。生化检查：Alb 50 g/L，K^+ 3.3mmol/L，Na^+ 131mmol/L，ALT 22U/L，Cr 79μmol/L。PCT < 0.5ng/mL。腰椎穿刺（LP）：脑脊液清亮透明，压力 > 330mmH$_2$O，WBC $226×10^6$/L，MONO% 97.2%，CSF-Pro 1.53g/L，CSF-Cl$^-$ 112mmol/L，CSF-Glu 3.0mmol/L。考虑颅内感染明确，病毒、结核、真菌、单核细胞增多性李斯特菌均可能，加用阿昔洛韦（0.5g，q8h）、美罗培南（2g，q8h）抗感染，甘露醇（125mL，q8h）降颅压，为进一步诊治收入急症综合病房。患者病程中否认发病前有不洁饮食，否认长期低热、盗汗，食纳欠佳，睡眠尚可，大小便正常，近 1 周体重下降 3kg。

二、查体

意识淡漠，呼之有反应，GCS 评分为 E3V4M6，生命体征平稳，左侧颞部可见成簇小水疱 [沿皮区分布的成簇水疱可能提示水痘-带状疱疹病毒（VZV），这种病毒偶尔可引起脑炎，但皮疹阴性并不能排除对 VZV 的考虑，这时会增加诊断的难度]。浅表淋巴结无肿大，颈强直，颈胸距两指，双肺呼吸音低，腹部查体无特殊，双下肢不肿。腱反射存在，双侧巴氏征阴性，布氏征、克氏征阴性 [脑炎患者可出现精神状态改变，其范围从细微缺陷到对刺激完全无反应。单纯性脑炎通常无脑膜刺激的症状和体征（畏光和颈强直），但脑膜脑炎常伴有这些症状和体征。脑炎时常见癫痫发作，并且可发生局灶性神经功能异常，包括轻偏瘫、颅神经麻痹、深腱反射亢进和（或）出现病理性反射。患者可能表现意识模糊、激越或意识障碍。此患者兼有脑炎和脑膜炎的表现]。

三、诊疗经过

患者入院后完善相关检查。血常规：WBC $9.43×10^9/L$，NEUT $5.11×10^9/L$，HGB 145g/L，PLT $272×10^9/L$。尿常规、便常规+OB：阴性。生化检查：Alb 45g/L，TBil 14.2μmol/L，DBil 5.5μmol/L，AST 18U/L，ALT 21U/L，Cr 72μmol/L。凝血功能检查：PT 12.4s，APTT 27.7s，Fbg 3.20g/L，D-Dimer 0.16mg/L。hsCRP 1.63mg/L，ESR 7mm/h。脑脊液 NMDA 抗体阴性；脑脊液细菌涂片、药敏、墨汁、抗酸染色均为阴性。脑脊液细胞学：WBC 大量，LYM% 90%。血隐球菌抗原、CMV-DNA、EBV-DNA 均为阴性，血T-SOPT.TB：0。两次血培养均为阴性。头颅 MRV 未见异常（除外静脉窦血栓）。头颅 MRI：双侧颞叶受累，右侧为主（图 7-1）[颞叶受累强烈提示单纯疱疹病毒（HSV）脑炎，然而其他疱疹病毒，如VZV、EB 病毒、人疱疹病毒 6 型等也可引起这种临床特征；而在呼吸道病毒感染、克雅氏病、虫媒病毒和结核病引起的脑炎中，可能观察到丘脑或基底节受累]。

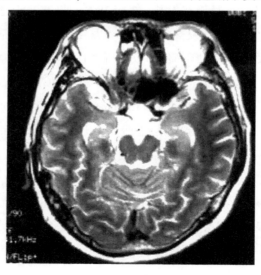

图 7-1　头颅 MRI 双侧颞叶受累

入院后继续予阿昔洛韦、美罗培南抗感染，甘露醇降颅压。后根据实验室结果，考虑倾向于病毒性脑膜炎，停用美罗培南。患者未再出现抽搐发作，体温逐渐正常，头痛明显改善，精神好转，眼科会诊暂无视乳头水肿表现。

4月20日复查腰椎穿刺，脑脊液压力 190mmH$_2$O，脑脊液常规：WBC 102×10^6/L，MONO% 98.6%，NEUT% 1.4%。脑脊液生化检查：Pro 1.03g/L，Cl$^-$ 116mmol/L，Glu 2.5mmol/L。4月25日脑脊液细胞学：WBC 2 000/0.5mL，LYM% 90%，RBC（+++），TC 阴性。脑脊液病原学复查：TORCH-IgM、抗酸染色、墨汁染色、细菌涂片、培养均为阴性。4月27日减量甘露醇（125mL，q12h），静脉输注，患者耐受可。实验室回报：脑脊液 HSV-1聚合酶链反应阴性，CSF二代测序提示 VZV 感染。

5月3日再次复查腰椎穿刺，脑脊液压力 140mmH$_2$O。脑脊液常规：无色透明，细胞总数 120×10^6/L，WBC 82×10^6/L，MONO80×10^6/L。脑脊液生化检查：Pro 0.91g/L，Cl$^-$ 122mmol/L，Glu3.2mmol/L。脑脊液：TORCH-IgM、隐球菌抗原、抗酸染色、墨汁染色、真菌涂片、细菌涂片、免疫组化6项均为阴性。5月4日予停用甘露醇降颅压，5月5日阿昔洛韦用满3周停用。患者临床症状稳定，予以出院。

四、入院初步诊断

颅内感染。

五、鉴别诊断

1. 细菌性脑膜炎　单核细胞增多性李斯特菌感染可导致脑脊液细胞学以单核细胞为主，通常见于免疫抑制患者、年老体弱者、不洁饮食者等，该患者脑脊液检查和该菌感染表现相似，因此同时给予美罗培南抗单核细胞增多性李斯特菌。但后续患者脑脊液细菌涂片+培养阴性，血培养反复阴性，且患者非该菌感染高危人群，不支持。

2. 结核性脑膜炎　结核性脑膜炎可表现为以单核细胞为主，氯下降，蛋白质升高，不支持点为结核性脑膜炎患者多数会有脑脊液葡萄糖含量的下降。且患者急性病程，无长期发热、盗汗等结核中毒症状，血 T-SOPT.TB：0，不支持。

3. 免疫性脑炎　如抗 NMDAR 脑炎，因患者脑脊液 NMDAR 阴性，亦不考虑。

六、最终诊断

病毒性脑膜脑炎；水痘-带状疱疹病毒感染。

七、出院情况

患者精神状态好　体温正常，无明显头晕、头痛，无恶心、呕吐，大小便正常。生命体征平稳，心肺腹查体无特殊，颈软，脑膜刺激征阴性。

八、讨论

中枢神经系统病毒性感染的脑脊液特征包括：①白细胞计数增加，但通常低于 250/mm^3。

分类计数显示淋巴细胞占优势，然而早期感染可能显示中性粒细胞占优势。在后一种情况下，8小时后重复脑脊液细胞计数一般会出现从中性粒细胞为主到淋巴细胞为主的转变。②蛋白质浓度升高，但通常低于150mg/dL。③葡萄糖浓度通常正常（＞血葡萄糖浓度的50%），但在HSV、腮腺炎或一些肠道病毒感染时偶尔会出现中度下降。④通常无红细胞，在适当的临床情况下出现红细胞提示HSV-1感染或其他坏死性脑炎。

以上检查结果一般与细菌性脑膜炎的检查结果迥然不同，细菌性脑膜炎脑脊液白细胞计数更高(＞2 000/mm³)，以中性粒细胞为主（需要注意的是，结核和单核细胞增多性李斯特菌感染可以以单核细胞为主）、蛋白质浓度更高（＞200mg/dL），以及通常脑脊液葡萄糖含量降低。然而，仅根据单个脑脊液参数难以排除细菌性脑膜炎，因为在细菌性脑膜炎中脑脊液检查结果范围很宽泛。

多种不同病毒均可感染中枢神经系统。大多数病毒既能引起脑膜炎也能引起脑炎，但一般说来，某种特定病毒更可能引起其中一种综合征。其中包括HSV-1、腮腺炎、麻疹、VZV、风疹和流感病毒。HSV-1是散发性脑炎的常见原因。对于疑似病毒性脑炎的患者，一项重要的初始诊断步骤是脑脊液分析。应记录脑脊液开放压并分析脑脊液的细胞计数、葡萄糖和蛋白质。可考虑的具体诊断性检查包括针对病毒的PCR检测，针对细菌、真菌和分枝杆菌的培养，以及针对虫媒病毒的血清学检查。对于脑炎患者，需要排除的最重要的病毒性病因是HSV，因为这种临床疾病如不治疗通常致命。

如果患者具有原因不明的脑炎，应该尽快开始采用阿昔洛韦（静脉给药，1次10mg/kg，q8h）进行HSV-1感染的经验性治疗。早期治疗至关重要，因为它能显著减少死亡率和并发症发病率。如果很可能是VZV脑炎，也应考虑使用阿昔洛韦，疗程一般为3周。对于颅内压升高的患者，所有降低脑脊液压力的"标准"治疗性干预措施（类固醇、甘露醇）均已被使用，但尚无措施显示出具有充分确定的益处。虽然已有证据显示，对于肺炎球菌性脑膜炎患者，地塞米松可减少脑水肿并改善神经系统预后，但关于类固醇用于病毒性脑炎的情况目前证据不足。

九、病例点评

该病例患者为中年男性，急性病程，以头痛、发热起病，伴喷射性呕吐，并出现抽搐和意识改变，腰椎穿刺提示脑脊液压力升高，WBC升高，以单核细胞为主，低氯、高蛋白。根据患者的发热、头痛、颅高压、颈强直症状，考虑存在脑膜炎，根据患者的抽搐和意识改变，考虑存在脑炎，且需要进一步评估有无定位体征。在同时存在脑膜炎和脑炎证据时，应该把病毒感染放在首位。患者颞部的成簇水泡对存在水痘-带状疱疹病毒感染有积极的提示作用。在未明确诊断前，早期经验性地给予阿昔洛韦抗HSV/VZV治疗是合理的。

（魏立威）

第十节 肺炎链球菌脑膜炎合并脑脓肿

一、病例摘要

姓名：张某，男，64岁。

主诉：发热、头痛2天，意识障碍20小时。

现病史：2016年6月20日下午，患者长跑马拉松后吹空调，受凉后自觉发热（体温未测）。伴头痛、乏力、寒战，否认头晕、咳嗽咳痰、胸闷气短、腹痛腹泻等。6月21日晚饭时乏力加重，行走不稳；22时出现神志淡漠，不能言语，间断伴有四肢强直。当晚就诊于急诊，查血常规：WBC 6.63×10^9/L，NEUT% 92.0%，NEUT 6.10×10^9/L，RBC 4.71×10^{12}/L，HGB 144g/L，PLT 116×10^9/L。头颅CT：左侧顶叶片状略低密度灶，不除外脑炎或脑梗死可能。同日予美罗培南、甲硝唑抗感染，银杏叶提取物扩血管等治疗，无效。患者意识障碍逐渐加重，不能对答。遂行腰椎穿刺：脑脊液压力330mmH$_2$O，细胞总数 $14\ 134 \times 10^6$/L，WBC $13\ 032 \times 10^6$/L，NEUT% 95%。脑脊液生化检查：Glu 1.3mmol/L，Cl$^-$ 108mmol/L，PRO 10.20g/L。考虑细菌性脑膜炎，给予美罗培南+万古霉素抗感染，同时给予地塞米松（10mg，q12h）。血培养回报：需氧（7h报警）肺炎链球菌。

既往史：20年前曾有高血压，未予治疗，近期于家中自测血压约130/90mmHg。

个人史、家族史：无特殊。

二、查体

意识模糊，睑结膜充血，颈抵抗阳性，气管居中，双肺呼吸音粗，未闻及干湿性啰音，心律齐，腹部软，按压无痛苦表情，肠鸣音存在，双下肢无水肿，四肢肌力正常，肌张力良好，双侧巴氏征阴性，克氏征可疑阳性。

三、诊疗经过

患者入院后予完善相关检查。血常规：WBC 12.12×10^9/L，LYM 0.41×10^9/L，NEUT 11.21×10^9/L，HGB 141g/L，PLT 63×10^9/L。尿常规+沉渣、便常规+OB均为阴性。肝功能、肾功能大致正常。凝血功能检查：PT 15.9s，APTT 48.7s，Fbg 4.96g/L。HbA1c 5.7%。PCT>10ng/mL。脑脊液：①细菌培养，肺炎链球菌，对青霉素、利奈唑胺、头孢西丁、庆大霉素等均敏感。②常规，外观，无色透明。③细胞总数 52×10^6/L，WBC 30×10^6/L，MONO 28×10^6/L。④脑脊液生化，Pro 0.82g/L，Cl$^-$ 117mmol/L，Glu 3.1mmol/L。⑤隐球菌抗原、墨汁染色、奴卡氏菌涂片、抗酸染色、淋球菌涂片、真菌涂片均为阴性。头增强MRI+

DWI：左侧顶叶皮层下白质异常信号，DWI 内高信号，增强后不均匀环形强化，周围水肿明显，考虑脑脓肿可能（图 7-2）。

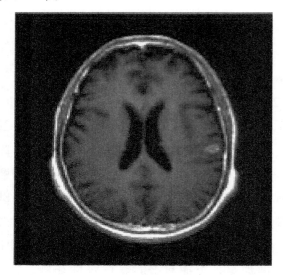

图 7-2　头增强+DWI 提示左侧顶叶皮层下白质异常信号

继续给予美罗培南（2g，q8h）、短期地塞米松及对症降颅压治疗，患者神志逐渐好转，体温恢复正常。6 月 24 日结合病原学及药敏结果，改美罗培南为头孢曲松钠（2g，q12h），静脉注射，患者体温持续正常。分别于 6 月 28 日至 7 月 19 日及 7 月 28 日多次复查腰椎穿刺，脑脊液压力、常规、生化等检查均较前好转。7 月 28 日腰椎穿刺脑脊液结果：脑脊液常规外观无色透明，细胞总数 5 210×10^6/L，WBC 410×10^6/L，MONO 410×10^6/L。脑脊液生化：Pro 0.51g/L，Cl$^-$ 119mmol/L，Glu 4.1mmol/L。细胞学：淋巴细胞性炎症，WBC 800/0.5mL，AL 阳性，AM 阳性，LYM% 90%，MONO% 8%，NEUT% 2%。细菌涂片+培养+药敏阴性。7 月 25 日复查头颅增强+DWI：与 7 月 4 日比较，左侧顶叶皮层下白质异常强化信号，较前明显吸收，余大致同前。

此外，患者血压偏高，7 月 12 日起加用硝苯地平控释片（30mg，q12h）降压。目前血压 130/80mmHg；考虑患者病情平稳，8 月 5 日出院。嘱出院后继续使用抗生素，直到脑部病灶影像学消失。

四、入院初步诊断

脑脓肿。

五、最终诊断

肺炎链球菌脑膜炎；脑脓肿。

六、讨论

脑膜炎是十大最常见的感染性疾病之一，全世界每年约有 135 000 例患者因脑膜炎而死亡。幸存者常有神经系统后遗症。在发达国家中，成人社区获得性细菌性脑膜炎的主要病因为肺炎链球菌、脑膜炎奈瑟菌和单核细胞增多性李斯特菌。在各年龄段的成人脑膜炎患者中，肺炎链球菌都是最常见的细菌性病因。

各病原体所致病例比例因年龄而异：在小于 60 岁的成人中，肺炎链球菌病例约占 60%，其次是脑膜炎奈瑟菌（占 20%）、流感嗜血杆菌（占 10%）、单核细胞增多性李斯特菌（占 6%）和 B 族链球菌（占 4%）；在 60 岁及以上成人中，几乎 70% 的病例都是由肺炎链球菌引起，约 20% 由单核细胞增多性李斯特菌引起，脑膜炎奈瑟球菌、B 族链球菌和流感嗜血杆菌引起的病例各占 3%~4%。

医疗相关性细菌性脑膜炎的主要病因为葡萄球菌和需氧的革兰阴性杆菌。

急性细菌性脑膜炎的经典三联征包括发热、颈强直和精神状态改变，但相当一部分患者并不会同时具有这 3 项特点。所有疑似脑膜炎患者均应获取脑脊液。通常细菌性脑膜炎患者的脑脊液检查发现白细胞计数为 1 000~5 000/μL，伴中性粒细胞所占比例通常大于 80%，蛋白质为 100~500mg/dL，葡萄糖小于 40mg/dL（伴脑脊液葡萄糖与血清葡萄糖比值≤0.4）。

另外，50%~90% 的细菌性脑膜炎患者血培养呈阳性。若不能获得脑脊液，则血培养是有帮助的，对于所有怀疑为细菌性脑膜炎的患者，在开始抗生素治疗之前应该获取 2 套血培养。值得注意的是，脑脓肿的死亡率为 0~30%，脑脓肿患者中有 30%~60% 会出现神经系统后遗症，其中最常见的为癫痫发作。

一旦怀疑是急性细菌性脑膜炎，必须及时采血送细菌培养，同时立即做腰椎穿刺，看 CSF 检查结果是否支持临床诊断。腰椎穿刺前给予抗菌治疗，会使 CSF 细菌培养和革兰氏染色结果阳性率降低。治疗前的血培养和脑脊液检查结果（如升高的白细胞数、降低的葡萄糖浓度、升高的蛋白质浓度）将为诊断细菌性脑膜炎提供依据。

对于临床疑似细菌性脑膜炎，但无法行腰椎穿刺明确诊断的部分患者，应先取血做细菌培养，并立即给予抗菌药物和其他辅助治疗。如果患者确实是急性细菌性脑膜炎，延误治疗会使发生后遗症和死亡的可能性增加。

怀疑或已证实细菌性脑膜炎时，抗菌药物的选择方案：万古霉素联合头孢曲松或头孢噻肟的经验治疗，常用于疑为细菌性脑膜炎的婴幼儿患者，也推荐用于成人。CSF 革兰氏染色确定出致病菌后，给予针对性抗菌治疗（表 7-1，表 7-2）。

表 7-1　成年患者通过革兰氏染色确定可能致病菌后的推荐抗菌疗

致病菌	推荐治疗	备选治疗
肺炎链球菌	万古霉素+三代头孢①②	美罗培南（C-Ⅲ）、氟喹诺酮类③（B-Ⅱ）
脑膜炎奈瑟菌	三代头孢①	青霉素、氨苄西林、氯霉素、氟喹诺酮类、氨曲南
单核细胞增多性李斯特菌	氨苄西林④或青霉素④	复方新诺明、美罗培南（B-Ⅲ）
无乳链球菌	氨苄西林④或青霉素④	三代头孢①（B-Ⅲ）
流感嗜血杆菌	三代头孢①（A-Ⅰ）	氯霉素、头孢吡肟（A-Ⅰ）、美罗培南（A-Ⅰ）、氟喹诺酮类
大肠杆菌	三代头孢①（A-Ⅱ）	头孢吡肟、美罗培南、氨曲南、氟喹诺酮类、复方新诺明

注：除特殊注明外，所有建议都是 A-Ⅲ级。儿童患者当致病菌为单核细胞增多性李斯特菌时，在标准治疗方法（头孢曲松或头孢噻肟联合万古霉素）的基础上再联合氨苄西林，如果是革兰阴性杆菌感染则考虑联用氨基糖苷类。

①头孢曲松或头孢噻肟。②如果应用了地塞米松，一些专家认为应当加用利福平。③加替沙星或莫西沙星。④应考虑联合氨基糖苷类。

表 7-2　不同易感因素的化脓性脑膜炎经验抗菌治疗（A-Ⅲ）

易感因素	常见致病菌	推荐抗菌治疗
年龄		
<1 个月	无乳链球菌、大肠杆菌、单核细胞增多性李斯特菌、克雷伯菌属	氨苄西林联合头孢噻肟；氨苄西林联合氨基糖苷类
1~23 个月	肺炎链球菌、脑膜炎奈瑟菌、无乳链球菌、嗜血流感杆菌、大肠杆菌	万古霉素联合三代头孢①,②
2~50 岁	脑膜炎奈瑟菌、肺炎链球菌	万古霉素联合三代头孢①,②
>50 岁	肺炎链球菌、脑膜炎奈瑟菌、单核细胞增多性李斯特菌、需氧革兰阴性杆菌	万古霉素联合氨苄西林联合三代头孢①,②
脑外伤		
颅底骨折	肺炎链球菌、流感嗜血杆菌、A 群 B 溶血性链球菌	万古霉素联合三代头孢①,②
开放性脑外伤	金黄色葡萄球菌、凝固酶阴性葡萄球菌（尤其表皮葡萄球菌）、需氧革兰阴性杆菌（包括铜绿假单胞菌）	万古霉素联合头孢吡肟；万古霉素联合头孢他啶；万古霉素联合美罗培南
神经外科术后	需氧革兰阴性杆菌（包括铜绿假单胞菌）、金黄色葡萄球菌、凝固酶阴性葡萄球菌（尤其表皮葡萄球菌）	万古霉素联合头孢吡肟；万古霉素联合头孢他啶；万古霉素联合美罗培南
脑脊液分流术后	凝固酶阴性葡萄球菌（尤其表皮葡萄球菌）、金黄色葡萄球菌、需氧革兰阴性杆菌（包括铜绿假单胞菌）、痤疮丙酸杆菌	万古霉素联合头孢吡肟③；万古霉素联合头孢他啶③；万古霉素联合美罗培南③

注：①头孢曲松或头孢噻肟。②某些专家在应用地塞米松的同时加用利福平。③对于婴幼儿，万古霉素可以单独应用，除非革兰氏染色显示存在革兰阴性杆菌。

关于地塞米松应用的指征：美国感染病学会（IDSA）指南推荐怀疑或证实有肺炎球菌脑膜炎的成年患者应使用地塞米松（0.15mg/kg，q6h，2~4d，在抗菌药第 1 次给药前 10~

20 分钟用药，或者至少同时应用）。一些专家仅推荐中、重度患者（GCS 评分≤11）使用地塞米松。当 CSF 革兰氏染色显示有革兰阳性链球菌或血，或者 CSF 的细菌培养结果为肺炎球菌时，可继续应用地塞米松。其他致病菌引起的脑膜炎是否使用地塞米松的资料尚不充分。有些权威学者建议所有成年患者均在开始治疗时使用地塞米松，原因是脑膜炎致病菌总是不能及时确定。

已接受抗菌治疗的成年患者则不必再用地塞米松，因为此时应用地塞米松未必改善预后。

细菌性脑膜炎患者重复腰椎穿刺的指征有哪些？细菌性脑膜炎患者抗菌治疗临床效果较显著时，不必常规复查 CSF 以证实是否改善。当患者经适当的抗菌治疗 48 小时后未见明显临床疗效时，应复查 CSF。尤其耐青霉素和头孢菌素的肺炎链球菌脑膜炎，且接受地塞米松治疗者更应如此。

不同致病菌抗菌治疗的疗程如何？细菌性脑膜炎患者抗菌药的疗程更多是按经验来定，而非临床试验结果。我们推荐的方法见表 7-3。需要强调的是这也并非标准方法，疗程应根据患者临床效果而个体化调整。抗菌治疗应静脉给药，确保药物在脑脊液中达到足够的浓度。

表 7-3 细菌性脑膜炎不同致病菌的抗菌疗程

致病菌	疗程（天）
脑膜炎奈瑟菌	7
流感嗜血杆菌	7
肺炎链球菌	10~14
无乳链球菌	14~21
需氧革兰阴性杆菌	21
单核细胞增多性李斯特菌	≥21

七、病例点评

患者为中老年男性，急性起病，发热、意识障碍，头颅 CT 发现左侧顶叶片状略低密度灶，腰椎穿刺脑脊液压力升高，细胞数很高，多核细胞为主；脑脊液生化检查葡萄糖低。考虑脑膜炎诊断明确，脑脓肿可能，脑梗死不除外。血培养和脑脊液培养都发现肺炎链球菌，头颅 MRI 影像符合脑脓肿改变。故肺炎链球菌脑膜炎、脑脓肿诊断明确。此患者各项表现非常典型，治疗效果理想。需要注意的是，合并脑脓肿的脑膜炎患者抗生素使用时间更长，一般需要用到患者脑部病变影像学消失为止。

（魏立威）

第十一节 单核细胞增多性李斯特菌感染脑膜炎

一、病例摘要

刘某，女，49岁。

主诉：头痛、呕吐2天。

现病史：患者入院前2天开始出现头痛、头胀，恶心、呕吐，伴有发热，无寒战，T_{max} 38.5℃，在当地诊所就诊，给予退热，抗感染和止吐等药物治疗，症状逐渐加重，后就诊于当地某三级医院，行颅脑CT未见明显异常，血常规示白细胞增高，给予川芎嗪、甘露醇、乙酰谷酰胺和西咪替丁治疗，疗效较差，遂就诊，急诊以"头痛待查"收住院。

既往史、个人史、家族史：均无特殊。

二、查体

T 37.9℃，P 81次/分，HR 17次/分，BP 145/93mmHg，言语清晰流利，精神差，痛苦貌，双瞳孔等大等圆，眼球运动正常，伸舌居中，鼻唇沟对称，颈部抵抗感明显，克氏征阳性，四肢肌力、肌张力正常，双侧巴氏征阴性。

三、诊疗经过

患者住院后完善相关检查。血常规：WBC $15.89×10^9$/L，NEUT% 84.01%，LYM% 8.32%，ESR 35mm/h。凝血系统指标检测：FICT 4.8s，Fbg 5.83g/L，D-Dimer 625ng/mL。血生化检查：Glu 9.06mmol/L，hsCRP 81.8mg/L；肝功能、肾功能正常。腰椎穿刺见浑浊脑脊液，压力220mmH$_2$O，CSF常规中WBC $12.5×10^6$/L，NEUT% 90%，MONO% 10%，潘氏试验阳性。

结合临床表现和辅助检查初步诊断细菌性脑膜炎，给予美罗培南、左氧氟沙星静脉滴注治疗3d，患者仍发热、头痛，颈部抵抗感，T_{max} 38.5℃。

脑脊液细菌培养结果回报：单核细胞增多性李斯特菌，对青霉素G敏感，头孢菌素类耐药。追问病史，患者平时有吃剩饭菜的习惯，发病前几日曾进食不洁食物。

改变治疗方案，停用美罗培南、左氧氟沙星，改用青霉素G（800万U，q8h），静脉滴注，次日患者体温降至正常，头痛减轻，14天后患者持续体温正常，无头痛，无颈部抵抗感，复查腰椎穿刺可见CSF变清，其中WBC $60×10^6$/L，NEUT% 40%，MONO% 60%，Glu 2.48mmol/L，PRO 410mg/L，Cl$^-$ 121mmol/L，继续青霉素治疗1周后患者好转出院。

四、最终诊断

单核细胞增多性李斯特菌感染脑膜炎。

五、出院情况

出院时患者一般情况可，无发热，否认头痛、恶心、呕吐、胸闷、心慌等。血压 129/65mmHg，呼吸 7 次/分，SpO_2 99%，心、肺、腹及神经科查体未见明显异常。嘱其注意休息，适当锻炼，均衡饮食，保持个人卫生，避免感染；感染方面，定期复查头颅 MRI，根据影像学结果决定抗生素使用时间，感染科门诊就诊；如有不适，及时就诊。

六、讨论

脑膜炎是包绕脑和脊髓的组织——柔脑膜（即软脑膜和蛛网膜）的炎症性疾病，由脑脊液中白细胞数量异常所定义。脑膜由 3 部分组成：软脑膜、蛛网膜及硬脑膜。细菌性脑膜炎反映的是蛛网膜、蛛网膜下腔和脑室里面脑脊液的感染。全世界每年约有 120 万例细菌性脑膜炎病例。脑膜炎是十大最常见的感染性死因之一，全世界每年约有 135 000 例死亡是由脑膜炎引起。幸存者常有神经系统后遗症。

急性细菌性脑膜炎患者多数会出现高热，体温通常高于 38℃，但一小部分患者为低体温，几乎没有患者体温是正常的。除了这些典型表现外，细菌性脑膜炎患者还可出现若干其他表现（神经系统表现和非神经系统表现），并且有些表现可能提示存在某一特定细菌感染。单核细胞增多性李斯特菌脑膜炎患者在感染病程早期出现癫痫发作和局灶性神经功能障碍（包括脑神经麻痹）的倾向增加，并且部分患者可能表现为菱脑炎（脑干脑炎）综合征，表现为共济失调、脑神经麻痹和（或）眼球震颤。

脑膜炎奈瑟菌可引起特征性的皮肤表现，如瘀点和可触及性紫癜。

细菌性脑膜炎是一种医疗急症，必须立即采取措施以确定特定病因并开始有效的治疗。未治疗疾病的死亡率接近 100%，而且即使采取了最佳治疗措施，失败率仍很高。经验性治疗：应在行腰椎穿刺后立即开始抗生素治疗（若有需要，同时使用地塞米松辅助治疗），如果在 LP 前要使用抗生素，则至少应先行血培养采血，之后立即开始抗生素治疗。若有需要，辅助性地塞米松应在首剂抗生素给药之前或同时给予。

单核细胞增多性李斯特菌脑膜炎常急性起病，脑脊液中氯化物不降低，血或脑脊液可以找到单核细胞增多性李斯特菌，青霉素治疗有效，这些特点可与结核性脑膜炎相鉴别。常规涂片中发现单核细胞增多性李斯特菌的阳性率很低，仅为 33%，细菌培养是获得单核细胞增多性李斯特菌感染证据的主要方法。单核细胞增多性李斯特菌脑膜炎感染后要选择合适的抗菌药物治疗，临床上抗菌药物主要选用青霉素 G 或氨苄西林静脉注射并可联合氨基糖苷类抗生素，如庆大霉素，对青霉素过敏的患者则可以选用万古霉素、甲氧苄啶/磺胺甲基异恶唑或替考拉林治疗。单核细胞增多性李斯特菌脑膜炎治愈的标准：停用抗菌药物 1 个月后无临床症状复发、脑脊液细胞学正常且脑脊液细菌培养阴性。

七、病例点评

本例患者在腰椎穿刺后根据临床表现、脑脊液检查和细菌培养结果诊断单核细胞增多性李斯特菌脑膜炎成立，给予青霉素 G 治疗后很快体温降到正常，头痛症状明显减轻，半月后复查腰椎穿刺结果显示基本恢复正常，出院 1 个月后来院复诊未再有临床症状，达到临床治愈。

单核细胞增多性李斯特菌在环境中无处不在，绝大多数食品中都能找到单核细胞增多性李斯特菌，在老年人脑膜炎中的发病率更高，感染后病情重，病死率高。临床中应该对本病提高认识，保持临床警觉性，发现感染及时给予正确的治疗。

（杨艳红）

第十二节　流行性脑脊髓膜炎

一、病例摘要

王某，女，30 岁。

主诉：发热、头痛 1 日，意识障碍 2 小时。

现病史：3 月 16 日下午 14 时患者夜班后出现颅顶持续性胀痛，伴乏力、纳差，无恶心、呕吐，无头晕、视力障碍、肢体抽搐，于当地诊所对症止痛治疗。3 月 17 日凌晨 2 时出现发热，T$_{max}$ 39℃，伴畏寒、寒战，头痛较前加重，无咳嗽、咳痰，无尿频、尿急、尿痛，无腹痛、腹泻。自服退热药物。3 月 17 日晨起后头痛、乏力明显，难以行走，双下肢出现散在瘀斑，逐渐增大、有触痛，伴恶心、呕吐少量胃内容物，否认喷射性呕吐。于当地医院就诊，血压 69/33mmHg。头胸腹盆 CT：颅内组织水肿明显，双肺下叶少许条索影，双肾周渗出样改变。UCG：LVEF 74%，心脏结构及功能未见异常。予升压治疗（具体不详），患者神志清楚，3 月 17 日 20 时转院急诊，查 BP 70/45mmHg，HR 140 次/分，逐渐出现意识障碍，GCS 评分为 E4V2M5。

血气分析：pH 7.45，PaCO$_2$ 26mmHg，PaO$_2$ 92mmHg，HCO$_3^-$18mmol/L，Lac 3.5mmol/L。血常规：WBC 11.40×10^9/L，NEUT% 91.6%，HGB 101g/L，PLT 40×10^9/L，肝功能、肾功能：Alb 31g/L，TBil 14.8μmol/L，ALT 8U/L，Cr 160μmol/L，cTnI 0.050μg/L，NT-proBNP 13 716pg/mL。凝血功能检查：PT 21.3s，APTT 43.0s，Fbg 1.43g/L，D-Dimer 84.76mg/L；PCT 50.00ng/mL。考虑"颅内感染可能，感染性休克"，予万古霉素 1g+注射用美罗培南 2g 抗感染，加用甘露醇 250mL、地塞米松（10mg，ivgtt）减轻颅内水肿，予右股静脉置管、去甲肾上腺素 48μg/min+多巴胺 6μg/（kg·min）维持血压 110/80mmHg，气管插管保护气道，收入内科 ICU。起病以来，患者精神、饮食极差，3 月 17 日当日尿

— 174 —

量 600mL。

既往史、个人史、婚育史、家族史：均无特殊。

二、查体

T 37.8℃，P 140 次/分，R18 次/分，BP 120/60mmHg［去甲肾上腺素 48μg/min+多巴胺 6μg/（kg·min）］。SpO_2 100%（简易呼吸器给氧），RASS+2 分（咪达唑仑注射液 5mg/h），GCS 评分为 E4VTM5。双下肢散在瘀斑，最大直径 1cm，平于皮面。颈强，双侧瞳孔等大等圆，对光反射迟钝，双肺呼吸音清，心律齐，腹软，双侧巴氏征阳性、踝阵挛阳性。双下肢不肿。

三、诊疗经过

入院后急查其余相关检查。血气分析：pH 7.38，$PaCO_2$ 27mmHg，PaO_2 400mmHg，HCO_3^- 16mmol/L，Lac 4mmol/L。血常规：WBC $17.41×10^9$/L，NEUT% 90.1%，HGB 100g/L，PLT $43×10^9$/L。生化检查：ALT 20 U/L，TBil 24.3μmol/L，DBil 12.5μmol/L，Cr 172μmol/L，CK 139U/L，CKMB 3.0μg/L，cTnI 1.640μg/L。凝血功能检查：PT 21.6s，APTT 45.6s，Fbg 1.87g/L，D-Dimer 72.34mg/L，FDP 191.4μg/mL。头颅 CT：双侧颞叶、顶叶多发片状低密度影，左侧颞叶为著。胸腹盆 CT 平扫：双侧胸腔积液，双肺下叶膨胀不全；双肺多发结节，建议抗感染治疗后复查；纵隔脂肪间隙密度增高；双侧胸膜增厚。肝脏形态饱满，胆囊壁增厚水肿，双侧肾周间隙多发渗出及积液。

腰椎穿刺提示脑脊液压力 $300mmH_2O$，黄色微混。常规：WBC $251×10^6$/L，NEUT% 84.8%。生化检查：PRO 5.84g/L，Glu 0.5mmol/L。

外周血需氧培养 26h：脑膜炎奈瑟菌。

患者暴发性病程，临床表现为高热、头痛、意识障碍、双下肢瘀斑、感染性休克，并出现休克所致多器官功能障碍，包括脓毒性心肌病、急性肾损伤、急性肝损伤、弥散性血管内凝血、肢端坏疽；腰椎穿刺符合脑膜炎表现，外周血培养出脑膜炎奈瑟菌，考虑暴发型流行性脑脊髓膜炎诊断明确。在予去甲肾上腺素、米力农循环支持，呼吸机有创通气、连续性肾脏替代治疗（CRRT）、血浆输注、脱水降颅压同时，予头孢曲松（2g，q12h）抗感染。休克改善、脏器功能好转。

抗生素后来调整为青霉素（400 万 U，q4h）抗感染，静脉抗生素总疗程共 3 周。患者体温热峰降至 37.5℃左右，神志持续正常，一般情况改善，下肢瘀斑逐渐干涸、结痂、变瘪。4 月 10 日复查腰椎穿刺常规生化已恢复正常，头颅核磁未见异常、手足 X 线片未见骨髓炎表现。4 月 11 日改用阿莫西林（1g，tid），口服，病情平稳予出院。

四、最终诊断

流行性脑脊髓膜炎（休克型）；感染性休克；多脏器功能衰竭；脓毒性心肌病；心源性

休克；弥散性血管内凝血；急性肾损伤；急性肝损伤；肢端坏疽。

五、出院情况

出院时患者无发热，下肢瘀斑处干涸、结痂，肢端坏疽范围同前，与正常组织分界清，肢端无疼痛，下肢下垂时轻度肿痛、发青，可自行行走 2~3 分钟。精神、食欲、睡眠好，大小便正常。生命体征平稳，心、肺、腹查体无特殊，脑膜刺激征阴性，双侧巴氏征阴性。

六、讨论

获得性细菌性脑膜炎的主要病原为肺炎链球菌、脑膜炎奈瑟菌、单核细胞增多性李斯特菌，本例患者为脑膜炎奈瑟菌，此菌可引起特征性的皮肤表现，如瘀点和可触及性紫癜。在 2 项纳入社区获得性细菌性脑膜炎患者的大型病例系列研究中，分别有 11% 和 26% 的患者出现皮疹；在这 2 项研究出现皮疹的患者中，分别有 75%、92% 与脑膜炎奈瑟菌脑膜炎有关。另一项纳入 258 例脑膜炎奈瑟菌脑膜炎成人患者的研究中，皮疹存在于 64% 的患者，并且其中 91% 被描述为瘀点状。不过，也有部分脑膜炎球菌性脑膜炎患者表现为斑丘疹。临床发现强烈提示脑膜炎时，应立即进行脑脊液检查（包括革兰氏染色和培养）。

七、病例点评

流行性脑脊髓膜炎，该病常见于儿童及青年人群，多见于冬春季节，经呼吸道传播，轻症者可仅表现为上呼吸道感染症状，暴发型可在短时间内出现循环衰竭、多脏器功能衰竭及弥散性血管内凝血。

本例患者为青年女性，暴发式起病，临床表现为发热、头痛、皮肤瘀斑、意识障碍，并迅速出现感染性休克及多器官功能障碍，结合脑脊液所见，符合暴发休克型流脑的典型表现。这类患者进展迅速，治疗时间窗短暂，死亡率极高。本例患者经呼吸循环支持、CRRT、输注血浆、头孢曲松钠抗感染、脱水降颅压等治疗后，生命体征转稳，热峰下降、头痛及神志好转。此患者在明确病原学为脑膜炎奈瑟菌后，调整为青霉素（400 万 U，q4h）抗感染，既缩窄了抗菌谱，又加强了治疗效果，为理想的降阶梯药物。

（杨艳红）

第十三节　抗 N-甲基-D-天门冬氨酸受体脑炎

一、病例摘要

钱某，女，22 岁。

主诉：发热伴抽搐、意识障碍 2 天。

现病史：2 天前患者无明显诱因出现发热，T_{max} 39℃，伴抽搐，表现为双眼上翻，双上肢伸直，口角流涎，牙关紧闭，伴有意识障碍、大小便失禁。持续 2～5 分钟后自行缓解，共发作 5 次，无咳嗽、咳痰，无尿频、尿急、尿痛，无腹痛、腹泻。今日患者症状再发，性质同前，持续无缓解，遂就诊。2015 年 5 月 8 日因"发热、抽搐原因待查，低氧血症"收入抢救室治疗。发病以来精神、睡眠、饮食差，大小便如常。

既往史、个人史、婚育史、家族史：均无特殊。

二、查体

T 37.7℃，HR 121 次/分，R 16 次/分，BP 140/94mmHg，SpO_2 86%，神志不清，E4V3M3，双肺呼吸音粗，心律齐，各瓣膜区未及杂音，腹软，神经系统查体仅部分配合，病理征、脑膜刺激征阴性。

三、诊疗经过

完善常规检查。血常规：WBC $7.73×10^9$/L，NEUT% 75.8%，HGB 111g/L，PLT $239×10^9$/L。血气分析：pH7.434，$PaCO_2$ 37.6mmHg，PaO_2 58.5mmHg，SaO_2 87.6%，HCO_3^- 25.3mmol/L，Lac 2.3mmol/L，肝功能、肾功能、电解质、凝血功能、头颅 CT 平扫未见明显异常。妇科超声：右卵巢强回声，畸胎瘤？头颅 MRI：右侧额叶点状异常信号，非特异改变，余未见明显异常。腰椎穿刺示脑脊液压力 270mmH$_2$O，常规、生化、病原学阴性，因患者意识不清、自主呼吸差，予气管插管机械通气辅助呼吸，持续镇静状态。诊断考虑病毒性脑炎不除外，给予阿昔洛韦（0.5g，q8h）抗病毒、甘露醇降颅压治疗，患者症状无缓解。5 月 10 日检验结果回报：脑脊液 NMDAR-Ab：（+）1∶100，血 NMDAR-Ab：（+）1∶100。

给予静脉注射免疫球蛋白（20g，qd，ivgtt）5 天，甲强龙（1g，qd，ivgtt）5 天，停用阿昔洛韦，次日在全麻下行腹腔镜双侧卵巢囊肿剔除术，术后病理回报提示畸胎瘤。治疗 1 周后患者体温正常，意识逐步转清，拔除气管插管，复查腰椎穿刺，脑脊液压力正常，脑脊液 NMDAR-Ab：（+）1∶32，血 NMDAR-Ab：（-）。激素规律减量至甲泼尼龙片 50mg（qd，po）出院。

四、最终诊断

抗 N-甲基-D-天门冬氨酸受体脑炎；双侧卵巢畸胎瘤。

五、出院情况

出院时患者无发热、抽搐、意识障碍。查体神清，心、肺、腹无特殊，神经系统检查无异常。

六、讨论

抗 N-甲基-D-天门冬氨酸受体（NMDAR）脑炎是一种与抗 NMDAR 受体抗体相关的边缘叶脑炎，通过在血清或脑脊液中检出 NMDAR 的 NR1 亚基的抗体确诊。其发病机制尚不清楚。部分患者可有前驱感染（支原体、水痘-带状疱疹、单纯疱疹），表现为前驱性头痛、发热或病毒样病程，随后数日发生的症状多阶段进展，包括突出的精神病学表现，如焦虑、激越状态、行为怪异、幻觉、妄想、思维瓦解；失眠；记忆缺陷；癫痫发作；意识水平降低，伴精神紧张特点的木僵；频繁运动障碍，如口面部运动障碍、舞蹈手足徐动症样运动、肌张力障碍、僵直、角弓反张姿势；自主神经不稳定，即过热、血压波动、心动过速、心动过缓、心脏暂停和有时需要机械通气的通气不足；语言功能障碍，即语言输出减少，缄默。该临床表现的鉴别诊断包括原发性精神疾病（精神病或精神分裂症）、恶性紧张症、神经阻滞药恶性综合征、病毒性脑炎、昏睡性脑炎。抗 NMDAR 脑炎通过在血清或脑脊液中检出 NMDAR 的抗体确诊。

约 50% 的 18 岁以上抗 NMDAR 脑炎女性患者有单侧或双侧卵巢畸胎瘤，卵巢畸胎瘤常常通过腹部和盆腔 MRI、CT 及经腹或经阴道超声检查发现。罕见男性患者检出肿瘤。除卵巢畸胎瘤外的相关肿瘤包括睾丸生殖细胞肿瘤、纵隔畸胎瘤、霍奇金淋巴瘤、卵巢囊腺纤维瘤和神经母细胞瘤。对于年龄较大的患者（>45 岁），其潜在肿瘤的发病率低，但若出现肿瘤，往往更可能表现为癌而非畸胎瘤。

抗 NMDAR 脑炎的一线治疗包括肿瘤切除术、糖皮质激素、静脉注射免疫球蛋白和血浆置换，治疗上，因血浆置换在儿童、激越患者和自主神经功能不稳定患者中难以实施，因此首选同时应用静脉注射免疫球蛋白 [0.4g/（kg·d），持续 5 日] 和甲强龙（1g/d，持续 5 日），病情一般在 4 周内改善。如果在治疗 10 日后没有显著临床改善，可开始二线治疗，对成人采用利妥昔单抗（1 周 375mg/m^2，持续 4 周）联合环磷酰胺（750mg/m^2）治疗，随后 1 个月 1 次周期性给予环磷酰胺。儿童一般只接受其中的一种药物进行治疗，通常是利妥昔单抗。疗程上需持续治疗直至显著恢复，可长达 18 个月。

抗 NMDAR 脑炎患者有复发风险且可能需要较长时间的免疫抑制治疗。有 15%~24% 的抗 NMDAR 受体脑炎患者出现复发，有时在数年后复发，且通常伴有隐匿性或复发性畸胎瘤或不伴有肿瘤。为减少复发，可在停用初始免疫治疗后，继续行免疫抑制治疗（吗替麦考酚酯或硫唑嘌呤）至少 1 年。

七、病例点评

本例患者特点为青年女性，急性病程，主要表现为发热伴抽搐，既往史无特殊，辅助检查示脑脊液压力升高，血及脑脊液 NMDAR-Ab 阳性，头部影像学无特异性表现，腹部 B 超示盆腔占位。诊断为抗 NMDAR 脑炎、畸胎瘤。治疗上，给予呼吸支持，静脉注射免疫球蛋白及激素冲击治疗，并及时进行了畸胎瘤切除术，治疗后患者神志转清，恢复自主呼吸。抗NMDAR 脑炎临床表现多样，主要为神经系统异常的症状体征，可通过血及脑脊液 NMDAR-Ab 阳性确诊，头部影像学无特异性表现。抗 NMDAR 脑炎常合并肿瘤，最常见的为女性患者合并畸胎瘤，本例患者即是这种情况，及时手术切除肿瘤可改善病情，需常规筛查。治疗上，首选联合应用静脉注射免疫球蛋白和激素冲击，多数患者治疗反应佳，预后可。治疗 10 天无反应，可选用二线治疗方案利妥昔单抗联合环磷酰胺。部分患者可复发，建议继续免疫治疗至少 1 年。

（杨艳红）

第十四节 神经精神狼疮

一、病例摘要

卫某，女，20 岁。

主诉：皮疹、关节肿痛 1 年，精神行为异常 2 周余。

现病史：患者于 2017 年 8 月无明显诱因出现右侧耳郭皮肤发红，伴脱屑，无瘙痒、疼痛，未诊治。2017 年 9 月，因使用化妆品后颜面部出现红色皮疹，就诊于某部队医院，考虑"过敏性皮炎？系统性红斑狼疮？"，予炉甘石洗剂外用治疗，皮疹无明显好转，建议使用羟氯喹，未遵嘱。于 2017 年 12 月，出现低热，双侧腕关节肿痛，伴晨僵、肌肉酸痛，反复口腔溃疡伴疼痛，伴少量脱发，无咳嗽、咳痰、胸痛等不适，于某部队医院住院，诊断为"系统性红斑狼疮"，予甲泼尼龙（40mg，ivgtt）4 天，序贯泼尼松（30mg，qd）+羟氯喹（用量不详），期间曾行环磷酰胺 0.8g，冲击治疗 1 次，关节肿痛症状消失。2018 年 1 月，双侧指间关节处出现红色皮疹，按之不褪色，伴瘙痒，伴口腔溃疡，就诊于某部队医院，给予甲泼尼龙 60mg，静脉滴注，逐渐加量至 120mg（共计 10 余日，具体加量过程不详），序贯口服泼尼松（30mg，qd），期间行环磷酰胺 0.8g，冲击治疗 1 次，曾服用羟氯喹，因可疑药物过敏，表现为皮疹范围扩大，停用羟氯喹，加用糖皮质激素软膏，皮疹消退，遗留色素沉着。2018 年 3 月，再次出现指间关节处红色皮疹伴瘙痒，伴口干，无发热、关节肿痛等不适，就诊于南京某医院，诊断为"系统性红斑狼疮，干燥综合征"，给予甲强龙 80mg，qd×5 天，减量至 40mg，qd×4 天，序贯泼尼松（30mg，qd 出院后每月减 5mg，2018 年 7 月减至 10mg 维持），并加用沙利度胺（50mg，qn），他克莫司（3mg，qd），皮疹消退。于2018 年 5 月他克莫司减至 2mg（qd），停用沙利度胺，于 2018 年 7~8 月曾行环磷酰胺 0.89冲击治疗 4 次（每 2 周 1 次），共计 3.2g，期间未有新发不适。2018 年 11 月 5 日，出现双腕关节肿痛，伴双侧指间关节散在红色皮疹、口腔溃疡、口眼干，于南京某医院门诊就诊，将泼尼松调整为 25mg qd+他克莫司 3mg qd，患者指间皮疹消退，无色素沉着。于 2018 年 11

月 17 日出现情绪波动大，精神亢奋，夸大事实，被害妄想，觉得有同学要谋害自己，逐渐加重，伴失眠，食欲减退，无抽搐、意识障碍，于南京某医院住院，给予甲强龙（120mg，ivgtt，4 天），序贯泼尼松（30mg，qd），停用他克莫司，加用奥氮平、氯硝西泮抗焦虑，精神症状未见明显改善。于 2018 年 11 月 29 日就诊门诊，诊断为神经精神性狼疮（NPSLE），给予甲强龙 80mg，静滴 4 天，加用环磷酰胺（0.6g，1 次），吗替麦考酚酯（0.75g，bid），氟康唑胶囊（100mg，qd），为进一步诊治今收住院。发病以来，精神亢奋，睡眠、食欲差，大小便正常，体重 1 个月内减轻 5kg，有光过敏、脱发、关节肿痛、晨僵，否认雷诺综合征、猖獗齿。

既往史：对螃蟹过敏，羟氯喹可疑过敏，其余无特殊。

个人史：2017 年 9 月至 2018 年年初于长沙学习，目前居住于南京，其余无特殊。

二、查体

精神亢奋，烦躁不安，自主体位，贫血面容。全身皮肤可见散在片状色素沉着，主要分布于四肢、躯干部及背部，未见黄染、出血点、破溃。头发稀疏。睑结膜苍白，无充血、出血。口腔黏膜可见白斑。颈软无抵抗，双肺呼吸音清，未闻及于湿啰音及胸膜摩擦音，心率 133 次/分，心律齐，各瓣膜听诊区未闻及病理性杂音。腹软，无压痛、反跳痛，肠鸣音 3 次/分。生理反射存在，病理反射未引出。

三、诊疗经过

入院后完善相关检查。血常规：WBC 2.36×10^9/L，LYM% 10.1%，NEUT% 78.2%，HGB 95g/L，PLT 166×10^9/L。凝血功能检查：Fbg 3.56g/L，APTT 22.5s，D-Dimer 1.07mg/L。生化检查：GGT 510U/L，ALP 156U/L，TG 6.17mmol/L，TG 2.25mmol/L，LDL-C 3.43mmol/L，ALT 47U/L，TRF 1.78g/L，TIBC 235μg/dL，Fer 974ng/mL。尿常规+流式尿沉渣分析：WBC 70Cells/μL，BLD 80Cells/μL，WBC 99.3/μL，CAST 4.3/μL，EC45.8/μL，BACT 855.4/μL。24h 尿蛋白定量：1.74g/24h。粪便常规+OB：阴性。免疫方面检验如下。补体 C3 0.492g/L，补体 C4 0.063g/L。抗核抗体谱（18 项）检验结果：ANA（+）H1：640，抗 dsDNA 抗体（+）1：40/800IU/mL，抗 Ro-52 阳性（++）63，AHA 阳性（++）48，抗 Sm（WB）弱阳性（+）26，抗 SSA（WB）阳性（++）54。抗 ENA 抗体（4 项+7 项）检验结果：抗体 Sm（-）28/29 13.5KD，抗 RNP（-）73 32 17.5KD，抗 SSA（+）1：4/60 KD。抗磷脂抗体谱、抗人球蛋白试验、ANCA 抗体谱、类风湿关节炎相关自身抗体谱（4 项）阴性。感染方面检验结果：淋巴细胞培养+干扰素 A+B（血）、G 试验、GM 试验、CMV-DNA（血）+EBV-DNA（血）、PP65 均为阴性。腰椎穿刺，压力 140mmH$_2$O，常规、生化、细胞、病原未见异常，OB（CSF）阳性，OB（S）阳性。头增强 MRI+DWI：硬脑膜弥漫轻度增厚伴强化，垂体饱满，静脉窦扩张，低颅压不除外；双侧筛窦炎性改变。超

声心动图：微量心包积液。心电图：窦性心动过速。

患者入院后考虑患者狼疮重度活动伴神经精神狼疮，除外颅内感染后，给予甲强龙 1g+IVIg 20g 治疗 3 天，序贯甲强龙 80mg（qd，ivgtt，2 天），甲强龙 40mg（qd，ivgtt，4 天），于 10 天后起改口服甲泼尼龙片（40mg，qd），因患者入室血常规低，球蛋白低，停用吗替麦考酚酯，复查球蛋白较前恢复，加用吗替麦考酚酯（0.5g，bid），给予环磷酰胺（0.2g，1 次），后因白细胞减低暂时停用。后又鞘内注射甲氨蝶呤 10mg+地塞米松 10mg，2 次。

心理科会诊后给予奥氮平，早 5mg，晚 10mg 治疗，患者夜间睡眠质量仍差，有间断精神亢奋症状，后加用劳拉西泮（0.5mg，qn）。给予倍他乐克（12.5mg，bid），控制心率。

四、最终诊断

系统性红斑狼疮；继发干燥综合征；神经精神狼疮；狼疮肾炎；肝功能异常；轻度贫血；窦性心动过速。

五、出院情况

经过积极治疗后，患者夜间睡眠较前明显改善，情绪较前稳定，对答清晰。拟 2 周后复诊行第三次腰椎穿刺+鞘内注射治疗。

六、讨论

系统性红斑狼疮（SLE）患者的治疗目标是保证长期存活，实现尽可能低的疾病活动度，预防器官损伤，最大限度地减少药物毒性，提高生存质量，并教育患者自身在疾病管理中的作用。

评估疾病活动时需考虑的 3 种一般疾病模式包括间歇性疾病加重（或复发-缓解性疾病）、慢性活动性疾病和静止性疾病。

在临床实践中，采用临床病史、体格检查、特定器官的实验室和影像学检查，以及血清学检查相结合来评估疾病活动度和严重程度。我们通常通过下列实验室检查监测 SLE 患者的疾病活动度：全血细胞计数（CBC）、红细胞沉降率（ESR）、C-反应蛋白、随机尿蛋白与肌酐比值、血清肌酐（Cr）、估计的肾小球滤过率（eGFR）、抗双链脱氧核糖核酸（dsDNA）和补体水平（C3 和 C4）。

实验室检查的监测频率应因人而异。特定 SLE 相关器官受累情况的监测需要根据关注的器官系统进行额外检查。

SLE 管理中具有重要意义的几项非药物和预防性干预措施包括防晒、饮食与营养、运动、戒烟、维持适当的免疫接种、治疗并发症、避免使用某些药物，以及妊娠和避孕咨询。

SLE 的治疗方法高度个性化，以主要疾病表现为指导。但是，药物治疗的某些一般原则适用于所有患者。除有禁忌证外，我们建议任何疾病活动程度和类型的 SLE 患者均使用羟氯喹或氯喹治疗。

对于轻度狼疮表现（如皮肤、关节和黏膜受累）患者，给予羟氯喹或氯喹治疗，使用或不使用非甾体类抗炎药（NSAIDs）和（或）短期小剂量糖皮质激素（如等效于≤7.5mg/d泼尼松）。

中度狼疮受累定义为具有显著但无危及器官的疾病（如全身、皮肤、肌肉骨骼或血液系统的表现）。患者通常对羟氯喹或氯喹联合 5~15mg/d 泼尼松（或与之等效的糖皮质激素）短期治疗有反应。一旦羟氯喹或氯喹见效，通常逐渐减量泼尼松。常需要使用助减糖皮质激素的免疫抑制剂（如硫唑嘌呤或甲氨蝶呤）控制症状。

继发重要器官受累（如肾和中枢神经系统）的严重或危及生命表现的患者，通常需要初始阶段的强化免疫抑制治疗（诱导治疗）来控制疾病并阻止组织损伤。常单独使用大剂量的全身性糖皮质激素短期治疗［如 1~2mg/（kg·d）的泼尼松或等效剂量的其他药物，或者间歇性甲泼尼龙静脉冲击疗法］，或者与其他免疫抑制剂联合使用（如吗替麦考酚酯、环磷酰胺或利妥昔单抗）。初始治疗后，给予更长期的低强度且最好毒性较少的维持治疗，从而巩固缓解并预防加重。在这一治疗阶段，应减量泼尼松或与之等效的糖皮质激素，同时监测疾病活动的临床和实验室指标。

七、病例点评

本例患者为青年女性，慢性病程，急性加重，临床表现主要有低热、皮疹、关节肿痛、口腔溃疡、脱发起病、多种自身免疫抗体阳性。考虑患者诊断符合系统性红斑狼疮，激素及免疫抑制剂治疗有效。激素减量至泼尼松 10mg（qd）时口腔溃疡、关节痛、皮疹复发；近期新发精神行为异常，予甲泼尼龙 120mg（ivgtt）症状无缓解，精神异常较前加重，出现被害妄想。辅助检查示血 WBC、HGB、PLT 均下降，补体 C3、C4 下降，IgE 升高，腰椎穿刺脑脊液未见明显异常，头颅 MR 平扫示上颌窦、筛窦炎，头颅 MRA+MRV 未见异常。首先需要考虑到神经精神狼疮。

诊断方面，结合 1982 年美国风湿病学会（ACR）分类标准：①蝶形红斑。②口腔或鼻咽部溃疡。③肾病变：尿蛋白>0.5g/d。④神经系统，精神行为异常。⑤血液学异常，白细胞计数减少<$4×10^9$/L。⑥免疫学异常：抗 ds-DNA（+）。⑦抗核抗体阳性。考虑患者诊断系统性红斑狼疮明确（≥4 条）。

系统受累评估方面：①神经精神系统方面。患者烦躁不安、情绪亢奋、妄想症状等精神症状表现符合 NPSLE 表现，头颅 MR 平扫未见明显异常，患者长期服用激素及免疫抑制剂，外院脑脊液检查结果未见异常，无颅内感染证据，考虑原发病所致可能性大。②肾脏方面。病程中患者随诊复查近期出现 24h 尿蛋白升高，考虑原发病加重所致的反应性尿蛋白升高。③血液系统。患者病程中有白细胞、血红蛋白及血小板下降，受累明确。④心脏方面。近期急诊行心脏彩超提示二尖瓣、三尖瓣轻中度反流，但患者无双下肢水肿、端坐呼吸、呼吸困难等表现，心脏受累证据不足。

病情活动度：精神症状（8分），脱发（2分），黏膜溃疡（2分），SLEDAI 评分 12 分，为严重活动。

治疗方面，在门诊，给予甲强龙（80mg，ivgtt，4 天），加用吗替麦考酚酯（0.75g，bid），转入相关科室后完善相关检查，排除感染后，行大剂量激素冲击+IVIg 治疗，腰椎穿刺排除颅内感染后行鞘注 DEX 10mg+MTX 10mg 治疗。后患者精神行为异常情况好转，出院。

（杨艳红）

第十五节　血栓性血小板减少性紫癜

一、病例摘要

于某，女，26 岁。

主诉：宫内孕 34^{+1} 周，血小板减少 2 个月，发热咳嗽 10 天，意识障碍 8 天。

现病史：患者于 2016 年 8 月 25 日（孕 24 周）常规孕检，血常规：HGB 118g/L，PLT 79×10^9/L，无皮肤瘀点、瘀斑，无鼻衄、牙龈出血，无阴道异常流血，否认发热、头晕、头痛、腰痛、乏力、黄疸，尿量每日 1 000mL 以上，颜色正常，未治疗。2 周后无明显诱因出现右上肢、颈部自发出血点，可自行消退，但反复出现，未诊治。10 月 16 日无明显诱因出现发热。10 月 18 日出现意识障碍，呼之不应，无抽搐，无大小便失禁，至医院急诊，测血压 125/82mmHg。血常规：WBC 6.75×10^9/L，HGB 59g/L，RET% 5.55%，PLT 12×10^9/L。尿常规：PRO 1.0g/L，BLD 200 Cells/μL。肝功能、肾功能：ALT 152 U/L→419U/L，AST 224 U/L，ALP 147U/L，Alb 30g/L，TBil 33μmol/L，DBil 20.3μmol/L，LDH 1 402U/L，Cr 162μmol/L，Urea 11.79mmolL。铁 4 项+叶酸、Coombs 试验均正常。凝血功能检查：PT 12.5s，APTT 44.5s，Fbg 3.82g/L，D-Dimer 4.66mg/L。心肌酶谱：cTnI 0.244 μg/L，CKMB-mass 0.8μg/L，CK 73U/L。NT-proBNP1 192pg/mL。PCT：0.5~2ng/mL。免疫指标：补体 C3 1.095g/L，补体 C4 0.266g/L，免疫球蛋白正常，狼疮抗凝物 1.24，抗核抗体谱、抗 ENA 抗体、ANCA、类风湿抗体谱均为阴性。血涂片可见红细胞大小不等，红细胞碎片。眼科会诊：未见眼底异常。血液科会诊：警惕 TTP、HELLP 可能。多科会诊：考虑 TTP 可能性大。

二、查体

BP 146/87mmHg，HR 80 次/分，SpO$_2$ 99%。四肢及皮肤少量瘀点，压之无褪色，双肺可闻及少量湿啰音。心律齐，各瓣膜区未闻及杂音。腹软，下腹部剖宫产切口愈合良好，无渗血渗液。肝脾肋下未触及。双下肢无水肿。阴道少量恶露。

三、诊疗经过

入院后完善相关检查。血常规：WBC $9.00×10^9/L$，NEUT $6.21×10^9/L$，HCB 84g/L，PLT $30×10^9/L→28×10^9/L$，RET% 13.44%→15.94%。多次血涂片：红细胞大小不等，可见较多红细胞碎片，血小板少见。尿常规：PRO 0.3~3.0g/L。24h 尿蛋白定量：8.54g/24h。肝功能、肾功能：ALT 51U/L，AST 37U/L，TBil 25.7μmol/L，DBil 8.0μmol/L，Alb 32g/L，Cr 105μmol/L，K^+ 3.3mmol/L。炎症指标：RF 4.5IU/mL。LD 1 034U/L。ESR 52mm/h。凝血功能检查：D-Dimer 9.93mg/L，PT 12.0s，APTT 27.7s。狼疮抗凝物 0.99。抗磷脂抗体谱：β2GP1 26RU/mL（<20），ACA 阴性。余免疫指标阴性。甲功：正常。BNP：310ng/L。苏州血研所 ADAMTS13 活性检测结果：ADAMTS13 活性：0；抗体：阴性。超声心动图：左房增大，余房室内径正常；左室内可见假腱索；左室收缩功能及室壁运动未见异常；各瓣膜形态结构及启闭未见异常；微量心包积液。彩色多普勒血流显像及频谱多普勒：各瓣膜血流速度未见明显增快，二尖瓣、三尖瓣见少量反流束。骨髓细胞形态学：符合溶血性贫血。骨髓活检：（髂后）少许骨及骨髓组织，骨髓组织中造血比例与脂肪比例大致正常；造血组织中粒红比大致正常；巨核细胞易见。

于 10 月 19 日全麻下急诊行剖宫产术，术前术中共输血浆 800mL，红细胞 6U，血小板 2U，出血 200mL，术中予以人免疫球蛋白（25g，ivgtt）1 次。予甲强龙（40mg，ivgtt，qd）治疗。术后胸部 X 线片：右肺渗出改变。纤维支气管镜：较多黄色黏稠痰液。予经验性头孢曲松钠+莫西沙星抗感染治疗，并予补液、降压等对症支持治疗，10 月 22 日神志转清，体温降至正常。10 月 24 日转入病房。

10 月 27 日、10 月 28 日行血浆置换（2 000 mL）。10 月 29~31 日予血浆 400mL（ivgtt，qd），复查血小板升至正常，LDH 降至 396U/L，但网织红细胞比例仍高；10 月 31 日停用激素并拔除颈静脉导管。肺炎控制满意，11 月 1 日停用抗生素。蛋白尿方面：考虑患者产后可有短期蛋白尿，建议继续观察，暂不行肾穿刺活检。如持续蛋白尿，择期肾穿刺活检明确诊断。

四、最终诊断

血栓性微血管病；血栓性血小板减少性紫癜；大量蛋白尿原因未明；TTP 相关可能性大；社区获得性肺炎；剖宫产术后。

五、讨论

血栓性微血管病（TMA）是指一种组织活检显示的病理性损伤，但通常是通过临床特征〔如微血管病性溶血性贫血（MAHA）、血小板减少，以及器官损伤的征象〕推测出存在 TMA。

血栓性血小板减少性紫癜（TTP）是一种血管性血友病因子（VWF）裂解酶 ADAMTS13 活性重度降低引起的血栓性微血管病。其特征为小血管内产生富血小板血栓，引起血小板减少、微血管病性溶血性贫血，有时还会引起器官损伤。TTP 是一种医疗急症，如果不立即开始适当治疗，通常可致命。如果进行适当治疗，生存率可能达到 90%。

根据导致 ADAMTS13 活性下降的因素，将 TTP 分为两种类型：获得性 TTP 和遗传性 TTP。

获得性 TTP 指一种以针对 ADAMTS13 的抑制因子（自身抗体）引起的重度 ADAMTS13 缺乏（通常情况下活性小于 10%）；而遗传性，TTp 的患者存在遗传性 ADAMTS13 基因突变。

获得性 TTP 通常表现为既往体健的个体发生严重 MAHA 和血小板减少。存在其他自身免疫性疾病（如 SLE）的患者也可能发生获得性 TTP；这可能是因为它们有共同的人口统计学特征和（或）相似的病理生理学。典型患者为年轻成人，但其他人群（如儿童、妊娠女性和年龄较大成人）也可能受累；这些人群发生 TTP 时，其临床特征类似于非妊娠成人的临床特征。

MAHA 和血小板减少症的首发症状可能包括乏力、呼吸困难、瘀点或其他出血症状。TTP 患者中的受累器官常为中枢神经系统和（或）胃肠系统。中枢神经系统症状表现为意识模糊和头痛等。还可发生短暂性局灶性神经系统表现（如言语困难或短暂麻木及无力）、抽搐及昏迷。常见的消化系统症状包括腹痛、恶心、呕吐或腹泻。肾活检可见肾脏受累，但急性肾损伤并不常见。其他器官（如心脏）也可能受累。罕见肺部受累。获得性 TTP 的急性发作期间 ADAMTS13 活性严重降低（一般<10%），同时检测可发现 ADAMTS13 的抑制因子（抗 ADAMTS13 的自身抗体）活性升高。

遗传性 TTP 是常染色体隐性遗传疾病。急性发作时，遗传性 TTP 患者可有与获得性 TTP 患者相似的发病症状，但遗传性 TTP 常在新生儿或儿童期发病。在成年人中，妊娠期发病较常见。实验室检查方面，ADAMTS13 检测显示为非抑制物性严重缺陷。

对于诊断为获得性 TTP 的任何患者，推荐尽早启用血浆置换治疗，且该治疗应在等待诊断性检测结果的同时进行。血浆输注可作为血浆置换做准备时的暂时性治疗措施，但不能替代血浆置换，并且也不应延迟启用血浆置换。

先天性 TTP 是一种终身疾病，其急性发作时的治疗原则是积极进行血浆输注，以补充缺乏活性的 ADAMTS13 酶。尽管在怀疑获得性 TTP 而使用血浆置换时，其可有效替换 ADAMTS13，但先天性 TTP 不需要进行血浆置换，因为先天性 TTP 患者并没有需要去除的 ADAMTS13 抑制物。患者应常规检测血小板计数，并注意可能提示正在发生微血管血栓形成的任何症状，包括头痛，尤其是头痛前有偏头痛先兆、短暂性注意力丧失、晕厥发作。

六、病例点评

患者为青年女性，妊娠后期出现血小板下降，伴乳酸脱氢酶升高、网织红细胞比例升高，血涂片可见大量破碎红细胞，后出现意识障碍，诊断首先考虑血栓性微血管病。

具体分型方面，患者无明显高血压、尿量减少，肌酐仅轻度升高，HUS 不支持。

其他引起血栓性微血管病的疾病鉴别方面：患者妊娠期间血压不高，近期血压波动出现在结束妊娠 1 周以后，产科会诊考虑妊娠高血压可能性不大；患者补体正常，多项自身抗体均为阴性，仅分别先后出现过 1 次狼疮抗凝物和 β2GP1 阳性，APS 诊断证据不足。ADAMTS13活性及抑制物均为 0，基因检测存在杂合突变，故诊断为先天性 TTP。经血浆输注治疗后血小板恢复正常，后延长输血间隔血小板长期正常，治疗有效。

血栓性微血管病是指一系列异常疾病状态，特点是主要累及微动脉的血栓。妊娠妇女考虑 TMAs 时，需要和一些妊娠期特发疾病相鉴别，而且鉴别过程可能十分困难。主要的鉴别诊断包括妊娠期急性脂肪肝（AFLP）、子痫前期（PET）、子痫、溶血、肝酶升高、血小板减少综合征（HELLP），其他的鉴别诊断包括抗磷脂综合征（APS）、SLE、弥散性血管内凝血（DIC）等，具体见表 7-4。

表 7-4 血栓性微血管病的鉴别诊断

	MAHA	血小板减少	凝血障碍	高血压	腹痛	肾损伤	神经性症状
PET	+	+	+/-	+++	+/-	+/-	++
HELLP	+	+	+/-	+	+++	+/-	+/-
TTP	++	+++	+/-	+	++	+++	
HUS	+	++	+/-	++	+	+++	+/-
AFLP	+/-	+	++	+	++	+	+/-

妊娠是急性 TTP 的重要始动因素，妊娠合并 TTP 占女性 TTP 患者的 5%~10%。正常妊娠过程的第 2、第 3 阶段会出现 ADAMTS13 酶活性减低。妊娠期出现 TTP 的患者，分为抗体介导的获得性 TTP 和出现于妊娠期的迟发先天性 TTP。先天性 TTP 的诊断基于 ADAMTS13 酶活性<5%且不存在该酶的抗体、抑制物，确诊有赖于 ADAMTS13 基因突变分析。而对于获得性 TTP 的诊断，需要具备 ADAMTS13 抑制物，或 IgG 型抗体。

越来越多的研究提示妊娠可能会触发迟发先天性 TTP。一项研究发现妊娠是先天性 TTP 的始发而且是唯一的触发因素，故先天性 TTP 的患病率可能会被低估。迟发先天性 TTP 的一个重要特点是血小板减低的水平可能会类似于免疫性血小板减少。除此之外，血小板下降可能会非常隐匿，而且可能会伴有子痫前期的表现。

（陈 洪）

第十六节　抗磷脂综合征合并脑梗死

一、病例摘要

柯某，男，50 岁。

主诉：反复瘀点、鼻衄 30 年，意识障碍 3 个月，下肢紫癜 1 周。

现病史：30 年前患者无诱因出现双侧手背、足背、手腕、脚踝部鲜红色出血点，米粒样大小、不高出皮面；反复右侧鼻衄，压迫止血好转。症状反复出现，多次查 PLT（20～30）×10⁹/L，最终于 20 年前在当地医院诊断为"原发性血小板减少症"，给予激素口服治疗（具体不详），发作频率减少，1 年后患者自行停用激素，未复查血小板。

3 个月前，患者右额部外伤后渗血不止，就诊于外院，查 PLT 11×10⁹/L。5 月 12 日突发意识障碍，言语不利，不伴饮水呛咳及吞咽困难，急查 CT 提示左侧半卵圆中心、左侧额叶低密度，考虑缺血性改变。对症支持后神智有好转，但仍言语不利。骨穿提示巨核细胞产板不良。免疫指标：狼疮抗凝物 1.53s，抗 β2GP1 抗体 87RU/mL，抗核抗体阴性。予泼尼松 60mg qd（现减量至甲泼尼龙片 32mg qd），达那唑 0.2g bid（8 月 15 日停用）。

2 个月前为进一步诊治就诊，复查 PLT 56×10⁹/L。LA 1.53s，抗 β2GP1 87RU/mL。抗核抗体谱、补体、hsCRP、ESR、Coombs 试验均为阴性。MRI 提示左侧额叶脑梗死。诊断为抗磷脂综合征（APS），加用阿司匹林 0.1g qd、羟氯喹 0.2g bid。

7 天前再次出现双下肢紫癜，于门诊随诊：PLT 9×10⁹/L，LA 1.56s，ACA-IgG 抗体 19 GPL U/mL，抗 β2GP1 126RU/mL。现为求进一步治疗收入急诊病房。

平素无口干、眼干、口腔溃疡、皮肤红斑、光过敏、外阴溃疡、网状青斑等表现。患病以来，精神可，睡眠可，食欲可，尿便正常，近 2 个月体重增加约 3kg。

既往史：2016 年 5 月左额皮肤外伤史，其余无特殊。

个人史：长期吸烟饮酒史。

家族史：其父患"肺癌"，其余无特殊。

二、查体

生命体征平稳，心、肺、腹查体未见明显异常，记忆力、计算力下降，右侧肢体近端肌力5-级，左侧肌力 5 级。

三、诊疗经过

患者完善相关检查。全血细胞分析：WBC 10.61×10⁹/L，NEUT% 75.6%，HGB 166g/L，PLT 51×10⁹/L。尿常规+沉渣均为阴性。粪便常规+OB：OB 阳性。生化检查：LD 475 U/L，

Cr 96 μmol/L，余正常。炎性指标：ESR 5mm/h，hsCRP 0.53mg/L。凝血阴性，抗凝血血酶：AT-Ⅲ 138%，P-S 146%，P-C 162%。抗磷脂抗体谱：LA 1.64s；ACA-IgG 13 GPL U/mL，抗 β2GPI 85 RU/mL。外院骨髓涂片会诊：骨髓继发性增生改变，考虑与全身疾病相关。颈部、锁骨下、四肢、肾脏等全身动静脉彩超：右侧颈动脉分叉处内中膜增厚，左侧颈内动脉闭塞可能；右侧锁骨下动脉粥样硬化伴斑块形成；双下肢动静脉超声未见异常。头常规 MRI+T$_2$ 与 2016 年 6 月 28 日拍片比较：左额叶片状脑梗死灶范围较前减小；双侧额顶叶皮层下多发小斑点状长 T$_2$ 信号影，大致同前。UCG：心功能正常，瓣膜未见赘生物。EF：60%。

入院后诊断 APS，患者血小板进行性减低，激素治疗效果欠佳，遂予 IVIg（20g，ivgtt，3 天），复查血常规提示 PLT 可由 51×10^9/L 升至 63×10^9/L。原发病方面予甲泼尼龙片 32mg qd po（每周减 4mg）及环孢素 75mg bid po（1 周后加量为 100mg bid po），APS 合并脑梗，需抗凝治疗，神经内科会诊：复查头颅 MRI+T$_2$ 若未见出血表现，脑梗死已 3 个月，无抗凝禁忌。故暂停阿司匹林，予低分子肝素序贯华法林治疗（INR：2~2.5）。复查 ACA-IgG 21 GPL U/mL，β2GP1 60 RU/mL 较前下降；将 CsA 加量为 75mg（每日上午 8 时）+100mg（每日下午 4 时），检测血小板计数稳定于 80×10^9/L 以上。

四、鉴别诊断

①ITP，患者前期以皮肤出血为主，血小板下降，骨穿提示巨核细胞产板不良骨髓象；但 ITP 无抗磷脂抗体阳性，且左侧脑梗无法用 ITP 解释。②缺血性卒中，需除外动脉粥样硬化性卒中，长期吸烟饮酒，血压有过一过性增高，平素未监测血压，需警惕高血压导致，但 MRI 梗死范围不能用某一犯罪血管解释。③易栓症，血液高凝状态，PT 及 APTT 下降，脑梗病史，筛查易栓指标未见异常，不支持。④TTP，患者血小板减少多年，此次发病无血红蛋白下降，无肾功能异常及继发神经系统异常、意识障碍等，不考虑 TTP。

五、最终诊断

抗磷脂综合征；血小板减低；陈旧性脑梗死；左侧颈内动脉闭塞原因未明；抗磷脂综合征相关不除外；动脉粥样硬化症；右侧锁骨下动脉粥样硬化。

六、出院情况

患者一般情况可，无出血倾向，BP 133/80mmHg，P 86 次/分，SpO$_2$ 98%，心、肺、腹查体未见明显异常，双下肢不肿。

出院医嘱：继续甲泼尼龙片 40mg qd 口服，此后每周减量 4mg，至 24mg qd 时维持 1 个月。门诊随诊，同时继续协达利、骨化三醇软胶囊预防骨质疏松，奥美拉唑肠溶胶囊抑酸，监测血压、血糖。继续华法林 3mg qd 抗凝治疗，注意监测，使 INR 在 2~2.5。继续免疫抑制剂治疗：环孢素 75mg（每日上午 8 时）+100mg（每日下午 4 时），监测血压，每 1~2 周复查血常规、肝功能、肾功能，监测药物浓度变化情况，如持续高血压或肾功能明显恶化暂时停用，必要时复诊调整用药；羟氯喹 0.2g（每日 2 次，每日 2 片）治疗，定期复查眼底，如视力明显改变暂时停用，必要时复诊调整用药。

七、讨论

抗磷脂综合征的定义分为两大部分：①至少出现 1 种临床特征，血管事件或病理妊娠。②在两次检测中（至少间隔 12 周）均存在至少 1 种称为抗磷脂抗体（aPL）的自身抗体。aPL 是针对与阴离子磷脂相结合的血清蛋白的抗体，可能通过以下方法检测：狼疮抗凝物（LA）检查；ACA 酶联免疫吸附试验（ELISA）；抗 β2 糖蛋白 1（β2GP1）ELISA。APS 可为原发性疾病，或在有基础疾病的情况下发生，常见继发于系统性红斑狼疮。

APS 的特征为静脉或动脉血栓形成、病理妊娠和（或）不属于 APS 分类标准的 aPL 相关临床表现（如网状青斑、血小板减少、心脏瓣膜疾病或 aPL 肾病）。在一项纳入了 1 000 例原发性或继发性 APS 患者的病例系列研究中，疾病特征出现率如下：深静脉血栓形成 32%，血小板减少 22%，网状青斑 20%，脑卒中 13%，血栓性浅静脉炎 9%，肺栓塞 9%，病态妊娠 8%，短暂性脑缺血发作（TIA）7%，溶血性贫血 7%。其他可能的 aPL 相关临床表现包括偏头痛、雷诺现象、肺动脉高压、缺血性坏死、类似坏疽性脓皮病的皮肤溃疡、出血性梗死所致的肾上腺皮质功能不全和认知障碍。在少数患者中，APS 可发生因多发微血管栓塞引起多器官衰竭，这种情况称为"灾难性 APS"。

血小板减少是 APS 最常见的临床表现之一，血小板计数通常为 50 000~140 000/μL。血小板减少并不能排除发生 APS 的血栓性并发症，aPL 阳性的 ITP 患者发生血栓性事件或病态妊娠的风险增加。无明显脑血管疾病危险因素的年轻患者发生血栓性脑卒中是应怀疑 APS 的典型情况。缺血性脑卒中可能是原位血栓形成的临床表现，或由心脏瓣膜病来源的栓塞导致。

该患者血小板减少，骨穿提示巨核细胞产板不良，并非巨核细胞生成减少；突发血栓性脑梗事件。伴持续 aPL 阳性，符合 APS 诊断。

根据修改版 Spporo 标准，确诊 APS 需满足以下至少 1 项临床标准和至少 1 项实验室标准。

1. 临床标准 ①临床存在血栓事件或病态妊娠：血栓形成定义为至少发生 1 次静脉、动脉或小血管血栓形成，有明确的影像学或组织学证据表明组织或器官里发生血栓形成。浅表静脉血栓形成不符合 APS 的血栓形成标准。②病态妊娠定义：孕 10 周或以上发生其他原因不能解释的胎死宫内，且胎儿的形态正常，或至少出现 1 次子痫、子痫前期或胎盘功能不全导致的孕 34 周前早产，或至少发生 3 次无法用染色体异常、母体解剖结构或激素问题解释的自发流产（<10 孕周）。

2. 实验室标准 ①aPL 阳性至少 2 次，且相隔不少于 12 周，且发现 aPL 阳性后 5 年内出现临床表现：中或高滴度的 IgG 和（或）IgM 型 ACA（>40 GPL U 或>40 MPL U，或大于检测实验室的第 99 百分位数）。②IgG 或 IgM 型抗 β2GPI 抗体滴度大于检测实验室的第 99 百分位数。③LA 阳性。

对于 APS 的非产科表现的治疗，无论是原发性 APS，还是继发于 SLE 的 APS，治疗方法大体是相同的。目前对 APS 的治疗包括以下药物：低分子量肝素（LMWH）、普通肝素、华法林、阿司匹林。对许多共存 SLE 的患者也使用羟氯喹治疗，羟氯喹可能对于具有 APS 风险的患者有一些益处。不建议使用氯吡格雷治疗 APS。因为目前尚无评估其用于 APS 患者疗效和安全性的研究或随机试验数据。

APS 发生血小板减少症的机制被认为是 aPL 与血小板相关磷脂结合，aPL 阳性的轻度血小板减少症患者一般不需要针对血小板减少本身进行治疗。但是，即使在严重血小板减少时，这些患者仍可能为高凝状态，很少有数据表明，抗凝治疗对于 APS 相关血小板减少症有效。有成功应用达那唑、小剂量阿司匹林、氨苯砜和氯喹治疗 APS 相关血小板减少症的个案报道。对于发生血栓栓塞事件的血小板减少患者，与其他 APS 患者一样，我们建议 LMWH 和华法林治疗（INR 目标值为 2.0~3.0）。

八、病例点评

患者为中年男性，慢性病程，前期临床以皮肤反复紫癜、皮肤瘀斑、鼻腔出血及血小板减少为主要表现，符合 ITP 的表现。3 个月前出现言语不利，CT 及 MRI 提示左额叶脑梗。辅助检查提示 ESR、hsCRP、补体 C3、补体 C4 均为阴性，ACA、β2GP1、LA3 次检查均高滴度阳性；余自身抗体均阴性。入院后首先考虑抗磷脂综合征，左额叶脑梗考虑血管事件，继发于 APS 可能性大。患者无 CTD 的相关症状如关节炎等，ANA 阴性，不支持 SLE、RA、SS 诊断，故考虑原发性 APS。治疗方面，患者激素治疗后仍无法恢复正常值，故加用丙球及环孢素治疗。虽 APS 合并脑梗死，但脑梗死已过急性期（3 个月），且未继发出血，故而加用了抗凝治疗。后患者血小板稳定，无出血倾向。

（陈　洪）

第十七节　噬血细胞综合征

一、病例摘要

吉某，男，65 岁。

主诉：发热 20 天、意识障碍 5 天。

现病史：患者 20 天前打扫久未居住的房屋（墙壁发霉严重）后出现发热，T_max 40℃。当地医院反复输液诊治效果不佳（具体不详）。5 天前逐渐出现淡漠，意识障碍，不能正确指认亲属、答非所问，同时伴有运动时抽搐、间断有眼球上翻，持续 1~5s，无口吐白沫，无大小便失禁，当地查头颅 CT 未见明显异常。患者出现意识障碍逐渐加重，为进一步治疗于 7 月 8 日转入我院，分诊台测血压 80/50mmHg，收住抢救室。入室时患者发热、意识不清，考虑"发热、低血压、意识障碍待查、颅内感染不除外"，予补液扩容，多巴胺泵注 10μg/（kg·min）维持血压、稳定生命体征，并予"美罗培南、阿昔洛韦"等治疗，同时完善头颅 CT、腰椎穿刺等检查，相关检查均未发现特殊异常。患者曾一度意识好转，但逐渐出现低氧后意识转差，最低 SpO₂ 为 49%，予以紧急气管插管接呼吸机辅助通气治疗。为进一步治疗收住急诊监护病房。病程中患者精神差，食欲、睡眠不佳，体重有下降，大小便正常。

既往史：2 型糖尿病病史 16 年，长期口服阿卡波糖和皮下注射门冬胰岛素注射液控制血糖，未规律监测血糖，控制效果不详，时有低血糖发作，血糖最低情况不详。6 年前诊断为甲状腺功能减退，长期口服左甲状腺素钠 25μg qd，未规律复查甲状腺功能。2 年前因"胆管结石、胆管炎"行 ERCP 取石，术后因肝功能异常诊断为"胆汁淤积性肝炎"，口服中草药 1 年（具体不详）。

二、查体

气管插管状态，吗啡泵注镇痛中，血管活性药物持续泵注中，GCS 评分为 E1VtM1，双侧瞳孔 2mm，对光反射迟钝，颈软，双侧颈部及腋下可触及多个肿大淋巴结，双肺听诊音清，未闻及干湿性啰音，心律齐，腹软，无肌紧张，肠鸣音可及，左下肢可见胫前瘀斑及皮肤破损，双侧巴氏征未引出。

三、诊疗经过

入院后患者完善相关检查。血气分析：pH 7.413，$PaCO_2$ 38.6mmHg，PaO_2 94.0mmHg，Lac 1.4mmol/L，HCO_3^- 24.1mmol/L，BE 0.2mmol/L。全血细胞分析：PLT 50×10⁹/L，NEUT% 77.7%，HGB 91g/L，WBC 6.24×10⁹/L。凝血功能检查：APTT 45.4s→32.5s，PT 10.5s→11.4s，Fbg 1.1g/L→3.17g/L，D-Dimer 0.51mg/L。尿常规：BLD 80 Cells/μL，BACT 281.2/μL，pH 6.0，SG 1.018。便常规：OB 阳性，余阴性。肿瘤标志物：CEA 6.38ng/mL，Cyfra 211 4.05 ng/mL，NSE 18.8ng/mL，SCCAg 9.6ng/mL，TPS 117.99 U/L。尿免疫固定电泳：阴性。血清蛋白电泳：α1 8.7%，α2 11.2%，Alb% 48.9%，β1 3.5%。尿转铁蛋白：U-TRF 3.350mg/L，U-β2MG 37.600mg/L，U-α1MG 91.500mg/L。尿轻链 LAM：KAP 10.70mg/dL，LAM 11.80mg/dL。PCT：0.99ng/mL→3.52ng/m→0.13ng/mL。G 试验：62.8pg/mL→26.3pg/mL→88.80pg/mL。GM 试验：1.18μg/L→0.53μg/L。HAV、HEV 抗体：阴性。EBV、CMV-DNA 为阴性。痰卡氏肺孢子菌 DNA 阴性。气管支气管吸取物培养回报：铜绿假单胞菌、肺炎克雷伯菌、烟曲霉、克柔念珠菌、热带念珠菌。7 月 26

日胸部 CT 平扫与 7 月 10 日比较：新见气管插管术后；双肺磨玻璃影、斑片索条影及实变影，左肺上叶病变较前减少，其余病变较前增多，以双肺下叶为著；左侧腋窝多发淋巴结，部分较前减小，部分大致同前；双侧胸膜增厚，双侧胸腔少量积液，大致同前；胆囊及胆囊管结石，较前位置改变；胆总管下段结石可能，大致同前；脾脏较前缩小。7 月 25 日下肢深静脉彩色多普勒超声：右侧小腿肌间静脉血栓形成。8 月 6 日复查双下肢深静脉超声：未见明显血栓。8 月 25 日喉镜会厌、披裂无肿胀，双声带黏膜光滑，运动正常，气切口下方气管通畅，管壁完整。

2017 年 7 月 11 日颈部淋巴结、锁骨上窝超声提示左颈部多发淋巴结肿大，皮质增厚；腋窝淋巴结超声提示右腋下多发淋巴结可见左腋下多发淋巴结肿大，皮质增厚；泌尿系统超声提示前列腺稍大伴钙化。患者 7 月 12 日、7 月 14 日分别行左颈部及左腋下活检。病理回报左腋下淋巴结活检：坏死性淋巴结炎。左颈部淋巴结活检：结合免疫组化，符合组织细胞坏死性淋巴结炎伴大片状坏死，可见噬血现象（图 7-3）。免疫组化结果：1289363-A2：CD20（部分+），CD3（+），CD21（-），CD79a（散在+），CD68（+），Ki-67（index 80%），S-100（-），AE1/AE3（-）。原位杂交结果：EBER ISH（-）。1289363-A1：CD123（+），CD56（NK-1）（-），MPO（+），TIA-1（部分+）。自 7 月 14 日始予地塞米松 10mg q12h 静脉注射，以每 2 周减半的速度减量治疗，后减为 5mg qd，7 月 28 日曾用依托泊苷（Vp-16）150mg 治疗，后曾出现过一过性骨髓抑制，予升白细胞治疗后好转。7 月 26 日血液科随诊：成人噬血淋巴瘤为最常见病因，有条件可完善 PET-CT，骨穿发现单克隆浆细胞，建议筛查血浆蛋白电泳，免疫固定电泳，24h 尿轻链，寻找 M 蛋白。噬血治疗按地塞米松每 2 周减半的速度减量治疗。

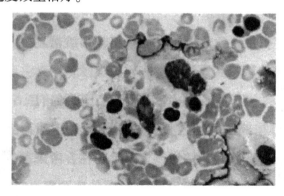

图 7-3 骨髓涂片噬血现象

治疗：①抗感染治疗，入室后经验性应用阿昔洛韦+美罗培南抗感染，后根据药敏结果更换抗感染治疗方案，曾先后使用过头孢哌酮/舒巴坦、伏立康唑、卡泊芬净、头孢他啶等，最后减为伏立康唑序贯口服。②呼吸支持方面，患者入室后持续予有创呼吸机辅助通气，于 7 月 21 日行气管切开术，因患者痰多曾多次予支气管镜吸痰，经抗感染治疗患者痰量减少，后逐渐脱机及下床活动并于 8 月 25 日更换金属套管，咳痰力量可。③甲状腺功能减退方面，TSH3 0.131μIU/mL→0.147μIU/mL→1.5μIU/mL→2.3μIU/mL→6.4μIU/mL，予左甲状腺素补充激素治疗，间断监测甲功，调整剂量。患者曾出现双下肢肌间血栓，予低分子肝素抗凝治疗，后因骨髓抑制血小板减少停用，随后复查超声阴性。后患者进一步检查未发现淋巴瘤证据，出院后血液科门诊随诊。

四、最终诊断

重症肺炎（曲霉菌感染，多种细菌感染）；感染性休克；坏死性淋巴结炎；噬血细胞综合征；低蛋白血症；低钠血症；右下肢肌间静脉血栓；2 型糖尿病；甲状腺功能减退症；胆结石。

五、讨论

患者为老年男性，发热起病，逐渐出现多脏器功能损害。发热是最常见的临床症状，其原因多种多样。

1. 感染　患者可能的感染部位有多处。①肺：患者发热、咳嗽，但患者病初时肺部以间质改变为主，抽搐意识障碍后复查胸 CT，提示以背侧坠积部位为主的渗出，PCT 阴性，考虑原发肺部典型细菌感染可能性不大，但患者意识障碍后曾出现呕吐，不除外误吸。②胆系：患者胆囊结石、胆管扩张，但无胆囊壁毛糙，胆红素正常，考虑可能性不大。③泌尿系统：患者起病时无尿路症状，尿液清亮，尿常规少许白细胞，考虑可能性不大。④中枢神经系统：患者已行腰椎穿刺，无典型感染证据，考虑虚性脑膜炎可能性大，但仍不能除外结核等不典型致病菌所致颅内感染，可复查腰椎穿刺，完善T-Spot. TB，协助明确诊断。

2. 肿瘤　患者为老年男性，发热，多发淋巴结肿大，脾大，铁蛋白、LDH 升高，考虑淋巴瘤不能除外。患者目前有发热（超过 1 周，$T_{max}>38.5℃$）、血两系减低（粒系及血小板）、脾大、LDH、铁蛋白升高、Fbg 下降（<1g/L），左颈部淋巴结活检可见噬血现象，符合噬血细胞综合征诊断，追送外院噬血相关检查，协助明确诊断。

3. 多脏器功能异常　神经系统考虑为继发性可能性大，原发性颅内感染不能除外；呼吸系统目前考虑存在肺部感染，目前呼吸支持条件不高，继续抗感染，注意排痰，警惕VAP；内环境方面患者目前已出现高钠、血糖升高、尿酮体阳性，给予降钠、消酮、控制血糖；肾脏功能方面患者尿量可，肌酐升高，考虑与分布性休克、有效容量不足相关，可适当补液及提高血压，提高肾灌注压。

噬血细胞性淋巴组织细胞增生症（HLH）是一种危及生命的侵袭性免疫过度活化综合征，是噬血细胞综合征中最具代表性的类型。最常累及婴儿，但也可以在任何年龄的儿童和成人中观察到。呈家族性或散发性，多种破坏免疫系统稳态的事件均可诱发 HLH。感染是常见的诱因。罕见性、多样性且缺乏特异性的临床和实验室表现，导致诊断困难。噬血现象是指巨噬细胞吞噬宿主的血细胞。噬血现象的特征是巨噬细胞的胞质内含有红细胞、血小板和白细胞（或这些细胞的碎片）。仅凭噬血现象并不能诊断 HLH。

满足以下 8 项中的 5 项可以诊断：a. 发热，体温≥38.5℃；b. 脾肿大；c. 外周血细胞减少，并至少有以下两项：HGB<9g/dL、PLT<100×10^9/L、NEUT<1×10^9/L；d. 高甘油三酯血症（空腹 TG> 265mg/dL）和（或）低纤维蛋白原血症（Fbg<150mg/dL）；e. 骨髓、脾脏、淋巴结或肝脏中有噬血现象；f. NK 细胞活性减低或缺失；g. 铁蛋白大于 500ng/mL；h. 可溶性 CD25 升高，在按年龄调整的实验室特异性标准之上 2 个标准差。

诊断上需与以下疾病相鉴别：巨噬细胞活化综合征；感染/脓毒症；肝病/肝功能衰竭；多器官功能障碍综合征；脑炎；自身免疫性淋巴增生综合征；药物反应伴嗜酸性粒细胞增多和全身性症状。

如不治疗，HLH 患者的死亡率很高。成人 HLH 预后较差的因素包括存在基础恶性肿瘤、年龄较大，以及某些提示病情严重的指标（血小板计数低、AST 升高、LDH 升高）。临床状况稳定且抗感染治疗起效迅速（如 2~3 日）的患者，可能免于接受 HLH 特异性化疗。然而，对于重症患者，在等待某个系统的感染缓解的过程中应及时开始 HLH 特异性治疗，这一点很重要。

六、病例点评

该患者为重症感染引起的感染性休克，多脏器功能不全，有糖尿病病史，肺内培养出多种细菌和真菌，可能与患者曾打扫久未居住的房屋有关。虽积极抗感染治疗，但体温、全身炎症指标仍高，血小板低，有噬血综合征的表现。在启动治疗前完善了淋巴结活检及影像学等肿瘤筛查，没有发现淋巴瘤的证据。启动噬血综合征治疗之后，炎症指标、体温及血小板均逐渐恢复正常。对于重症感染诱发 HLH 的患者，在等待感染缓解的过程中应及时开始 HLH 特异性治疗，这有助于停止机体内免疫过度活化的过程，加快病情缓解。

（陈　洪）

第十八节　恙虫病

一、病例摘要

方某，男，47 岁。

主诉：发热伴肌痛 9 天，皮疹 5 天，意识障碍 2 天。

现病史：患者 9 天前无明显诱因出现发热，T_{max} 37.8℃，伴全身肌肉酸痛、关节疼痛不适，呈持续性，静卧休息时无明显缓解；同时发现右侧腹股沟有一黑色焦痂，面积约 1cm×

0.5cm，其周边可触及一蚕豆大小肿物，轻触痛，局部无红肿化脓。遂就诊于当地诊所，给予注射治疗（具体不详），仍有间断低热，肌肉、关节疼痛症状无缓解。5 天前患者出现由面部至躯干的红色米粒大小皮疹，无疼痛、瘙痒，无破损、脱屑，发热、肌痛症状同前，伴下肢肌肉僵硬、乏力，再次就诊于当地诊所，给予头孢菌素（具体不详）治疗，症状无缓解。3 天前下肢僵硬、乏力症状加重，出现手部活动时震颤，就诊于当地县医院。查尿常规：PRO（±），BLD（+++）。肺部 CT：双肺纹理增多、增粗。给予四环素片治疗（5 次，单次剂量不详）。治疗后小便量较前减少（具体量不详）。2 天前就诊于天津某医院，查尿常规：PRO（+）。血生化检查：Cr 118μmol/L。肥达外斐反应试验阴性。考虑"恙虫病"，给予米诺环素、阿奇霉素、左氧氟沙星及甲强龙 40mg 治疗，输左氧氟沙星过程中出现四肢强直，口吐白沫，口唇青紫，持续约半分钟，后烦躁不安，无法交流，以"意识障碍"收入急诊抢救室，入室后查血气分析：pH 7.468，$PaCO_2$ 24.6mmHg，PaO_2 72.8mmHg，Lac 5.1mmol/L。血常规：WBC 12.85×10^9/L，NEUT 8.47×10^9/L。血生化检查：Cr 134μmol/L，Urea 7.79mmol/L，NT-proBNP 675pg/mL，cTnI 0.078μg/L。胸部 CT 提示：双下肺少许渗出。给予心电监护，吸氧，禁食水，补液，咪达唑仑、丙泊酚镇静，阿奇霉素及米诺环素抗感染治疗。行腰椎穿刺提示脑脊液压力 190mmH$_2$O，脑脊液常规：CBC 8×10^6/L，WBC 7×10^6/L，MONO 5×10^6/L。脑脊液生化检查：Pro 0.81g/L，Glu 5.7mmol/L。脑脊液隐球菌抗原定性：（-）。神经内科会诊：E4V2M4，可见不自主咀嚼运动，建议加用左乙拉西坦片（500mg，bid，po）。调整米诺环素为多西环素抗感染治疗。患者仍有低热，T_{max} 37.7℃，无抽搐症状发生。现为进一步治疗收入急诊重症监护病房。

既往史：2 型糖尿病病史 5 年，长期口服瑞格列奈，平素血糖未监测。胆囊结石、肾结石病史 2 年。

个人史、家族史：自由工作者，长期于村子附近林间活动，附近村庄曾有数人确诊恙虫病。

二、查体

T 37.7℃，P 93 次/分，R19 次/分，BP 120/64mmHg，SpO_2 94%。镇静状态，双侧瞳孔等大等圆，对光反射灵敏，颈抵抗，双肺呼吸音粗，未闻及干湿性啰音，心律齐，腹软，肠鸣音 3 次/分，四肢肌张力增高。双侧巴氏征未引出，右侧腹股沟可见一焦痂，面积约 1cm×0.5cm，表面痂皮已部分脱落（图 7-4），右侧腹股沟可触及一肿大淋巴结，蚕豆大小，活动度差。

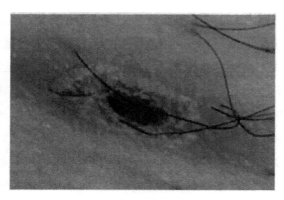

图7-4　右侧腹股沟焦痂

三、诊疗经过

患者于2017年10月31日至11月24日在医院住院治疗。入院后完善相关检查。血气分析：pH 7.383，$PaCO_2$ 43.9mmHg，PaO_2 83.7mmHg，Lac 1.3mmol/L。血常规：WBC8.00×10^9/L，NEUT% 61.5%，HGB 120g/L，PLT 190×10^9/L。血生化检查：ALT 55U/L，AST 58U/L，Alb 30g/L，LD 440U/L，Cr 115μmol/L，K^+ 3.4mmol/L。肌酶：CK 2 124U/L，cTnI 0.036μg/L。PCT 0.16ng/mL。尿常规+沉渣：BLD 80 Cells/μL，Ab. RBC% 70%，PRO TRACE g/L，Glu≥55mmol/L，KET 3.9mmol/L。G试验27.00pg/mL。24h尿总蛋白定量：0.50g/24h。糖化血红蛋白：HbA1c 8.5%。免疫指标：IgA 2.41g/L，IgM 2.68g/L，补体C 30.897g/L，补体C4 0.196g/L，RF 3.0IU/mL。腰椎穿刺检查：11月3日、11月6日分别行腰椎穿刺，脑脊液压力正常（100mmH₂O、120mmH₂O），常规WBC（6~22）×10^6/L，单核细胞为主，生化检查示Pro 1.20~1.21g/L，Glu、Cl^-正常。10月31日脑脊液细菌涂片、培养、药敏回示阴性。11月3日脑脊液细菌涂片：偶见革兰阴性杆菌（后培养回示未见病原菌）；脑脊液细胞学轻度淋巴细胞性炎症；抗莱姆病抗体IgG（脑脊液）阴性。肥达外斐反应试验阴性。TORCH10项（脑脊液）阴性。11月6日脑脊液结核/非结核分枝杆菌核酸测定：非结核分枝杆菌弱阳性；东城区疾病预防控制中心回报血恙虫抗体阳性，脑脊液恙虫抗体阴性，脑脊液及血恙虫核酸阴性。头颅CT平扫：脑干密度不均，可疑低密度。头常规MRI+T₂+DWI双侧海马、下丘脑可疑稍长T₂信号。胸腹盆CT平扫：胆囊结石；副脾结节；双肾周少许索条影。神经内科会诊考虑该患者神经系统表现与恙虫病相关。入室后予多西环素+利福平+阿奇霉素抗感染治疗，后遵感染科会诊停用阿奇霉素，同时予丙戊酸钠预防癫痫发作。治疗期间发热2次（3日、5日），肾功能较前恢复，Cr 115μmol/L→97μmol/L。11月6日脑脊液细菌涂片可见革兰阴性杆菌，予美罗培南抗感染治疗，后因脑脊液白细胞不高且培养阴性、考虑化脓性脑膜炎证据不足停用。11月10日转入感染科病房，患者未发热，未再发作癫痫，高级智力障碍较前好转，11月13日因胃肠道不适停用利福平，继续口服多西环素。11月14日复查腰椎穿刺,脑脊液压力85mmHg,WBC $20×10^6$/L,均为单核细胞,Pro 0.62g/L。细菌、真菌、结核/非结核分枝杆菌DNA、抗酸染色均为阴性。细胞学:WBC 500/0.5mL,轻度淋巴细胞性炎症,AL阳性。11月16日患者出现明显肝损害,ALT 335U/L,AST 74U/L,TBil 13.9μmol/L,DBil 7.9μmol/L,GGT 340U/L,ALP 279U/L。查细小病毒B19:B19-IgM阳性、IgG阳性,予双环醇、甘草酸二铵治疗后肝功能恢复。11月21日查肝功能:ALT 59U/L,AST25U/L,TBil 7.7μmol/L,DBil 4.3μmol/L,GGT 166U/L,ALP 160U/L。经感染科专业组查房考虑患者恙虫病明确,多西环素治疗已满2周,可停药。

四、最终诊断

恙虫病;症状性癫痫;2型糖尿病;急性肾损伤;胆囊结石;肾结石。

五、出院情况

患者近期体温正常,神志清楚,精神可,查体全身情况良好。嘱其出院后注意休息,合理膳食,适量运动,避免于恙虫病疫区活动;继续口服丙戊酸钠(0.5g,bid),1个月后神经内科门诊随诊,警惕癫痫再次发作和新发神经系统症状;继续诺和灵R三餐前14U(早)、10U(中)、10U(晚)皮下注射,监测血糖,内分泌门诊随诊;继续口服双环醇(25mg,tid),甘草酸二铵(150mg,tid),保肝治疗,每2周复查肝功能;如仍有尿急、尿痛等尿路刺激症状,泌尿外科就诊;如仍有反酸等胃部不适,消化科就诊,必要时完善胃镜检查;监测体温,感染内科门诊随诊;如有不适,及时门急诊就诊。

六、讨论

恙虫病又名丛林斑疹伤寒,是一种经螨传播的感染性疾病,恙虫病的临床特征为突然起病、高热,被恙螨幼虫叮咬处皮肤出现焦痂或溃疡。而腹股沟潮湿、气味较浓,符合恙螨幼虫好侵袭的部位特征。患者有林间活动史,同村有多人患恙虫病,患者发热时右侧腹股沟可见一焦痂,患者于发病后5天出现红色丘疹,由头面部向胸、背和腹部发展,3天后消失,符合恙虫病皮疹特点。查体时右侧腹股沟可触及一肿大淋巴结,蚕豆大小,活动度差,按压时患者不适;绝大部分恙虫病患者可出现全身浅表淋巴结肿大,以焦痂附近的局部淋巴结肿大为著,可如鸽蛋或蚕豆大小,压痛阳性。实验室检查方面,患者2次行肥达外斐反应试验,均为阴性,10月30日与O抗原发生凝集反应效价为1:40,不符合恙虫病表现,不过该试验第1周阳性率为50%左右,第3~第4周为100%,可于入室后复查肥达外斐反应试验,完善恙虫病相关检查协助明确诊断。

与立克次体疾病一样,没有一种实验室检查对恙虫病早期的诊断是可靠的。主要依靠共同存在的临床体征、症状和实验室检查特征与该疾病的流行病学线索(如近期暴露于已知或疑似存在恙螨的环境)相结合来诊断。可能出现:血小板减少;肝酶、胆红素和肌酐升高；白细胞减少或白细胞增多，但大多数患者白细胞计数正常。再结合血清学、活检、培养和聚合酶链反应来进行最后的确诊。该患者起病时查血恙虫病抗体阳性、核酸呈阴性，脑脊液恙虫病抗体及核酸均呈阴性，恙虫病患者的典型血常规表现为白细胞正常或减少，血小板降低，但患者白细胞较高、血小板正常。恙虫病患者可有中枢神经系统受累，患者病程中出现过癫痫样发作、意识障碍、高级智力障碍。在治疗方面，多西环素、利福平为恙虫病的主要治疗药物，丙戊酸钠用于治疗癫痫症状。

七、病例点评

该患者有典型的流行病学史加上临床表现及血清学检测阳性，诊断为恙虫病，但恙虫病中枢神经系统受累为罕见表现，该患者除有中枢神经系统受累的症状外，还有脑脊液细胞及蛋白质升高，核磁影像学改变等脑膜脑炎的表现，虽脑脊液的抗体为阴性，但通过恙虫病的治疗后，患者上述表现均好转，证实了恙虫病累及中枢神经系统的诊断。

（陈　洪）

第十九节　热射病

一、病例摘要

吕某，男，46岁。

主诉：发热5天，意识障碍3天，无尿2天。

现病史：患者5天前（2019年7月24日）白天在单位炎热密闭房间内检修设备8小时，工作期间未饮水、休息，下班后返回租住的房屋内，未开空调、电扇。晚间出现发热，全身乏力不适，未测体温，无畏寒、寒战，无头痛、咳嗽、咳痰，无腹痛、腹泻。第2天（2019年7月25日）上午在单位同样环境内工作，具体工作时间不详。晚间感发热乏力不适较前加重，在当地诊所输液打针治疗（具体不详），发热乏力不适无好转。3天前（2019年7月26日），患者上午买菜后在诊所继续输液治疗（具体不详），后回家休息，屋内闷热。晚间21时患者爱人回家后发现患者全身皮温发烫，皮肤稍红，未测体温，伴有全身大汗淋漓，可以对答，给予全身温水擦浴2次，发热未见好转。23时出现精神行为异常，表现为答非所问，胡言乱语，右手不自主抖动，不停进食西瓜、花生，喝水，尿频，1分钟1次，10~20次，随地小便。2天前（2019年7月27日），晨起意识障碍进一步加重，完全不能与家属正常交流，对时间、空间、人物不能定向，不能自主穿衣，无法行走，呼吸急促，遂就诊于北京某医院急诊科。当时测体温42℃，查颅脑CT未见异常，肝、胆、胰、脾、双肾、输尿管提示脂肪肝，胸部X线片无异常，尿量较前明显减少，24h尿量<100mL。尿常规：比重1.028，PRO（++），Glu（++），酮体阴性，白细胞阴性，OB（++），诊断热

射病可能，给予降温、纠酸补钾、脱水降颅压等对症治疗。1天前（2019年7月28日），患者意识障碍进一步加重，呈昏睡状态，仍有发热，T_{max} 40℃，无尿。当地医院放置右颈内静脉血滤导管，从上午9时开始持续予CRRT治疗，转院前下机。2019年7月29日患者出现呼之不应，测体温39℃，为求进一步诊治，转院，在抢救室因意识不清给予气管插管机械通气，因病情危重收住急诊监护病房。

既往史：无特殊。

个人史、家族史：吸烟约20支1天×20年余，偶饮白酒，每次约100mL。

二、查体

发热，气管插管接呼吸机辅助呼吸，去甲肾上腺素泵入维持血压。镇静状态，右颈内静脉见血滤导管，右上及左肺呼吸音稍粗，右下肺呼吸音偏低，心腹无特殊，右股静脉见深静脉导管，无病理征。

三、诊疗经过

血常规：PLT 90×10⁹/L，WBC 4.91×10⁹/L，HGB 87g/L。尿常规：WBC 125 Cells/μL，BLD 200 Cells/μL。便常规：OB阴性。生化检查：Alb 48g/L，TBil 14.8μmol/L，DBil 4.6μmol/L，GGT 130U/L，ALT 22U/L，AST 10 084U/L，LDH 14 326U/L，Na⁺133mmol/L，TCO₂ 25.2mmol/L，Ca²⁺ 2.06mmol/L，Urea 7.67mmol/L，Clu 21.5mmol/L，UA 433μmol/L，PA 97mg/L，TG 2.51mmol/L，TG 8.02mmol/L，HDL-C 0.09mmol/L，FFA 1 252μmol/L，Cr 197μmol/L，Fer 1 079ng/mL，维生素 B₁₂>1 500pg/mL。心肌酶：CK>76U/L，CKMB-mass 11.6μg/L，cTnI 0.017μg/L，Myo 366μg/L。BNP 73ng/L。血气分析：Lac 1.2mmol/L。CRP 7mg/L。PCT 1ng/mL。CMV-DNA+EBV-DNA：EBV-DNA 500 copies/mL，CMV-DNA<500 copies/mL。

血培养：大肠埃希菌 ESBL（+）。痰培养：鲍曼不动杆菌、肺炎克雷伯菌 ESBL（+）、近平滑念珠菌。

凝血功能检查：PT 2.5s，APTT 26.5s，INR 2.00，D-Dimer 2.78mg/L。抗人球蛋白试验：Coombs试验阴性。外周血细胞形态学分析：部分成熟粒细胞可见中毒颗粒，血小板少见。HIT抗体：弱阳性。

治疗：①循环方面，充分容量复苏，应用血管活性药物改善微循环，乳酸进行性下降，循环稳定。②呼吸方面，患者于入院后持续呼吸机辅助通气，后停用镇静药后意识恢复，自主呼吸功能明显改善，顺利脱机拔管。③横纹肌溶解及肾功能不全方面，入院后持续CRRT治疗维持体温容量、酸碱平衡及电解质平衡，清除肌红蛋白，患者CK恢复正常，CK-MB、Myo显著降低；患者入院后持续无尿，经持续CRRT治疗血清肌酐、尿素氮稳步降低，行右颈内静脉长期血液透析导管植入术。④深静脉血栓方面，入院后下肢超声提示双侧股总静脉远心段及双侧股浅静脉、左侧腘静脉血栓形成，有抗凝指征，但血小板在 2 万以下，出血风险高，属抗凝禁忌。请血液科及血管外科会诊均不建议抗凝，建议加用 TPO（重组人血小板生成素）15 000U 及多次输入血小板，之后患者血小板恢复，予以阿加曲班、肝素持续泵入抗凝治疗，复查血小板再次出现持续显著降低，HIT 不能除外，停肝素、阿加曲班抗凝，同时予以 TPO（重组人血小板生成素）15 000U，静脉注射免疫球蛋白 20g，后血小板恢复，复查下肢深静脉 B 超未见血栓。⑤感染方面，入院后血培养检出大肠埃希菌（+），血流感染可能性大，肠道菌群易位入血可能，予以头孢他啶 2g+甲硝唑 0.5g q12h（连续 2 日）→美罗培南 1g q12h（连续 10 日）+替考拉宁 400mg q12h→qod（连续 3 日→连续 17 日）后炎症指标下降，无发热、咳痰、腹痛腹泻等症状，调整抗生素降阶梯为哌拉西林他唑巴坦 2.25g q6h，后患者咳痰增多，体温升高>38℃，加用替加环素 50mg q12h，后体温下降，治疗有效，患者血小板显著减低，暂停所有抗生素，继续予以头孢他啶 2g qd 降阶梯抗感染治疗。⑥消化道出血及营养支持方面，患者入院后胃管引流液潜血阳性考虑为应激性溃疡所致，予以肠外营养支持，尝试逐渐加用瑞代 500~1 500mL 肠内营养支持，后考虑再次出现上消化道出血，暂停肠内营养，予以艾司奥美拉唑持续泵入，凝血酶冻干粉 2 000U po qd，悬浮红细胞输入，复查胃液粪便常规潜血阴性，恢复肠内营养瑞代 1 500mL。病程中患者低蛋白明显，间断予以白蛋白营养支持。⑦高血压，患者血流动力学稳定后持续高血压状态，予以苯磺酸氨氯地平 5mg qd 控制血压及乌拉地尔、尼卡地平间断静脉泵入间断控制血压。病情稳定，准予出院。

四、最终诊断

热射病；横纹肌溶解；急性肾功能衰竭；深静脉血栓；血流感染；消化道出血；高血压（2 级，高危组）。

五、讨论

热射病定义为在环境热负荷过大、无法散失的情况下，核心体温通常超过 40℃ 伴相关中枢神经系统功能障碍。热射病有两种类型：一种为经典热射病，它累及那些因基础慢性医学问题损害体温调节、妨碍患者离开高温环境、干扰患者补充水分或尝试降温的患者（最常为 70 岁以上患者）。这些问题包括心血管疾病、神经系统疾病、精神障碍、肥胖、无汗症、躯体残疾、婴儿和老年人，以及使用消遣性药物（如酒精和可卡因）和某些处方药（如 β-受体阻滞剂、利尿剂或抗胆碱能药）。另一种为劳力性热射病，通常发生于在环境温度和湿度较高时进行剧烈运动的健康年轻个体。典型患者是运动员和进行基础训练的新兵。

本例患者为中年男性，否认慢性基础病史，在高温密闭环境中工作后出现热射病表现，考虑劳力性热射病可能性大。劳力性热射病的 2 个主要诊断标准为剧烈活动期间发生虚脱后立即测得的核心温度高于 40℃，以及中枢神经系统功能障碍。并发症主要有电解质和其他代谢异常、癫痫发作、激越性谵妄、呼吸衰竭、急性呼吸窘迫综合征、横纹肌溶解、急性肾损伤、肝损伤、弥散性血管内凝血、消化道出血和缺血性肠损伤、心肌损伤等。此患者在炎热、密闭空间中工作，出现症状后未积极散热，逐渐出现发热、意识障碍，就诊时已出现多脏器功能衰竭，考虑热射病诊断明确。

　　热射病可能引起各种不同的并发症。这些并发症通常随着降温措施起效而消退，但热射病起病时间较长后才开始正规治疗，已经造成了不可逆的损害。并发症可能有：①呼吸功能障碍，非劳力性热射病患者常出现肺部并发症，可包括误吸、支气管痉挛、非心源性肺水肿、ARDS、肺炎、肺梗死及肺出血。常常有必要进行气管插管和机械通气，以保护气道，满足增加的代谢需求（即提供辅助供氧和增加每分钟通气量）。②心律失常和心功能不全，可能的心脏并发症，包括急性失代偿性心力衰竭和心肌损伤伴有可逆性心脏生物标志物升高和心电图 ST 段改变。快速降温至关重要，心功能不全和快速性心律失常通常随降温而消退。③低血压，与热射病有关的低血压由外周血管扩张、心功能不全和容量不足引起。④癫痫发作，癫痫发作在热射病患者中常见。在开始采取降温措施时，初始治疗包括给予短效苯二氮䓬类药物。⑤横纹肌溶解，在热射病患者中，肌肉损伤、容量不足和急性肾损伤能共同引发横纹肌溶解。⑥急性肾损伤，热射病可引起急性肾损伤。在疾病的最初数日应密切追踪肾功能检查和血清电解质，可能需要肾脏替代治疗。⑦肝损伤，热射病所致的肝损伤通常为自限性，但在某些情况下可能进展至急性肝衰竭，部分患者需要肝脏移植。⑧弥散性血管内凝血（DIC），在热射病的最初 3 日，患者可能出现 DIC，在此期间应当监测凝血指标。可能有必要补充血小板，使用新鲜冰冻血浆进行凝血因子替代治疗。该患者在治疗过程中出现了两次血小板下降，第 1 次血小板下降考虑为热射病所致的 DIC，当时也有髂静脉及下肢的血栓形成，通过抗凝治疗后血小板数目恢复正常。说明当时有血管内皮损伤和凝血功能异常等引起的血栓形成消耗了大量的血小板，抗凝治疗有效。第 2 次血小板减少出现在治疗 2 周后，当时考虑为 HIT，但没有明确的血栓形成的证据，抗凝后有出血，后通过 IVIg 治疗患者血小板恢复。

六、病例点评

　　热射病治疗早诊断、早治疗极为关键，该患者确诊时间较晚，循环系统、心脏和凝血系统的受累在治疗后的数天后发生好转，但遗留了神经系统的损害，有言语功能和计算力记忆力等高级智力的受损，肌酶升高和无尿持续时间很长，出院时仍然为无尿状态，肾功能仍未恢复。由于脏器受累较多，康复时间长，治疗期间出现了感染、血小板下降等一系列问题，但通过对病情的观察最后都得到了解决，让患者获得了长期康复锻炼恢复功能的机会。

（李卫共）

第二十节 糖尿病酮症酸中毒

一、病例摘要

高某，男，33岁。

主诉：发热、乏力4天，意识障碍6小时。

现病史：4天前无明显诱因出现发热，T_{max} 39℃，伴乏力、恶心，偶有干咳，无畏寒、寒战，无头痛、头晕、呕吐，无腹痛、腹泻、尿频、尿急、尿痛等不适。就诊于当地诊所，予"头孢"（具体不详）输液4天，症状无明显缓解，仍持续发热，遂就诊于河北某医院。行腹部超声：肝内混合回声包块（考虑肝脓肿），双肾增大。腹部X线片（立位）：上腹部小气液平，肠管积气。为求进一步诊治，转院就诊。P 123次/分，BP 127/95mmHg，SpO_2 100%。完善相关检查，血常规：CRP>160mg/L，WBC 24.56×10⁹/L，NEUT% 87.6%，HGB 168g/L，PLT 571×10⁹/L。PCT 17.00ng/mL。生化检查：Na^+ 128mmol/L，Clu 25.3mmol/L。血气分析：pH 7.19，$PaCO_2$ 12mmHg，PaO_2 132mmHg，HCO_3^- 4.5mmol/L，Lac 1.3mmol/L。凝血功能检查：PT 13.9s，INR 1.21，Fbg 7.94g/L，D-Dimer 1.09mg/L。完善腹部B超：脂肪肝，肝内混合回声，炎性改变不除外。胸腹盆CT平扫：考虑肝左叶脓肿可能性大，纵隔内少量积气，双肺野无实变或间质性改变。治疗上予头孢哌酮/舒巴坦3g q8h+洛索洛芬钠po及补液等。

下午17时，患者出现呼吸急促，伴嗜睡、意识模糊，复测P 131次/分，BP 154/115mmHg，SpO_2 97%，RR 30次/分。复查血气分析：pH 6.96，$PaCO_2$ 10mmHg，PaO_2 129mmHg，HCO_3^- 5.6mmol/L，Lac 2.1mmol/L，Glu 39.0mmol/L。

考虑患者病危重，收入抢救室，入室后复查血常规：CRP 136.0mg/L，WBC 33.23×10⁹/L，NEUT% 91.5%，HGB 168g/L，PLT 624×10⁹/L。PCT 13.00ng/mL。生化检查：K^+ 5.9mmol/L，Na^+ 132mmol/L，Cl^- 93mmol/L，Glu 38.1mmol/L。血气分析：pH 6.88，$PaCO_2$ 19mmHg，PaO_2 56mmHg，HCO_3^- 3.3mmol/L，Lac 3.8mmol/L。尿常规：Glu 28mmol/L，KET ≥ 7.8mmol/L，BLD 25Cells/μL。予亚胺培南抗感染、胰岛素泵入、积极补液及碳酸氢钠等治疗。

复查血气分析：pH 7.00，$PaCO_2$ 15mmHg，PaO_2 61mmHg，HCO_3^- 3.6mmol/L，Lac 3.2mmol/L，Glu 33.0mmol/L。考虑患者病情危重，为进一步治疗收入EICU病房。

既往史：3年前曾因"昏迷"就诊于武汉某医院，诊断为2型糖尿病，长期口服二甲双胍控制血糖，平素血糖控制不佳。

个人史、家族史：无特殊。

二、查体

嗜睡，被动体位，急性面容，查体欠合作。呼吸急促，双肺呼吸运动对称，双肺呼吸音清，未闻及干湿啰音，心率 109 次/分，心律齐，各瓣膜听诊区未闻及病理性杂音。腹软，无压痛、反跳痛，肠鸣音减弱，肝脾肋下未及。双下肢不肿。

三、诊疗经过

全血细胞：CRP 118.0mg/L，PLT 428×10⁹/L，WBC 22.31×10⁹/L，NEUT% 91.3%，HGB 130g/L。尿常规：BLD 25 Cells/μL，KET ≥ 7.8mmol/L。肝功能、肾功能：K⁺ 3.2mmol/L，Alb 26g/L，Cl⁻ 112mmol/L，Ca²⁺ 2.06mmol/L，Glu 13.6mmol/L，Cr 56μmol/L。凝血功能检查：PT 12.8s，Fbg 5.81g/L，D-Dimer 0.62mg/L。血气分析：pH 7.30，PaCO₂ 24mmHg，PaO₂ 101mmHg，HCO₃⁻ 11.7mmol/L，BE 13.0mmol/L，Lac 1.0mmol/L。糖化血红蛋白：HbA1c 15.0%。

降钙素原：5.60ng/mL。血培养：阴性。肝脓肿引流液培养：肺炎克雷伯菌。ESBL阴性。

腹部B超：脂肪肝，肝内混合性回声，炎症不除外，建议其他影像学检查。胸腹盆CT：肝左叶低密度影，新见轻度强化，范围较前略多、积气较前略多，考虑肝脓肿；肝右叶钙化灶；轻度脂肪肝；腹膜后多发小淋巴结；双下肺斑片影，考虑感染性病变可能；直肠腔扩张伴多发粪石影。腹盆增强CT见图7-5。

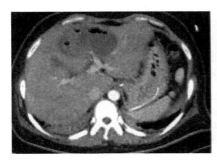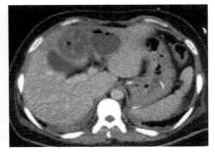

图7-5 腹盆增强CT

内分泌会诊：糖尿病饮食，避免甜食、流食摄入，尽量每餐定时、定量；结合目前血糖，建议继续胰岛素强化治疗，可予来得时睡前 12~14U，三餐前胰岛素注射液 6U-6U-8U，皮下注射，停用二甲双胍，继续监测空腹及三餐后、睡前血糖，控制目标 FBG 在 5~7mmol/L，PBG 6~10mmol/L，根据空腹血糖调整来得时剂量，根据餐后血糖调整相应餐前胰岛素剂量；完善糖化血红蛋白、空腹及早餐后 2h 静脉血糖及 C 肽水平检测评估胰岛功能，完善 T₁DM 相关自身抗体谱，完善血 F、ACTH、甲功 1+3、CH、IGF-1 明确糖尿病分型；积极补液，适当加强补钾，维持电解质稳定，复查尿常规至尿酮体转阴，继续抗感染治疗。

治疗：①DKA方面治疗经过见表7-5。②糖尿病方面，持续泵入胰岛素，待尿酮体转阴后经口进食，遵内分泌科意见予餐前短效胰岛素及睡前长效胰岛素控制血糖。③肝脓肿方面，经验性予亚胺培南1g q6h，同时入室后于介入科行肝脓肿穿刺引流术。患者未再发热，3天后亚胺培南减量为0.5g q6h，后药敏结果回报为全敏感型肺炎克雷伯菌，降阶梯为头孢曲松+阿米卡星抗感染治疗。④纵隔气肿方面，患者无肺部病变基础，无食管气管漏，考虑可能与代谢性酸中毒引起的呼吸代偿（深大呼吸）相关，后复查胸部CT见气肿逐步吸收。

表7-5 糖尿病酮症酸中毒治疗经过

时间	19：15	20：25	22：20	24：00	03：30	21：30
pH	6.88	7.0	7.24	7.26	7.3	7.38
$PaCO_2$	19	15	10	12	24	30
PaO_2	56	61	113	152	101	99
HCO_3^-	3.3	3.6	4.2	5.3	11.7	17.4
BE	-32.7	-28.3	-22.4	-20.8	-13	-6
Lac	3.8	3.2	1.6	1.0	1.0	0.8
Glu	40	33	27	20.1	14.8	12.6
补液	NS 2 000 mL		NS 1 500 mL+血浆 400 mL		GNS 2 500 mL	
RI	4 U/h		6 U/h		3 U/h	

四、最终诊断

糖尿病酮症酸中毒；肝脓肿；肺炎克雷伯菌感染；2型糖尿病。

五、讨论

糖尿病酮症酸中毒（DKA）是糖尿病最为严重的急性并发症中的一种，特征性三联征包括高血糖、阴离子间隙增高型代谢性酸中毒和酮血症。DKA发生前通常存在诱因，最常见的是感染和胰岛素治疗中断或不充分。临床表现方面，DKA通常在24小时内迅速进展，明显高血糖症的最早期症状是多尿、烦渴和体重下降；随着高血糖程度加重或持续时间延长，可出现神经系统症状［主要见于有效血浆渗透压大于320~330mOsm/（kg·H₂O）的患者］，包括嗜睡、意识混沌，甚至昏迷；代谢性酸中毒和电解质异常可引起胃排空延迟和肠梗阻，从而使DKA患者出现恶心、呕吐和腹痛症状。

根据ADA-DKA诊断标准，本例患者血糖>13.9mmol/L，血气分析：pH<7.00，HCO_3^-<10mmol/L，尿酮阳性，阴离子间隙>12，意识恍惚或昏迷，可诊断为重型DKA。

诱因方面，该患者发病前有发热，且血常规明显升高，PCT升高，CT提示明确肝脓肿，考虑感染诱发 DKA 可能性大。平素血糖控制不佳，是感染的易患因素。

肝脓肿的年发病率估计在 2.3/百万，男性发病率高于女性（3.3/百万 vs 1.3/百万）。肝脓肿发生的危险因素包括糖尿病。细菌性肝脓肿最常由下列情况导致：肠内容物漏入腹腔引起腹膜炎后，感染经门静脉循环播散至肝脏；或胆道感染直接播散至肝脏。其也可能在全身感染时由动脉血行播散引起。病原学方面，多为链球菌、金黄色葡萄球菌、肺炎克雷伯菌等。

DKA 治疗基本原则包括纠正高渗状态、低血容量、代谢性酸中毒、电解质紊乱（尤其是低钾血症），以及给予胰岛素降糖治疗。

1. 补液　常从输注等张盐水开始，对于低血容量但无休克、无心力衰竭的患者，在最初数小时里，等张盐水的输注速率应为 $15\sim20mL/$（kg·h），如果"校正后"的血清钠浓度低于 135mEq/L，则继续以 $250\sim500mL/$（kg·h）的速率给予等张盐水，当患者的血糖达到 11.1mmol/L 时，再在盐溶液中添加葡萄糖。

2. 胰岛素降糖方面　对于重度 DKA 患者，可以先静脉推注普通胰岛素（0.1U/kg），随后 5 分钟内开始持续输注普通胰岛素 0.1U/（kg·h），尽量不要将 DKA 患者的血糖降至 11.1mmol/L 以下，以免发生脑水肿。

3. 碳酸氢钠　尽管应用碳酸氢钠纠正代谢性酸中毒的指征尚存争议，但对于 $pH\leqslant6.9$ 或钾浓度>6.4mmol/L 时，患者可能获益于谨慎的碱剂治疗。

4. 补钾治疗　几乎所有 DKA 患者都明显缺钾，常由葡萄糖渗透性利尿和继发性醛固酮增多症引起尿钾排泄过量所致。同时，在治疗过程中，大量补液致稀释性低钾，持续胰岛素、快速纠酸可引起强烈的钾内移，易引起致命性的低钾血症。所以应密切监测血钾，并且早期就给予积极补钾治疗。

六、病例点评

患者为青年男性，呈急性病程。临床表现发热、乏力 4 天，意识障碍 6 小时。2 型糖尿病病史 3 年，平素血糖控制不佳。血白细胞明显升高，以中性粒细胞为主，尿酮体阳性，血糖明显升高，呈高 AG 型代谢性酸中毒及乳酸升高；胸腹盆 CT 可见肝脓肿伴积气，纵隔积气；头颅 CT 未见异常。患者诊断肝脓肿合并 DKA 明确。

DKA 为糖尿病急症之一，严重酸中毒可引起血管通透性改变、收缩障碍及心肌抑制等，需及时纠正代谢性酸中毒、降低血糖水平，同时需纠正电解质紊乱，治疗过程中需特别警惕低钾血症。

肝脓肿患者多有糖尿病基础，或免疫抑制状态，病原学多为肺炎克雷伯菌。该患者为糖尿病患者，平时血糖控制不佳，为肝脓肿好发人群，此次 DKA 可能为感染加重诱发。治疗上，首先予充分脓肿引流，在此基础上给予全身性抗感染治疗，值得注意的是，肝脓肿患者抗感染疗程较长，通常为 4~6 周以上，尤其是合并糖尿病患者。

（李卫共）

第二十一节　妊娠期甲亢合并妊娠剧吐

一、病例摘要

仲某，女，24 岁。

主诉：心悸、手抖、恶心、呕吐 2 个月，晕厥 7 天。

现病史：患者现妊娠 13 周，2 个月前活动后出现心悸，自觉心率明显增快，无胸闷、憋气、气短，无胸痛，自行卧床休息后可缓解。此后心悸反复发作，休息时尚可，活动时加重，患者因此长期卧床。2 个月来伴有手抖，不能握笔，期间进食水后出现恶心、呕吐，呕吐为非喷射性，呕吐物为胃内容物，伴有胆汁。偶有胸闷、憋气、头晕、头痛，体位变动时可出现黑矇，无双下肢水肿。就诊于当地医院，查甲功：TSH 0.01μIU/mL，FT3 7.4pg/mL，FT4 4.15ng/dL，A-Tg 阴性，A-TPO 阴性，TR-Ab 阴性，考虑妊娠相关性甲状腺功能亢进，未予特殊治疗，嘱 3 周后复查。7 天前由卧位变为立位时再次出现心悸，并伴有黑矇，行走时出现晕厥，后自行恢复，无大小便失禁、牙关紧闭、呕吐白沫、肢体抽搐等。就诊于当地医院，复查甲功：TSH 0.1μIU/mL，FT3 13.56pg/mL，FT4>7.77ng/dL。考虑甲亢危象不除外，遂转院。急诊测生命体征：T 36.8℃，P 148 次/分，BP 135/90mmHg。查血常规：WBC 7.98×10⁹/L，NEUT% 67.6%，HGB 124g/L，PLT 189×10⁹/L。尿常规：SC≥1.030，WBC 70Cells/μL，NIT 阴性，PRO 0.3g/L，Clu 阴性，KET≥7.8mmol/L，UBC 33μmol/L，BIL SMALL μmol/L，BLD 25 Cells/μL。血生化检查：ALT 301U/L，Alb 35g/L，TBil 32.3μmol/L，DBil 26.0μmol/L，Urea 3.02mmol/L，Cr 44μmol/L，AMY 120U/L，LIP 938U/L。甲功：TSH<0.008μIU/mL，FT45.370ng/dL，FT3 11.14pg/mL，A-TPO 6.88IU/mL，A-Tg<10.00IU/mL。ESR 25mm/h，NT-proBNP 31pg/mL。内分泌科会诊考虑妊娠甲亢综合征，考虑目前患者处于高代谢状态，肝损与甲亢有关，建议补充热量，继续保肝治疗，因肝损暂无法使用抗甲状腺药物治疗。为进一步治疗，收入急诊病房。发病以来，自感乏力、潮热，无发热，自测体温波动于 36~37℃，自测血压波动于 130~140/80~90mmHg，因恶心、呕吐进食减少，尿量少，色红，便秘，最长半月未解大便，体重下降 10kg。

既往史：患者 5 年前首次妊娠 3 个月时发现甲亢，当地医院给予甲巯咪唑 10mg/d 治疗，并于妊娠 4 个月行药物流产终止妊娠，后规律复查，甲巯咪唑减量至 5mg/d（维持 1 年余）、3.3mg/d（维持 1 个月），复查甲功正常（未见报告），停用甲巯咪唑。

个人史、家族史：均无特殊。

二、查体

意识清晰，精神萎靡。未见明显突眼。气管居中，双侧甲状腺Ⅱ度肿大，触诊欠清，双侧颈部未闻及血管性杂音。双肺呼吸音粗，未闻及干湿性啰音，心律齐，腹部软，无压痛、反跳痛，肠鸣音存在。四肢关节活动自如，轻度手抖，四肢无浮肿，四肢肌力正常，肌张力良好，双侧巴氏征阴性。

三、诊疗经过

患者于 2017 年 3 月 9 日至 25 日住院治疗。入院后完善血常规：WBC $6.60×10^9$/L，NEUT% 65.4%，HGB 114g/L，PLT188×10^9/L。血生化检查：ALT 240U/L，Alb 33g/L，TBil21.6μmol/L，DBil 16.6μmol/L，Urea 1.11mmol/L，Cr 43μmol/L，Glu 5.8mmol/L。血氨：20.0μmol/L。心脏相关：CK 23U/L，CKMB - mass 0.2μg/L，cTnI 0.005μg/L，NT-proBNP 26pg/mL，Myo 27μg/L。凝血功能检查：PT 14.1s，NR 1.16，APTT 26.2s，TT 15.8s，Fbg 4.02g/L，D-Dimer 0.35mg/L。超声心动图：LVEF65%，心脏结构与功能未见明显异常。甲状腺抗体：tPO-Ab（-），TR-Ab（-）。结合患者症状、体征、辅助检查考虑存在妊娠剧吐、饥饿性酮症、妊娠甲亢、肝功能损害。

入院后患者行产科超声：妊娠 15 周（B 超周数，入院时自诉 13 周），活胎。请妇产科会诊，根据会诊意见加用维生素 B6、昂丹司琼、苯海拉明止吐，并给予葡萄糖+胰岛素消除酮体，后恶心、呕吐明显减轻，逐步过渡饮食至普食，无恶心加重，多次复查尿酮体均为阴性。

患者入院时心率快，HR 120～130 次/分，BP 130～140/70～85mmHg，给予拉贝洛尔早晚各 50mg→早 100mg、晚 50mg→早 150mg、晚 100mg，控制心率、血压。患者存在肝功能异常，内分泌科考虑与甲亢相关，未加用抗甲状腺药物。入院后给予谷胱甘肽保肝治疗，复查 ALT 29U/L。肝功正常后复查甲功：TSH3<0.008μIU/mL，FT4 3.587ng/dL，T3 2.902ng/mL，T4 24.50μg/dL，FT3 8.30pg/mL。查 TSH 受体基因检测未见突变。再次请内分泌科会诊，考虑妊娠甲亢、hCG 相关甲状腺功能亢进可能性大，给予丙硫氧嘧啶 25mg po tid 治疗，并监测血常规、肝功均在正常范围。出院前复查甲功：TSH3<0.008μIU/mL，FT4 1.429ng/dL，T3 2.363ng/mL，T4 14.79μg/dL，FT3 4.05pg/mL，内分泌科随诊将丙硫氧嘧啶调整为 25mg po qd。患者心悸明显减轻，HR 降至 100 次/分左右，血压波动于 110～130/70～80mmHg，手抖较前明显好转。

四、鉴别诊断

妊娠合并的甲亢，需要做如下鉴别。

1. Graves 病　由 TSH 受体的自身抗体（TRAb）引起，该抗体激活受体，从而刺激甲状腺素合成和分泌，以及甲状腺生长（导致弥漫性甲状腺肿）。血清中存在 TRAb 及临床检查存在眼病可区分 Graves 病与甲状腺功能亢进的其他原因。甲状腺通常（但并非总是）弥漫性增大。该患者仅有甲亢症状与甲状腺中度肿大，无突眼，TRAb 阴性，且每次发病与妊娠相关，终止妊娠后甲亢缓解，不考虑 Graves 病。

2. hCG 相关甲状腺功能亢进　在正常妊娠期间，血清 hCG 水平在受精后很快升高，并在 10~12 孕周达到峰值，随后下降。hCG 的 B 亚单位和 TSH 存在高度的同源性，有较弱的甲状腺刺激活性，可能会在血清 hCG 浓度最高期间引起甲状腺功能亢进。患者于妊娠后 4~5 周起病，目前 13 周仍有症状，且上次妊娠亦有甲亢表现，考虑此病可能性大。

五、最终诊断

妊娠剧吐；饥饿性酮症；体位性晕厥；hCG 相关甲状腺功能亢进；肝功能损害。

六、出院情况

患者神志清，精神可，无恶心、呕吐，活动后仍有心悸，程度较前明显减轻，仍有轻度手抖，较前减轻，不影响生活。现可正常进食，进食后无恶心、呕吐。查体：HR 98 次/分，BP 115/73mmHg。无突眼，无眼震，甲状腺Ⅰ度肿大，未闻及血管杂音。心律齐，各瓣膜区未闻及心脏杂音；双肺呼吸音清，未闻及明显干湿啰音；腹平坦，无压痛、反跳痛、肌紧张，肠鸣音 3 次/分。双下肢不肿。

出院医嘱：出院后逐步过渡饮食至普通饮食，注意休息，适量运动；继续服用丙硫氧嘧啶 25mg（半片），每日 1 次，控制甲亢，服用拉贝洛尔早 150mg（1.5 片）、晚 100mg（1 片）控制心率，观察心悸、手抖情况，1 周后复查血常规、肝功、甲功，内分泌科随诊调整治疗药物；按计划产检，监测胎儿情况，可服用复合维生素补充孕期所需维生素，产科随诊；若恶心、呕吐加重可临时服用昂丹司琼、艾司奥美拉唑缓解症状，若恶心缓解，可停用维生素 B6；如有不适，及时就诊。

七、讨论

本例患者为青年女性，妊娠状态，呈急性病程。目前妊娠 13 周。2 个月前出现心悸、手抖，伴恶心、呕吐，无胸痛，偶有胸闷、气短，体位变化时出现黑矇。7 天前体位变化时出现黑矇，活动后出现晕厥，可自行缓解，无明显神经系统症状。外院查甲功均提示甲亢，未予特殊治疗。既往曾发生妊娠期甲亢，抗甲状腺药物治疗、终止妊娠后好转。查体提示甲状腺中度肿大，轻度手抖，心率快，无突眼。辅助检查提示甲亢、肝功能异常、饥饿性酮症。考虑甲状腺功能亢进，hCG 相关性甲亢可能性大。

患者因心悸、晕厥入院，查体提示心率快，血压偏高，结合甲功异常，多考虑甲亢所致交感神经兴奋症状；患者妊娠剧吐，饮食少，病程中曾出现黑矇、晕厥，每次发作均与体位变化相关，考虑因容量不足所致体位性晕厥。但仍需与心源性因素相鉴别，心源性晕厥往往继发于心律失常或器质性心脏病，患者既往无心脏病病史，入院后心电图检查未发现心律失常，超声心动图已除外器质性心脏病。考虑心源性晕厥可能性不大。

甲亢是临床常见的内分泌疾病，妊娠合并甲亢存在以下特点：①与 hCG 水平相关，hCG 可以发挥类似 TSH 作用，可促进甲状腺分泌甲状腺激素，可引起亚临床或轻度甲亢，若患者孕前合并甲亢，可能明显加重疾病，甚至导致甲亢危象。②妊娠剧吐可能引起甲亢，60%~70% 的妊娠剧吐孕妇可出现短暂的甲亢，常为暂时性，多数不严重，一般无须抗甲状腺药物治疗，孕 20 周复查甲功，甲状腺激素水平通常会恢复正常。

hCG 相关甲状腺功能亢进的可能原因如下。

1. 妊娠一过性甲状腺毒症　妊娠早期血清高 hCG 浓度可导致亚临床或轻度显性甲状腺功能亢进，其特点是血清 TSH 浓度稍低且血清 FT4 浓度呈正常高值或轻度升高，发生于接近妊娠早期结束时，症状（如果有）和甲状腺功能亢进会随 hCG 生成下降（通常为 14~18 孕周）而减退。通常发生妊娠剧吐的妇女的血清 hCG 和雌二醇浓度比正常妊娠妇女高，且 hCG 具有更高的甲状腺刺激活性，因此表现更为明显。

2. 滋养层甲状腺功能亢进　滋养层细胞疾病（葡萄胎、绒癌）可伴随甲状腺功能亢进，同时可伴有 β-hCG 显著升高。患者 β-hCG 升高幅度虽超过同正常妊娠时间上限，但并无明显升高。已进行产科超声检查，除外了滋养层细胞疾病。

3. 家族性妊娠甲状腺功能亢进　该病有家族聚集性，由对 hCG 生理浓度高度敏感的突变促甲状腺素受体引起复发性妊娠甲状腺功能亢进。此患者反复发生妊娠期甲亢，但否认家族史，该病不能完全除外，但后查 TSH 受体基因检测呈阴性，已除外该病。

八、病例点评

此患者甲亢症状较为明显，而多次查 TRAb 阴性，无突眼，每次发作均与妊娠相关，Graves 病可能性不大，因此需考虑妊娠相关甲亢，最终考虑 hCG 相关性甲状腺功能亢进症可能性最大。患者合并严重妊娠剧吐，为诱发和加重甲亢可能原因。

治疗上分为两步：第一步，补足热量，纠正酮症和水电解质紊乱，纠正妊娠剧吐，给予保肝药物，监测肝功、电解质；第二步，待肝功能、酮症、水电解质紊乱纠正后，仍有明显甲亢症状，给予抗甲状腺药物治疗甲亢。

患者妊娠剧吐纠正后，一般情况好转，加用抗甲状腺药物及拉贝洛尔后，甲亢症状明显好转。实际上，甲亢是妊娠剧吐的特殊并发症之一，纠正妊娠剧吐是疾病治疗的重要环节。

（李卫共）

第二十二节 枪击伤诊治

一、病史摘要

（一）现病史

患者男性，57岁，因"全身多处枪击伤清创术后2小时"入院。

患者于2小时前在市区某街道持刀砍人，民警到场对患者多次警告无效后开枪将其击伤，共开7枪，其中一枪射击后患者向上跳跃，考虑中弹，最后一枪击中背部后患者向前扑倒，民警将其制服后送至医院急诊。急诊查体发现背部一处子弹非贯通伤（盲管伤），左侧下肢3处贯穿伤，左髂部一处贯穿伤，右侧大腿一处枪弹伤。急诊辅助检查结果：血常规白细胞 $25.7×10^9/L$、中性粒细胞占比0.841、血红蛋白140g/L、血小板 $359×10^9/L$；胸部CT平扫示：①双肺小叶中心型肺气肿，多发肺大泡。②第9胸椎（T_9）水平椎管内金属异物伴第8~10胸椎（T_8~T_{10}）附件骨折。右侧背部软组织内金属致密影（图7-6A）；腹部CT平扫示左腹股沟局部结构紊乱，左腹股沟及左髂部皮下、肌间隙内积气。遂急诊行"枪击伤清创+负压封闭引流（VSD）术"，术中见左下肢3处、右下肢1处枪击贯通伤，其中左侧腹股沟、左侧臀部、左侧大腿外侧、左侧大腿后侧、左侧小腿内侧及左小腿后侧7处均可见弹孔，直径约为1cm，于以上贯通伤弹孔间做皮肤切口，见弹道内皮肤、肌肉组织破坏明显。以大量生理盐水、过氧化氢及氯己定冲洗伤口并将弹道进行仔细扩创，去除坏死纤维、脂肪组织及异物，清创完毕后予以VSD覆盖。翻身至俯卧位，透视见 T_9 椎体后方异物存在。术中见胸背部弹孔直径约为1.5cm，此弹孔右侧4cm处可见一约0.5cm皮肤轻度损伤，取出金属异物1枚。以胸背部弹孔为中心做5cm正中切口，见 T_9 椎管内一金属异物嵌于脊髓背侧，小心将金属异物取出，见脊髓受压、毁损明显，硬脊膜可见1cm左右裂口（图7-6B）。仔细将硬脊膜缝合，向上下两端探查椎管并取出多块金属残渣。用大量生理盐水冲洗，将皮缘坏死皮肤切除，放置负压引流及VSD。患者自患病以来，精神状态较差，体重无明显变化，饮食正常，大小便正常，睡眠无异常。

（二）既往史

有哮喘史，自行服用药物治疗，具体不详。曾因"精神异常"至医院就诊。有皮肤湿疹史，多次治疗效果不佳。否认食物及药物过敏史。

（三）体格检查

体温36℃，脉率84次/分，呼吸频率20次/分，血压128/100mmHg，血氧饱和度100%，经口气管插管，呼吸机辅助通气。双肺呼吸音弱，两肺可闻及广泛哮鸣音。胸椎清创术后，两侧引流管在位通畅。左下肢3处贯穿伤加右下肢1处贯穿伤创面VSD覆盖持续接负压引流中。双下肢肌力 0 级，双上肢肌力检查不配合，四肢肌张力未见异常。

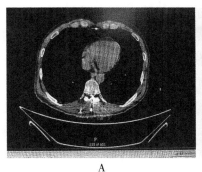 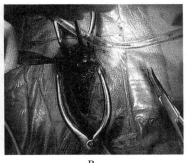

A   B

图 7-6　患者 T_9 椎管内金属异物

A. 胸部 CT 见 T_9 水平椎管内金属异物伴 $T_8 \sim T_{10}$ 附件骨折，右侧背部

软组织内金属致密影；B. 术中所见

（四）实验室及辅助检查

血常规：白细胞 $23.0 \times 10^9/L$、中性粒细胞占比 0.94、血小板 $128 \times 10^9/L$、C 反应蛋白 192.68mg/L。

降钙素原：1.79ng/mL。

真菌 G 实验：阴性。

痰涂片：革兰阳性球菌。

痰培养（第 1 次）：肺炎克雷伯杆菌，全敏感。

痰培养（第 2 次）：肺炎克雷伯杆菌，仅对替加环素和多黏菌素敏感。

下肢引流液培养：耐甲氧西林金黄色葡萄球菌（MRSA）。

心电图：正常心电图。

腹部超声：肝内实性占位，血管瘤可能。

胸部 CT 平扫：①双肺气肿伴多发肺大泡。②双肺散在炎症；双肺多发性陈旧灶。③贫血可能，心包少量积液。④双侧胸腔少量积液。

下胸椎 MRI 平扫：①胸椎术后，T_9 水平脊髓变性。②下胸椎侧弯、退变。

（五）初步诊断

初步诊断：①多部位枪击伤清创术后。②脊髓损伤伴截瘫。③分布性休克。④多器官功能障碍综合征（呼吸、循环）。⑤T_9 棘突、椎板骨折。⑥支气管哮喘。⑦水、电解质、酸碱平衡紊乱。⑧精神分裂症。⑨皮肤湿疹。⑩软组织挫伤。

（六）诊治经过

入院后完善各项检查，明确诊断，在全身麻醉下行枪弹伤清创探查术，术后给予脊柱负压引流，双下肢 VSD，甲泼尼龙抗炎减轻脊髓水肿，给予比阿培南、利奈唑胺、伏立康唑抗感染，并同时给予抑酸、化痰、调节胃肠道菌群、肠内营养支持、镇痛、平喘等对症治疗，后根据痰培养结果调整为比阿培南、利奈唑胺、替加环素抗感染。随后骨科再次行 2 次清创探查术，术中见左大腿及小腿两处贯通伤处伤口湿润，少量坏死组织及脓性分泌物形成，彻底将坏死组织及脓苔去除，用过氧化氢（双氧水）、氯己定（洗必泰）及大量生理盐水冲洗，放置 VSD 引流。胸椎伤口少许坏死组织形成，棘突突起，将坏死失活组织刮除干净，突起棘突咬除，用过氧化氢、氯己定及大量生理盐水冲洗伤口并置引流管。经治疗后患者一般情况良好，体温正常，切口愈合佳，恢复过程正常，无不良并发症发生，顺利出院转康复医院继续治疗。

二、讨论

火器伤是指经过火器发射的物体击中人体所致的损伤，其损伤机制与病理改变具有多样性和复杂性的特点。火器伤造成的组织创伤程度主要与以下几方面有关：①子弹射出的初速度。②子弹进入身体的位置。③子弹的口径及类型。④子弹在体内运行的距离。⑤受创伤器官的类型。致伤机制可分为 4 种机制：①直接损伤。火器投射物在侵彻机体过程中，其前冲力能直接挤碎组织，形成原发伤道。②压力波损伤。投射物穿入机体时，部分能量以压力波的形式传递给周围组织，致伤道以外周边组织损伤。③瞬时空腔损伤。由于其能量大，在运动过程中还挤压周围组织，形成比原发伤道直径大数倍至数十倍的暂时性空腔，腔内呈负压，数毫秒后周围组织回缩，可造成组织撕裂和污物吸入。④水粒子加速损伤。投射物还可将动能传递给伤道周围组织的液体微粒，加速后极快向周围扩散，造成更广泛的损伤口。早期诊断和早期治疗是降低火器伤病死率、改善预后的重要前提。其中，能否早期诊断实质性脏器破裂出血和空腔脏器破裂是影响治疗方式和效果的关键，对减少并发症发生也有很大的影响。火器伤可造成伤员多个脏器破裂、大出血、功能损伤等一系列严重的病理改变，在短时间内夺走伤者生命，所以应在最短时间内对致命伤实施急救，保全生命。本例患者受伤后送医及时，来医院就诊时生命体征尚平稳，为进一步诊治提供了时间上的保障。

目前，对于火器伤的诊断和治疗主要以外科手术探查为主。清创术是火器伤早期治疗中的最重要措施，也是在救治现场可实施的简单而有效的办法。火器伤损毁广泛，伤口污染严重，最好在伤后 6～8 小时进行有效清创手术，可有效防止感染。有研究显示，火器伤早期行 VSD 可有效控制感染，具有良好的治疗效果。火器上的伤口和伤道在受伤时即已经受到细菌感染，伤后极易发生严重感染，因此，早期应用广谱抗生素十分重要。治疗上需应用大剂量抗厌氧菌及需氧菌的抗生素，监测心脏以及肝、肾功能的动态变化，必要时进行血流动力学支持，改善微循环，阻断全身炎症反应，可积极防止多器官功能障碍综合征（MODS）的发生。

在火器伤合并感染的细菌中，革兰阳性菌占比较高，而在革兰阳性菌中，金黄色葡萄球菌检出率最高，其中部分为 MRSA。火器伤的早期感染中，革兰阳性菌普遍对利奈唑胺和万古霉素敏感，对青霉素 G、头孢唑啉、克林霉素等耐药率较高。而对于革兰阴性菌，多数药物具有良好的抗菌效果，其对于包括亚胺培南、美罗培南在内的碳青霉烯类药物敏感性最高。碳青霉烯类抗生素是抗菌谱最广、抗菌活性最强的非典型 β-内酰胺抗生素之一，其具有对 β-内酰胺酶稳定及毒性低等特点，现已成为治疗严重细菌感染的主要抗菌药物。因此万古霉素、利奈唑胺及碳青霉烯类药物可作为控制火器伤早期感染的一线抗菌药物。

本例患者伤口引流液中培养到 MRSA，是导致患者因皮肤与软组织感染（SSTI）到急救室就诊的最常见原因。SSTI 在医院感染中很常见，金黄色葡萄球菌是多种类型 SSTI 的最主要致病菌，MRSA 检出率较高，MRSA 的 SSTI 常发生于骨外科、烧伤整形科、乳腺外科，常见于痈和疖、蜂窝织炎、脓肿患者，MRSA 的 SSTI 危害大，引起各种并发症，导致大量患者就诊、住院和死亡。对于复杂性 SSTI 住院患者，除了外科清创术和广谱抗生素外，在等待培养结果期间应考虑经验性治疗 MRSA。选择包括：静脉滴注万古霉素；口服或静脉滴注利奈唑胺（600mg，每日 2 次）；静脉滴注达托霉素（4mg/kg，每日 1 次）；静脉滴注特拉霉素（10mg/kg，每日 1 次）；静脉滴注克林霉素（600mg，或口服每日 3 次）。治疗时间推荐为 7~14 天。应根据患者临床应答情况进行个体化处理。

本例患者为火器伤所致 MRSA 的 SSTI，采用静脉滴注利奈唑胺治疗，疗程 2 周。利奈唑胺是人工合成的噁唑烷酮类抗生素，为细菌蛋白质合成抑制剂，其不易与其他抗菌药物交叉耐药，适用于耐药革兰阳性球菌所致严重感染，包括复杂性 SSTI、社区获得性肺炎（CAP）、医院获得性肺炎。本例患者应用利奈唑胺治疗后，效果显著，结合后期外科清创术，恢复良好，为火器伤的临床救治提供了经验。

三、专家点评

本例患者为较为罕见的枪击伤合并感染。患者在受伤后第一时间即进行了外科清创手术，随后根据病原学的结果进行了针对性的抗感染治疗，后续持续进行清创以及抗感染治疗，取得了良好效果。本病例提醒我们，在外伤感染的患者中，原发伤的处理与抗感染药物的应用有着同等重要的作用，最终的治疗必然是多学科合作的结果。

（李卫共）

第二十三节 结核性脑膜炎

一、病史摘要

（一）现病史

患者男性，66 岁。因"间断发热伴头痛 1 个月余，嗜睡 10 天，神志不清 1 天"入院。

患者自 1 个多月前在无明显诱因下出现间断发热伴头痛，体温最高 37.6℃，无寒战，无恶心、呕吐，无胸闷、气急，无头晕、黑朦，无手脚麻木。就诊于当地医院，查血象高，尿常规阴性，自身抗体及免疫相关检查肿瘤标志物、甲状腺功能指标均未见明显异常，T-spot 检查阴性、红细胞沉降率 18mm/h，乙肝病毒、梅毒螺旋体、HIV 指标均阴性，头颅 MRI 检查示脑内多发脱髓鞘改变。予抗感染治疗后效果不佳。入院 10 天前患者出现精神不振、嗜睡伴问答不切题等症状。当地医院完善腰椎穿刺未见明显异常（具体不详），予对症治疗后效果不佳。入院 1 天前患者出现神志不清、呼之不应，今晨就诊于急诊抢救室。动脉血气分析示患者呼吸衰竭，指末血氧饱和度降低，予气管插管呼吸机辅助通气，予抗感染、抑酸、护胃、补液、营养支持等对症处理。现为进一步治疗转入重症监护病房（ICU）。患者自患病以来，精神状态较差，饮食不振，大小便正常，体重下降约 4kg。

（二）既往史

患者平素体健，否认疫水接触史，否认野禽及家鸽饲养史。30 余年前因左眼角膜溃疡丧失视力，现左眼浑浊，视力丧失，对光无反应。否认手术史，否认输血史，否认食物及药物过敏史。

（三）体格检查

体温 37.5℃，脉率 96 次/分，呼吸频率 23 次/分，血压 112/80mmHg，体重指数（BMI）21。神志昏迷，格拉斯哥昏迷量表（GLS）评分：睁眼 1 分，语言 T 分，运动 2 分，气管插管状态，呼吸机辅助通气。右眼瞳孔直径 3 mm 左右，对光反射灵敏；左眼失明。全身淋巴结无肿大。双肺听诊清音，心律齐。腹软、无压痛。颈项强直，肌力查体不配合，肌张力未见异常，双侧霍夫曼征（Hoffmann sign）、巴宾斯基征（Babinski sign）、克尼格征（Kernig sign）的阴性。

（四）实验室及辅助检查

降钙素原 1.79ng/mL、肌酸激酶 20U/L、肌酸激酶同工酶（CK-MB）4U/L、钾 3.58mmol/L、钠 131mmol/L、氯 91mmol/L、钙 2.30mmol/L、二氧化碳结合力 33mmol/L、磷 1.20mmol/L。真菌 D-葡聚糖检测 147.1pg/mL。

头颅 CT（图 7-7）：①脑水肿可能，请结合临床。②大脑镰密度增高，蛛网膜下隙出血待排，建议短期复查。③脑多发梗死灶可能，建议必要时行 MRI 进一步检查。④左侧眼球病变，请结合临床。⑤双侧筛窦炎。

胸部 CT（图 7-7）：两肺纹理增多、增粗紊乱及多发斑点条索影，左下肺磨玻璃结节。

中腹部 CT：①双肾多发小结石。②胆汁淤积可能，请结合临床。③胃壁可疑增厚。

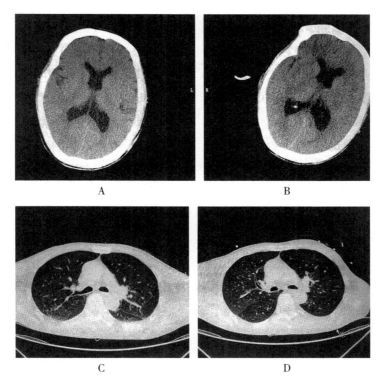

图7-7 患者头颅CT（A、B）及胸部CT（C、D）

A、C. 出院时；B、D. 入院时

（五）初步诊断

初步诊断：①发热原因待查，CNS感染可能、双肺炎症。②低钠血症。③双肾结石。④左眼失明。

（六）诊治经过

患者入院后予甘油果糖脱水降颅内压，比阿培南、利奈唑胺、伏立康唑抗感染治疗，同时予补液、抗凝、利尿、补充白蛋白、营养支持等对症支持治疗。行腰椎穿刺及脑脊液mNGS检查，结果：脑脊液颜色清亮，压力400mmH$_2$O，白细胞237×10^6/L，淋巴细胞占比0.78，蛋白1 360mg/L，葡萄糖1.7mmol/L。脑脊液mNGS回报分枝杆菌属，结核分枝杆菌复合群，相对丰度100%。根据腰椎穿刺结果，调整抗生素治疗方案为利奈唑胺（0.6g，每12小时1次，静脉滴注）、利福平（0.45g，每日1次，静脉滴注）、异烟肼注射液（500mg，每日1次，静脉滴注）、吡嗪酰胺（1.5g，每日1次，口服），同时予甘油果糖、甘露醇降颅内压。治疗3天后患者神志较前明显改善，GCS评分：睁眼4分，语言T分，运动4分。5天后再次行腰椎穿刺，颜色清亮，测脑脊液压力170mmH$_2$O，白细胞400×10^6/L），淋巴细胞占比0.58，蛋白质1 832g/L，葡萄糖1.3mmol/L。再次送检脑脊液mNGS回报分枝杆菌属，结核分枝杆菌复合群，相对丰度100%。患者结核性脑膜炎诊断明确。痰GeneXpert

检查示未见肺内结核灶，暂不考虑开放性肺结核可能。请专家会诊后同意当前治疗方案及诊断，继续当前利福平（0.45g，每日 1 次）+异烟肼（500mg，每日 1 次）+吡嗪酰胺（1.5g，每日 1 次）+利奈唑胺（0.6g，每日 2 次）抗结核治疗，加用地塞米松（10mg，每日 1 次）抗炎。后痰标本培养出脑膜脓毒伊丽莎白菌，根据药敏结果加用左氧氟沙星抗感染治疗。

之后患者每间隔 5~7 天复查腰椎穿刺，脑脊液颜色均清亮，测脑脊液压力为 150~170mmH$_2$O，脑脊液白细胞从最高值 441×10^6/L 逐渐降至 168×10^6/L，蛋白以及葡萄糖水平也较前改善。患者一般情况明显好转，神志清楚，检查配合，四肢肌力正常，能用简单肢体语言表达诉求。自主呼吸良好，逐步降低呼吸机参数至撤离呼吸机，改为高流量氧疗。住院 3 周后，转回当地医院继续治疗。

（七）最终诊断

最终诊断：①结核性脑膜炎。②双肺炎症。③低钠血症。④双肾结石。⑤左眼失明。

二、讨论

结核性脑膜炎是由结核分枝杆菌引起的脑膜非化脓性炎症，常累及蛛网膜、脑实质及脑血管等。因为结核性脑膜炎患者早期症状不典型，故早期诊断困难，常被误诊为病毒性脑膜炎、新型隐球菌性脑膜炎、化脓性脑膜炎等。而诊断不及时又会延迟抗结核治疗的时机，导致高病死率和高致残率。

结核性脑膜炎常以非特异症状起病，包括头痛、发热、畏寒、乏力、精神萎靡、恶心、呕吐、食欲减退、体重下降等；起病急缓不一，以慢性及亚急性起病者居多。患者存在颅内压升高、脑实质伤害等，对患者的脑膜产生严重刺激。本例患者以发热起病，病情进展较慢，在当地医院行多项检查后，考虑诊断为"肺炎"。因初始诊断不明确，患者治疗效果不佳。后逐渐出现意识障碍后，才开始考虑 CNS 感染可能性。

结核性脑膜炎患者脑脊液检查通常出现以下变化：①压力增高，外观澄清或呈磨玻璃样。②白细胞（100~500）×10^6/L，以淋巴细胞占多数，但疾病早期部分患者可以中性粒细胞为主。③蛋白升高至 1~2g/L。④葡萄糖<2.2mmol/L，95%的患者其脑脊液糖/同步血糖<0.5。本例患者初次脑脊液检测无明显阳性发现。病情进行性加重转院后再次行腰椎穿刺发现脑脊液压力异常增高，白细胞和蛋白含量均明显升高，葡萄糖水平下降，故高度怀疑隐球菌感染或者结核分枝杆菌感染。临床上，隐球菌性脑膜炎的临床表现和实验室检查与结核性脑膜炎颇为相似。因为隐球菌性脑膜炎患者的临床表现不典型，易与结核性脑膜炎相混淆，两者的治疗方案完全不同，所以早期诊断和治疗对患者的预后至关重要。主要鉴别诊断包括以下：①对于合并免疫功能缺陷的 CNS 感染者，需首先排除隐球菌性脑膜炎。②与结核性脑膜炎相比，隐球菌性脑膜炎患者颅内压升高更为显著。③与结核性脑膜炎比，隐球菌性脑膜炎患者脑脊液葡萄糖

水平下降更为明显。④当脑脊液蛋白在 401~1 000mg/L 时，隐球菌性脑膜炎患者更为常见；而当脑脊液蛋白>2 000mg/L，甚至上万时，结核性脑膜炎患者更为常见。⑤隐球菌性脑膜炎患者脑脊液白细胞多<$50×10^6$/L，而结核性脑膜炎患者多在（50~500）×10^6/L。本例患者的脑脊液常规和生化检查尚不能明确区分两者，故需进一步寻找微生物学证据。

　　脑脊液抗酸染色是诊断 CNS 结核病的快速、简便的方法。脑脊液送结核分枝杆菌病原学检测时，如标本量不足，优先送快速核酸检测。NGS 在诊断病毒、细菌、真菌和寄生虫感染方面具有一定的优势。常规方法未检测到病原体且怀疑为 CNS 感染者，行 NGS 可进一步提高病原学检出率。有报道个别结核性脑膜炎患者反复脑脊液检查正常。亦有文献报道，在一些结核性脑膜炎患者发病早期，其脑脊液检查并不具有特异性，与病毒性脑膜炎、化脓性脑膜炎无法准确鉴别诊断，此时需要反复多次动态观察脑脊液变化。本例患者脑脊液标本多次送检结核分枝杆菌涂片均为阴性，但 2 次送检 NGS 检测均发现结核分枝杆菌，从而最终明确诊断，提示脑脊液 NGS 分析有助于 CNS 结核病的诊断，值得在临床中推广应用。

　　CNS 结核病的化学治疗遵循肺结核的化学治疗模式，分为强化期和巩固期。强化期的抗结核治疗方案应包括不少于 4 种有效的抗结核药物，异烟肼、利福平、吡嗪酰胺被推荐作为优先选择的抗结核药物，所有 CNS 结核病的强化期疗程不少于 2 个月，全疗程不少于 12 个月。多个对 CNS 结核病有较明确治疗获益的药物，如异烟肼、吡嗪酰胺、氟喹诺酮、利奈唑胺等均有较高的血-脑屏障通透性，而脑膜炎症时利福平在脑脊液中的浓度增加，且反复鞘内注射会增加医源性感染风险，因此不推荐常规采用抗结核药物鞘内注射的方式治疗 CNS 结核病。本例患者采用"四联"（异烟肼、利福平、吡嗪酰胺、利奈唑胺）抗结核方案，后期加用的左氧氟沙星亦有抗结核作用。此方案应用后效果明显，患者 CNS 症状有明显改善。

　　结核性脑膜炎患者常伴有明显的脑脊液炎症反应。有临床研究认为，糖皮质激素可促进结核性脑膜炎的炎性物质渗出的吸收，对降低颅内压、减轻颅脑水肿具有重要作用。脑脊液可有效反映结核性脑膜炎的颅内变化状况，通过对脑脊液进行细胞学检验能评价结核性脑膜炎疗效，实现对患者病情监测和早期诊断的价值和作用。抗结核治疗启动后，脑脊液炎症反应继续加重或颅内结核球扩大继发的症状加重，被称为矛盾现象。矛盾现象或脊髓结核继发的急性脊髓压迫症患者亦可能通过糖皮质激素治疗获益。推荐地塞米松，每日剂量从 0.3~0.4mg/kg 起始，逐渐减停，通常疗程为 4~8 周。本例患者启动抗结核治疗后，症状改善明显，但复查腰椎穿刺脑脊液白细胞和蛋白水平仍有升高，葡萄糖水平仍有下降。在加用地塞米松 7~10 天后上述指标逐渐得到控制，提示结核性脑膜炎患者需及时使用糖皮质激素。

三、专家点评

　　由于临床表现的非特异性以及实验室诊断的灵敏性和及时性欠佳，早期识别和诊断 CNS 结核感染存在困难，而诊断不及时又会延迟抗结核治疗的时机，从而造成高病死率和高致残率。从本例明确诊断的结核性脑膜炎病例来看，早期的症状、体征依然是指导临床医生反复追查脑脊液检查结果的重要线索。通过使用 mNGS 病原微生物检测技术，明显提高了诊断效率，缩短了诊断时间，从而为有针对性的"四联"抗结核治疗打下了坚实的基础。结核性脑膜炎在治疗过程中存在脑脊液结果的"矛盾现象"，联合使用糖皮质激素有助于减轻炎症，改善症状。

（戴泱泱）

第二十四节　肾移植术后播散性结核病

一、病史摘要

（一）现病史

患者女性，33 岁，因"腹痛半个月，发热伴呼吸困难 8 天"入院。

患者半个月前无明显诱因出现腹部隐痛不适，起初未重视，后因腹痛加重来院急诊，考虑肠梗阻予留观救治，行血常规、肝肾功能、电解质、腹部 CT、肠镜（图 7-8）等检查，予禁食水、胃肠减压、吸氧、抑酸、补液、抗感染、抑酶、营养支持等治疗，腹痛症状逐渐缓解，排气、排便通畅，复查血常规血小板 20×10⁹/L、血红蛋白 76g/L，予重组人血小板生成素（thTPO）、输血支持等治疗。8 天前出现发热，体温最高至 39℃，伴少许咳嗽、咯血痰，当时无气急、胸闷，4 天前出现呼吸困难症状，转院进行治疗，行经口气管插管接呼吸机辅助通气，予抗感染、补液、营养支持、输血、护胃等治疗。为求进一步诊治转入重症监护病房（ICU），以重症肺炎收入院。患者自患病以来，精神状态较差，体重无明显变化，饮食不振，大、小便正常，睡眠无异常。

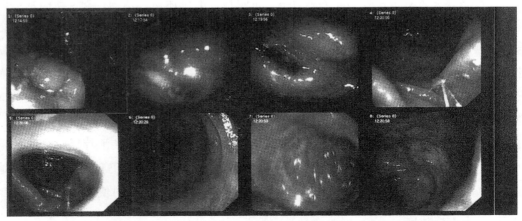

□ 检查所见　肠道未准备，结肠镜顺利插至回盲部，回盲瓣呈唇状。升结肠近回盲部见一长约1.2cm裂口样深凹陷，周围粘膜充血，中央似有脓液吸出。余结真肠，光滑湿润，有光泽。血管纹理呈树枝状，清晰可见。

图 7-8　急诊肠镜结果

（二）既往史

患者有高血压病史 8 年，每日口服硝苯地平，血压控制可。6 年前因尿毒症行肾移植手术，术后口服他克莫司、泼尼松、雷公藤抗排异治疗；肾移植后常见呼吸道、泌尿道感染，偶有发热时心悸。否认结核、肝炎等传染病史，否认外伤史，否认食物及药物过敏史。

（三）体格检查

一般状况差，神志清晰，贫血貌，四肢皮肤散在有紫色瘀斑，未见血管蜘蛛痣，睑结膜苍白。双上肺呼吸音增粗，右上肺闻及湿性啰音。腹平软，腹部无压痛及反跳痛。四肢肌力 3 级，病理征阴性。

（四）实验室及辅助检查

B 超：腹腔少量积液。

胸部正位 X 线片：双肺见斑片状及片状密度增高影，边界模糊。

胸部 CT（图 7-9A）：双肺炎症，双下肺不张。

腹部 CT：肠系膜增厚，有积气，腹腔少量积液。

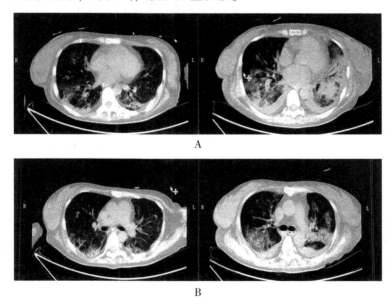

图 7-9 患者治疗前后胸部 CT 改变

A. 入院时；B. 出院时

血常规：白细胞 17.5×10^9/L，中性粒细胞占比 0.89，血红蛋白 79g/L，血小板 163×10^9/L，C 反应蛋白 65.45ng/L。

血生化：总胆红素 36.9μmol/L，直接胆红素 23.8μmol/L，总蛋白 60.6g/L，白蛋白

33.5g/L，白球蛋白比例 1.24，前白蛋白 90mg/L，γ-谷氨酰转移酶 96U/L，乳酸脱氢酶 472U/L，胆汁酸 19.40μmol/L，葡萄糖 6.9mmol/L，尿酸 44μmol/L，肌酐 15μmol/L，碱性磷酸酶 296U/L，钠 134 mmol/L，磷 0.01mmol/L，二氧化碳结合力 19mmol/L，半胱氨酸蛋白酶抑制剂 C 1.17mg/L。

凝血功能：凝血酶原时间 18.8s，国际标准化比值 1.60，活化部分凝血活酶时间 76.2s，纤维蛋白原 1.94g/L，D-二聚体 2 790μg/L，纤维蛋白降解产物 11.8mg/L。

降钙素原 1.50ng/mL。

（五）初步诊断

初步诊断：①重症肺炎，胸腔积液。②重度贫血。③肾移植术后。④高血压（3 级，很高危）。⑤低蛋白血症。⑥水、电解质、酸碱平衡紊乱（低钠高钾）。

（六）诊治经过

入院后完善三大常规、肝肾功能、电解质、凝血功能、痰涂片及培养、腹部 B 超、心电图、纤维支气管镜、胸部 CT 等相关检查，结合急诊检查血巨细胞病毒 DNA 阳性以及 G 试验阳性，停用免疫抑制药物，予以莫西沙星+卡泊芬净+更昔洛韦抗感染治疗，并辅以丙种球蛋白增强免疫等治疗，复查胸部 CT 示肺部感染较前有所加重，结合患者莫西沙星疗程已足量，更换莫西沙星为哌拉西林他唑巴坦。患者白细胞呈进行性升高，结合患者长期使用免疫抑制药物，院内获得性耐药菌以及肺孢子菌不能排除，更改抗感染方案为头孢哌酮舒巴坦+磺胺甲噁唑+卡泊芬净+更昔洛韦，更换方案后患者仍有间断发热，体温波动在 36.5～38.0℃，并出现血流动力学不稳定，故加去甲肾上腺素维持血压，更换抗感染方案为头孢哌酮舒巴坦+替加环素+卡泊芬净+更昔洛韦。治疗期间多次送检痰培养、痰涂片均为阴性，G 试验阴性。但患者白细胞仍高，间断发热，送检痰、血 NGS 以及痰病原学检验，回报结核分枝杆菌 DNA 阳性、结核感染 T 细胞斑点试验法强阳性。增加抗结核治疗：利福平+异烟肼+乙胺丁醇。后两次送检痰抗酸染色示阳性。请专家会诊，结合患者病情更换抗感染方案为：异烟肼+乙胺丁醇+亚胺培南+莫西沙星+替加环素+卡泊芬净。当时患者血流动力学欠稳定，呼吸机参数高，未能立即转院，继续于单间隔离治疗。整个治疗期间，曾尝试开放肠内营养，但患者肠内营养不耐受，遂予以全肠外营养支持。经更换治疗方案后患者血流动力学逐渐稳定，逐步停用血管活性药物。血气分析示氧合指数 220mmHg，逐步下调呼吸机参数。患者一般情况好转，无发热等不适，复查巨细胞病毒 DNA 转阴。出院前复查胸部 CT 明显改善（图 7-9B），转至上级医院进一步治疗。

（七）最终诊断

最终诊断：①播散性结核病，肺结核？肠结核？②多器官功能障碍综合征（呼吸、循环、血液系统，肾脏）。③肾移植术后。④重度贫血。⑤高血压（3 级，很高危）。⑥低蛋白血症。⑦水、电解质、酸碱平衡紊乱（低钠高钾）。

二、讨论

结核病是实体器官移植（SOT）术后一种并不多见但后果严重的感染性疾病。据统计，我国肾移植术后结核病发生率高达 8%。器官移植术后结核病发生率仍远高于正常人群，且病原体以结核分枝杆菌为主。目前器官移植术中大量应用免疫抑制剂，术后结核发生率显著升高。此类患者在临床表现、胸片及实验室检查中同其他结核病患者存在较大差异，临床诊疗较为棘手。由于抗结核药物的肝、肾毒性，及其与免疫抑制剂之间药物代谢的相互干扰，导致临床抗结核治疗复杂性明显增加，病死率明显高于非移植结核病患者。

器官移植并发结核病的原因是多方面的。首先，接受移植后患者机体免疫力降低，在接触有活动性结核病患者时增加了结核感染的风险；其次，肾移植术后低下的免疫力重新激活陈旧性病灶，从而导致结核的复发和播散，使潜伏病灶再次活动；再次，供体器官存留的潜伏结核病灶移植到受体后，所移植入的器官内病灶可重新活动。

SOT 术后结核病的临床诊断依赖于临床症状和实验室检测。由于免疫抑制剂的使用，结核相关的细胞免疫应答反应往往减弱，甚至缺如，从而导致临床症状不典型和实验室检查敏感性降低。器官移植后结核病临床表现同健康人感染结核有相似之处，亦有其特殊性。主要特点包括：早期症状轻微，较难发觉；由于患者免疫功能低下，疾病免疫原性反应程度下降，故症状轻微，可被基础疾病掩盖，主要表现为发热、咳嗽、乏力、胸闷等；肺外症状较多，临床症状存在多样性及非典型性，常见经典的结核病症状并不一定常见，易与其他系统疾病相混淆。有些患者甚至没有任何症状，仅仅在常规进行的痰培养中检出抗酸杆菌。本例患者临床表现不典型，早期难以明确诊断。

在结核病的临床诊断中，病原学检测是最为直接的证据，主要方法是痰涂片及痰培养找抗酸杆菌。对痰液、支气管冲洗液或支气管肺泡灌洗液、尿液、肺结核和肺外结核病变处标本行活组织抗酸杆菌检测是最为直接的证据，标本应送抗酸杆菌涂片、培养以及组织病理检测，但阳性率和培养分离率相对较低，且受标本质量的影响。肾移植受者的结核菌检出率仅为 33.3% 左右。本例患者送检标本中找到抗酸杆菌，最终得以明确诊断。

在肾移植患者的抗结核治疗中，早期诊断和合理使用多种抗结核药物是肾移植患者并发结核感染治疗成败的关键。治疗原则为合理选择抗结核药物，处理好抗结核药物与免疫抑制剂之间的关系。

三、专家点评

结核病常因为症状不典型，造成诊断上的困难。对于肾移植术后感染的患者，我们要充分考虑到结核病的可能性。结核病中以肺结核为多见，但部分患者也存在肺外结核。本例患者以腹部症状起病，早期诊断不明确，出现肺部症状后才明确诊断肺结核。因此，我们在回顾病情时高度怀疑腹部症状跟结核有直接联系，但未找到确切证据。结核病的诊断和治疗面临许多挑战，本病例对移植术后潜在性和活动性结核病的诊疗有着一定意义。

（戴泱泱）

第二十五节　重症肺炎所致的多脏器功能衰竭

一、病史摘要

（一）现病史

患者男性，45岁，因"咳嗽、胸闷3天加重2天，心肺复苏后6分钟"于2021年1月14日入院。

患者于3天前无明显诱因下出现咳嗽伴胸闷症状，逐渐加重。遂至当地医院就诊，血常规检查示白细胞 $27.8 \times 10^9/L$，C反应蛋白 126.05mg/L，降钙素原 43.82ng/mL，肌酐 928μmol/L，尿素氮 41.1mmol/L，痰细菌涂片示革兰阳性球菌，胸部CT示双肺炎症，考虑诊断为"重症肺炎、Ⅰ型呼吸衰竭、慢性肾功能不全尿毒症期、2型糖尿病、高血压3级"，予以面罩呼吸机辅助通气后效果不佳，遂行气管插管、呼吸机辅助通气联合连续性肾脏替代治疗（CRRT），予美罗培南+替考拉宁+伏立康唑抗感染、化痰、镇静、平喘、营养支持等对症治疗，但患者氧合指数无明显改善，考虑患者肺部感染严重，呼吸机参数较高，经与患者家属商议后为进一步诊治转院就诊。转运过程中患者心率、氧饱和度、血压均低。送至医院时呈逸搏心率，氧合指数、血压均测不出，立即给予肾上腺素静脉推注及床旁心肺复苏术，期间血气分析示 pH 值 7.13，二氧化碳分压 54mmHg，氧分压 39mmHg，乳酸（Lac）3.4mmol/L，碳酸氢根（HCO_3^-）18mmol/L，碱剩余 −10.4mmol/L，予以碳酸氢钠纠酸、去甲肾上腺素维持血压等治疗。6分钟患者恢复窦性心律，测血压 186/112mmHg，心率 142 次/分，氧饱和度 67%。20分钟后复测生命体征：血压 112/69mmHg，心率 99 次/分，氧饱和度 97%。患者呈昏迷状态，未进饮食，大便失禁。

（二）既往史

患者有高血压史2年，血压最高达 190/100mmHg，予硝苯地平控释片 30mg/d 降压治疗，平素未规律监测血压。有糖尿病史2年，平素予二甲双胍+胰岛素控制血糖，血糖控制不佳。2020年12月29日于我院肾内科诊断为"慢性肾衰竭 G5 期"，先后行血液透析治疗2次；后患者拒绝透析治疗，自行改为口服药物治疗。否认食物及药物过敏史。否认吸烟史，否认饮酒史。

（三）体格检查

体温36℃，脉率99次/分，呼吸机辅助通气中，吸氧浓度100%，呼气未正压通气

（PEEP）10cmH$_2$O，血压 112/69mmHg（去甲肾上腺素维持中）。一般情况差，神志昏迷，被动体位。双侧瞳孔等大、等圆，直径 5mm，对光反射消失。双肺可闻及湿性啰音。心律齐，病理性杂音未闻及。腹软，无压痛、反跳痛，移动性浊音阴性。四肢肌力及肌张力无法查，双侧腱反射未引出。

（四）实验室及辅助检查

血生化：总胆红素 13.8μmol/L，直接胆红素 5.8μmol/L，白蛋白 25.6g/L，谷丙转氨酶 100U/L，谷草转氨酶 136U/L，葡萄糖 13.5mmol/L，尿素氮 42.4mmol/L，尿酸 499μmol/L，肌酐 796μmol/L，肌酸激酶同工酶（CK-MB）21U/L，淀粉酶活力 101U/L，钾 4.18mmol/L，钠 136mmol/L、氯 97mmol/L，钙 1.76mmol/L。

凝血功能：凝血酶原时间 23.6s，国际标准化比值 2.25，活化部分凝血活酶时间 45.4s，纤维蛋白原 6.39g/L，D-二聚体 11.13μg/mL，纤维蛋白降解产物 32.1mg/L。

血常规：白细胞 12.5×10^9/L，中性粒细胞占比 0.972，淋巴细胞占比 0.009，血红蛋白 67g/L，血小板 193×10^9/L，超敏 C 反应蛋白 451.65mg/L。

心肌损伤标志物：肌钙蛋白 10.05ng/mL，B 型钠尿肽前体＞35 000pg/mL，肌红蛋白 451.0ng/mL。

乳酸测定：乳酸 4.6mmol/L。

降钙素原＞100.0ng/mL，真菌 D-葡聚糖检测＜31.25pg/mL。

病原学检测：血液 mNGS 回报耶氏肺孢子菌；肺泡灌洗液 mNGS 回报不动杆菌属，粪肠球菌。

胸部正位 X 线片（床边）：①双肺炎症。②双侧胸腔积液可能。

心脏彩色多普勒+左心功能测定+组织多普勒成像（TDI）：①左心房扩大。②室间隔肥厚。③左心室舒张功能减退、收缩功能正常。

胸部 CT 平扫：①双肺多发炎症，建议治疗后复查。②纵隔气肿。

（五）诊断

①脓毒症脓毒性休克。②重症肺炎，急性呼吸窘迫综合征 I 型呼吸衰竭。③多器官功能障碍综合征（呼吸、循环、肝脏、肾脏、凝血功能、CNS）。④心肺复苏术后。⑤慢性肾衰竭 G5 期。⑥2 型糖尿病。⑦高血压（3 级，很高危）。⑧重度贫血。⑨低蛋白血症。

（六）鉴别诊断

针对患者肺炎病原体进行鉴别诊断。

1. 细菌性肺炎　细菌性肺炎多见于免疫力正常者；多有高热，咳黄痰或是痰中带血；影像学检查病变多为叶段分布。可行血常规、血气分析、胸片、胸部 CT、细菌培养等检查，以进一步明确诊断。

2. 真菌性肺炎　真菌性肺炎多见于基础体质比较虚弱、免疫力低下，如肿瘤或是长期服用免疫抑制剂的患者；体温多正常或是低热，咳嗽或可带痰，以白黏痰为主，或痰中带有血丝；影像学检查多呈现团片状影。患者既往4个月长期卧床，使用抗生素，存在真菌感染危险因素，暂时不可排除，尚需进一步病原学培养的结果。

3. 病毒性肺炎　病毒性肺炎患者临床表现通常较轻，主要表现为发热、寒战、头痛、全身酸痛、疲劳怠倦等全身症状，同时多有咳嗽、咳白色黏痰或略带血丝、咽痛等呼吸道流感症状，部分患者仅表现为肠胃不适；大多病程1~3周可自行好转，但可继发细菌性呼吸系统疾病甚至继发多器官功能衰竭。胸部X线或CT检查示肺部不同程度实变影，可帮助诊断。确诊有赖于病毒分离、血清抗体检测、病毒核酸检测等病原学检测。

（七）诊治经过

入院后告病危，行心电监护、呼吸机辅助呼吸。患者在吸纯氧状态下，氧饱和度仍不稳定，床旁X线胸片示双肺炎症（图7-10A），考虑为严重的肺衰竭，生命体征难以维持，与家属充分沟通并签署知情同意书后，2021年1月15日给予患者持续床旁ECMO（图7-11A），模式：VV-ECMO，患者血流动力学稳定后行俯卧位通气治疗（图7-11B），共5次；同时结合患者病原学结果予抗感染，方案为头孢哌酮舒巴坦、替考拉宁、卡泊芬净、复方磺胺甲噁唑。同时给予抑酸护胃、雾化排痰、镇静镇痛、保肝、静脉营养、补充白蛋白、维持内环境稳定，输注血浆、红细胞及血小板支持治疗。患者经抗感染、俯卧位通气治疗后，逐渐调低ECMO参数，氧合维持稳定，复查胸片（图7-10B）及血气分析示患者肺组织形态与通气交换功能较前改善，于2021年1月26日成功实现ECMO撤机。ECMO撤机后患者自主呼吸逐渐恢复，复查影像学示肺部病变较前好转（图7-10C），机械通气21天后成功脱离呼吸机，予高流量氧疗辅助呼吸。因患者后期痰培养为泛耐药肺炎克雷伯菌（++++），仅对替加环素和多黏菌素敏感，故调整抗感染方案为替加环素、多黏菌素、复方磺胺甲噁唑片。

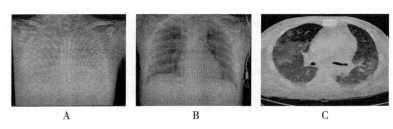

A　　　　　　　　B　　　　　　　　C

图7-10　患者病程中胸部影像学改变

A. 入院时床旁胸片；B. ECMO撤机时床旁胸片；C. 呼吸机脱机前胸部CT

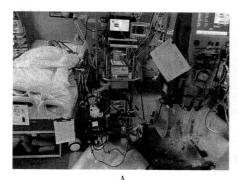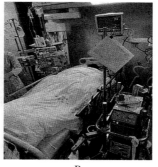

图 7-11 患者住院期间综合治疗
A. VV-ECMO；B. 俯卧位通气

（八）临床结局及随访

患者病情持续好转，生命体征较稳定，转至康复医院继续治疗。

二、讨论

耶氏肺孢子菌肺炎（PJP），是由肺孢子菌引起的间质性浆细胞性肺炎，为条件性肺部感染性疾病。PJP 早期报道多发生在艾滋病患者中。随着恶性肿瘤、器官移植、免疫抑制及糖皮质激素治疗不断增加，非艾滋病患者感染此病的人数也随之增长，现发病人数已超过艾滋病患者。长期住院机械通气治疗的老年患者和用多种广谱抗生素治疗患者也容易患 PJP。研究表明，相对于艾滋病病毒感染合并 PJP 患者，非艾滋病病毒感染的 PJP 患者具有病情更长、病情更重、病死率更高的特点。

PJP 潜伏期为 4~8 周。艾滋病患者潜伏期较长，平均为 6 周，一些患者甚至可在 1 年后起病。患者临床表现以干咳、白色黏痰、发热为主，其次为呼吸困难。本例患者既往无免疫缺陷，起病急骤，机械通气条件较高，痰涂片为革兰阳性菌，外院抗感染方案覆盖革兰阳性菌、革兰阴性菌和真菌，但氧合指数无明显改善，血 NGS 示耶氏肺孢子菌感染，遂予以卡泊芬净联合复方磺胺甲噁唑抗肺孢子菌，舒普深+替考拉宁覆盖革兰阳性、革兰阴性菌。有指南提出，对于患有血液系统疾病、实体肿瘤、造血干细胞移植和器官移植的 PJP 患者，以及 $CD4^+T$ 细胞<200×10^6/L 的艾滋病患者建议预防性使用甲氧苄啶-磺胺甲噁唑。也有文献建议对患有肾脏疾病和结缔组织疾病等潜在疾病的患者采取预防性措施。

PJP 的诊断多依靠病原学，肺孢子菌不能在培养中繁殖，用细胞化学染色或单克隆抗体免疫荧光染色在显微镜下显示肺标本中的包囊或滋养体形态和/或 DNA 扩增是检测肺孢子菌肺炎的金标准。本例患者多次行痰培养、肺泡灌洗液培养，均未发现肺孢子菌。后行血 mNGS 检测，明确为耶氏肺孢子菌感染。NGS 在诊断病毒、细菌、真菌和寄生虫感染方面具有一定的优势。常规方法未检测到病原体，行 NGS 检测可进一步提高病原学检出率。同时有文献指出，乳酸脱氢酶（LDH）、血型（BG）和涎液化糖链抗原（KL-6）可作为重要的辅助诊断依据。而早期诊断和治疗有助于提高患者存活率。

PJP 患者首选复方磺胺甲噁唑治疗，对于病情进展迅速尤其是迅速出现呼吸衰竭的重症患者首选复方磺胺甲噁唑联合卡泊芬净治疗。有研究显示，卡泊芬净联合磺胺类药物治疗重症非艾滋病病毒感染的 PJP 患者起效快，且较磺胺类药物单药治疗不良反应明显减少。

患有严重急性呼吸窘迫综合征（ARDS）和难治性低氧血症［氧合指数（PaO_2/FiO_2）< 80mmHg］或严重的高碳酸血症型呼吸衰竭的患者［pH 值<7.25，动脉血二氧化碳分压（$PaCO_2$）≥60mmHg］，在最佳常规治疗后（包括在没有禁忌证的情况下进行俯卧位试验），应考虑 ECMO。本例患者为严重、急性、可逆性呼吸衰竭，且初始用最佳药物治疗无效，因此具备 VV-ECMO 的适应证。患者来院时呼吸机条件较高，低氧血症难以纠正，床旁胸片检查示双肺弥漫性炎症。经 12 天 VV-ECMO 治疗后，复查胸部 CT 及床旁胸片示双肺渗出较前明显改善，机械通气 21 天后成功脱离呼吸机，予高流量氧疗辅助呼吸。俯卧位推荐作为中重度 ARDS 患者的支持疗法。由于气流分布更均匀和通气/灌注（V/Q）匹配得更好，所以俯卧位通气通常与氧合和呼吸力学的改善有关。这些影响可降低原有肺损伤加重的风险，继而降低病死率。本例患者氧合指数（PaO_2/FiO_2）<150mmHg，适用于俯卧位通气治疗，与 VV-ECMO 一起，为患者最后的病情好转起到了关键作用。

三、专家点评

在急重症患者的治疗中，ECMO 和俯卧位通气已经成为有力措施，为濒临死亡的患者赢得生机。在本例患者的救治中，ECMO 和俯卧位通气起到了稳定病情的作用，为我们治疗原发肺部感染提供了时间窗。患者为复杂感染，具体感染类型难以确定，NGS 技术的应用帮助我们快速找到病原体的线索。本例危重感染患者的救治，体现了前沿危重症技术的有效成果，值得同行们借鉴。

（戴泱泱）

第二十六节　多发性骨髓瘤合并多重病原重症肺炎

一、病史摘要

（一）现病史

患者男性，67 岁，因"骨痛 7 天，间断发热 6 天，呼吸困难 2 天"入院。

患者 7 天前凌晨在无明显诱因下出现双下肢及腰部骨痛，送至当地医院血液科住院治疗，完善检查示白细胞降低（$1.98×10^8/L$），白蛋白降低（31.6g/L），谷丙转氨酶升高

（65U/L），给予镇痛等治疗（具体不详）。后患者体温升高，最高 38.6℃，无咳嗽、咳痰、寒战等症状，给予对症处理后体温恢复正常。2 天前患者出现脉氧下降，血压下降（具体数值不详），给予吸氧、心电监护、强心利尿、解痉平喘等处理后症状无明显好转，转至重症监护病房（ICU）予以气管插管呼吸机辅助呼吸，哌拉西林他唑巴坦+左氧氟沙星抗感染，维持血压等处理，床旁胸片示"右下肺感染"。患者家属要求转院进一步治疗。急诊查血示白细胞 5.4×10⁹/L，中性粒细胞占比 0.934，血红蛋白 92g/L，超敏 C 反应蛋白 66.56mg/L、D-二聚体 2.93mg/L，白蛋白 23.8g/L，谷丙转氨酶 45U/L，钾 3.40mmol/L，钠 136mmol/L，钙 1.57mmol/L；胸部 CT 检查示双肺炎症，双侧胸腔积液，双肺下叶部分不张。予比阿培南+莫西沙星+伏立康唑联合抗感染、咪达唑仑镇静、多巴胺维持血压、盐酸氨溴索化痰、补液等治疗，于 18 时 47 分转入 ICU。患者自患病以来精神状态较差，体重无明显变化，鼻饲进食，大、小便正常，睡眠无异常。

（二）既往史

患者于 4 年前因腰痛伴双下肢麻木在肿瘤医院行椎体病变处穿刺活检，病理示浆细胞瘤，后行多次化疗，近期于医院行 RCD（利妥昔单抗+环磷酰胺+地塞米松）方案化疗 2 次。高血压病史 20 余年，血压最高 170/100mmHg，自行规律服用硝苯地平片降压，自述血压控制良好，已停药。1 年前在医院行后路胸椎体及附件肿瘤切除内固定术。否认糖尿病史；否认冠心病史；否认食物及药物过敏史。

（三）体格检查

体温 36.6℃，脉率 113 次/分，呼吸频率 16 次/分（呼吸机辅助通气中），血压 111/68mmHg（多巴胺 40mg/h）。背部可见长约 20cm 手术瘢痕，腰部可见长约 10cm 手术瘢痕，浅表淋巴结无肿大。双肺呼吸音清，双肺可闻及散在湿性啰音。心律齐。腹平软，未见肠形及蠕动波，未见腹壁静脉曲张，腹部无压痛及反跳痛。双手及双足轻度水肿。

（四）辅助检查

血常规：白细胞 5.4×10⁹/L，中性粒细胞占比 0.934，血红蛋白 92g/L，血小板 128×10⁹/L，超敏 C 反应蛋白 66.56mg/L。

凝血功能：D-二聚体 2.93mg/L，纤维蛋白降解产物 8.7mg/L。

血生化：总蛋白 46.3g/L，白蛋白 23.8g/L，白球蛋白比例 1.06，谷草转氨酶 66U/L，葡萄糖 7.1mmol/L，尿素氮 8.1mmol/L，肌酸激酶 48U/L，淀粉酶活力 164U/L，钾 3.40mmol/L，钠 136mmol/L，钙 1.57mmol/L。

降钙素原：2.23ng/mL。

红细胞沉降率：53mm/h。

流感病毒：甲型、乙型流感病毒抗原阴性。

聚合酶链反应（PCR）系列：人巨细胞病毒（HCMV）–DNA 阳性；杂项检测：抗单纯疱疹病毒（HSV）1 型 IgG 阳性。

鼻拭子普通培养：MRSA。

痰普通培养：鲍曼不动杆菌，氨苄西林/舒巴坦、头孢他啶、头孢吡肟、亚胺培南、庆大霉素、环丙沙星、复方新诺明、阿米卡星（丁胺卡那霉素）、哌拉西林/三唑巴坦、美罗培南耐药；头孢哌酮/舒巴坦中介；米诺环素敏感。

胸部 CT 平扫：①双肺炎症，较前加重；双侧胸腔积液，双肺下叶部分不张，积液较前稍减少。②心脏增大，贫血可能，主动脉及冠状动脉多发钙化灶。③多发骨质改变，可符合多发性骨髓瘤表现；右侧第 9 肋陈旧性骨折，胸椎术后，请结合临床（图 7-12A）。

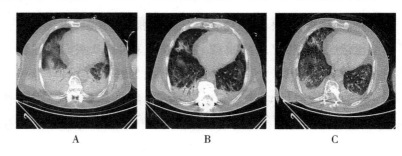

图 7-12　患者诊治中肺 CT 变化

A. 入院时；B. 入院后 1 周；C. 出院前 1 周

（五）诊断

①重症肺炎。②感染性休克。③急性呼吸窘迫综合征。④多器官功能障碍综合征（循环、呼吸）。⑤水、电解质、酸碱平衡紊乱（代碱、低钾、低钙）。⑥低蛋白血症。⑦多发性骨髓瘤。⑧高血压（3 级，很高危）。⑨后路胸椎体及附件肿瘤切除内固定术后。⑩后路腰椎肿瘤切除重建内固定术后。⑪腹腔积液。⑫陈旧性肋骨骨折。⑬左肾囊肿。⑭胸腔积液。

（六）诊治经过

入院后查胸部 CT 示双肺炎症、双侧胸腔积液伴双下肺不张。给予持续心电监护，行气管切开呼吸机辅助呼吸，氧合指数 165mmHg，予经验性使用比阿培南（0.3g，每 12 小时 1 次）+莫西沙星（0.4g，每日 1 次）+伏立康唑（0.2g，每 12 小时 1 次）抗感染，同时给予镇静、维持血压、化痰等支持治疗。查病毒 PCR 示 HCMV–DNA 阳性，鼻拭子结果回报 MRSA，痰标本 NGS 示金黄色葡萄球菌、耶氏肺孢子菌；抗感染治疗方案调整为复方磺胺甲噁唑片（0.96g，每 6 小时 1 次）+莫西沙星（0.4g，每日 1 次）+阿昔洛韦（0.25g，每 8 小时 1 次）+卡泊芬净（50mg，每日 1 次）+替考拉宁（0.4g，每日 1 次）。方案应用 1 周后，患者未再发热，复查降钙素原 0.45ng/mL，较前好转。复查胸部 CT（图 7-12B）示双肺炎症及胸腔积液较前改善。继续予复方磺胺甲𫫇唑（0.96g，每 6 小时 1 次）+阿昔洛韦（0.25g，每 8 小时 1 次）+卡泊芬净（50mg，每日 1 次）+替考拉宁（0.4g，每日 1 次）治疗。2 周后患者再次出现发热，最高体温 38℃，查血常规示白细胞 10.9×10⁹/L，中性粒细胞占比 0.865，超敏 C 反应蛋白 114.56mg/L，降钙素原 1.44ng/mL。行纤维支气管镜检查，刷检物培养示多重耐药鲍曼不动杆菌。调整抗感染方案为：头孢他啶阿维巴坦钠（2.5g，每 8 小时 1 次）+替加环素（100mg，每 12 小时 1 次）。再次复查胸部 CT（图 7-12C）示肺部炎症较前进展，痰培养及 mNGS 示多重耐药鲍曼不动杆菌。调整抗感染方案为头孢哌酮舒巴坦钠（3g，每 8 小时 1 次）+替加环素（100mg，每 12 小时 1 次）+伏立康唑片（0.2g，每 12 小时 1 次）。后患者症状好转，逐步降低呼吸机参数并尝试脱机；脱机后予高流量、高浓度吸氧（氧浓度 60%，氧流量 60L/min）。病程中同时予镇静、维持酸碱及电解质平衡、抗凝、加强营养、补充白蛋白及氨基酸、提高免疫等支持治疗。患者病情稳定，出院后至当地医院进一步后续治疗。

二、讨论

免疫妥协宿主（ICH）是指对机体免疫防御系统处于异常状态的人群，包括感染者、接受化疗的恶性血液疾病或实体器官肿瘤患者、获得性免疫缺陷综合征移植受者和接受糖皮质激素或其他免疫抑制药物治疗的自身免疫性疾病患者等。多发性骨髓瘤是临床常见的血液系统恶性肿瘤，经产生非特异性免疫性蛋白影响机体内正常浆细胞代谢，破坏骨质，诱发骨髓衰竭，多见于中老年人群，发病率较低，但具有较高的致残率与致死率。多发性骨髓瘤患者体内过量分泌恶性浆细胞的异常免疫球蛋白，该蛋白直接侵犯机体组织器官，抑制骨髓正常造血功能，诱发贫血、骨痛、高钙血症、感染等症状，加上中老年人群机体免疫力、抵抗力逐渐下降，肺部感染风险较大。而化疗是临床治疗多发性骨髓瘤的常用手段，但其产生的不良反应易损伤患者免疫功能，造成机体抵抗力下降，诱发感染，是导致多发性骨髓瘤患者死亡的重要因素之一。

对血液肿瘤和实体肿瘤化疗患者的研究表明，化疗后医院内感染肺炎的发病率明显高于其他疾病或其他因素继发肺炎的发病率，病死率较高。多发性骨髓瘤患者机体内分泌功能紊乱，代谢障碍，而机体微环境有助于病原菌产生多重耐药性，导致患者呼吸系统遭到破坏，加重肺部感染情况。多发性骨髓瘤伴肺部感染（MMPI）多起病急骤，以全身中毒症状为主，伴有咳嗽、发热、肺部啰音等症状，具有病情复杂化、治疗难度大、病死率高等特点。MMPI 中，革兰阴性菌主要为肺炎克雷伯菌、铜绿假单胞菌、鲍曼不动杆菌；革兰阳性菌主要为金黄色葡萄球菌、表皮葡萄球菌；真菌以白色假丝酵母菌为常见。药敏结果显示，肺炎克雷伯菌对头孢噻肟、左氧氟沙星耐药性较高；铜绿假单胞菌对阿莫西林、头孢噻肟、左氧氟沙星耐药性较高，对美罗培南耐药性最低；金黄色葡萄球菌对青霉素、氨苄西林、左氧氟沙星耐药性较高，对万古霉素耐药性最低；鲍曼不动杆菌对头孢噻肟、头孢他啶、美罗培南耐药性较高。

本例患者发生肺部感染后，痰培养标本检测先后示金黄色葡萄球菌以及多重耐药鲍曼不动杆菌。多重耐药菌对患者呼吸系统造成进一步破坏，加重患者感染程度。目前泛耐药不动杆菌日益增多，并对临床常用的抗菌药物几乎均耐药，极大地增加了治疗难度。因此，临床在使用抗菌药物治疗前，应采集 MMPI 患者病原学标本实施药敏试验，根据药敏结果合理使用抗菌药物，避免经验性使用抗菌药物引起耐药，确保患者用药的有效性和安全性，促进临床抗菌药物的合理使用。

耶氏肺孢子菌（PJ）是一种机会感染性病原体，可引起致命性肺孢子菌肺炎（PJP）。PJP 在人类免疫缺陷病毒（HIV）感染患者中较为常见。随着肿瘤放化疗技术、器官移植技术的发展及糖皮质激素的广泛应用，免疫抑制患者呈累加趋势，导致非 HIV 感染的免疫抑制患者发生 PJP 的风险显著增加。非 HIV 感染免疫抑制患者 PJP 发病急，病情重，病死率较高。及时诊断和启动 PJP 特异性治疗是降低病死率的关键。但 PJP 的早期病原学诊断困难，PJP 的传统病原学诊断方法通过采集患者的呼吸道标本（痰液、肺泡灌洗液），染色后在显微镜下发现耶氏肺孢子菌的包囊或滋养体为确诊依据，这种诊断技术受到染色方法、标本采集、病原载量等多种因素影响，其准确性、检出率低。

mNGS 技术已被广泛用于多种感染性疾病的研究，在血液、脑脊液及呼吸道标本中均表现出良好的诊断性能。有研究发现，mNGS 在外周血中检出耶氏肺孢子菌序列，结合患者的临床表现和影像学特征，可以确诊 PJP。通过 mNGS 方法检测 PJP 患者外周血中的病原序列，用于 PJP 的诊断具有较高的敏感度和特异度，送检样本后 72 小时内即可得出检验结果，不仅具有无创、简便、快速的优点，而且避免了耶氏肺孢子菌在呼吸道定植的干扰，相对于肺泡灌洗、肺组织活检等有创检查方法极具优势。本例患者普通痰和肺泡灌洗液标本中并未发现耶氏肺孢子菌，但在随后送检的痰 mNGS 检测中回报为耶氏肺孢子菌。我们根据此检测结果进行了针对耶氏肺孢子菌的规范治疗，取得良好效果。

因此，mNGS 作为新兴的病原学基因检测诊断技术，具有检测速度快、准确率高、成本低及覆盖面广等特点，较 PJP 的其他病原学诊断方法更具优势。对免疫抑制合并肺部感染患者的诊断有重要的指导意义，对于感染性疾病的早期诊断、控制疾病传播、治疗及预后评估具有一定的优势，有利于患者恢复。

通过对此病例诊治经过的梳理，给临床诊治工作提供了一些启发：对于免疫缺陷合并重症复杂感染的患者，在给予经验性抗感染治疗的同时，应尽快完善包括 mNGS 等病原学检查，并根据药敏结果合理选用抗菌药物针对性治疗。

三、专家点评

本例患者有免疫缺陷疾病病史，此类患者一旦发生感染易进展为重症。免疫缺陷患者肺炎起病急，进展快，病情凶险，病死率高。感染病原体多，可有病毒、细菌、真菌、非典型病原体，临床表现可不典型。本患者在整个病程中，微生物学标本先后提示金黄色葡萄球菌、多重耐药鲍曼不动杆菌以及耶氏肺孢子菌感染，病情复杂，治疗过程一波三折，为我们今后临床工作提供了有益借鉴。

（戴泱泱）

第二十七节　整形手术后的脓毒性休克

一、病史摘要

（一）现病史

患者女性，23岁，因"脂肪填充术后出血伴高热1天"于2020年10月8日入院。

患者1天前于某医疗美容门诊部在可唤醒麻醉下行"双下肢抽脂+胸部、面部、臀部脂肪填充术"，术前外院完善胸部CT及血检验未见明显异常结果。术后17小时患者突发寒战，心率加快，血压降低（具体数值不详），双下肢纱布渗血严重，立即由救护车送至医院急诊，期间患者神志清楚。急诊预检生命体征：体温39.7℃，心率135次/分，血压83/39mmHg，指末血氧饱和度99%。急诊查血示血红蛋白49g/L，血小板$49×10^9$/L，凝血酶原时间34.2s，国际标准化比值3.38，活化部分凝血活酶时间131.6s，凝血酶时间52.2s，D-二聚体70.40μg/mL，纤维蛋白原测不出，纤维蛋白降解产物123.2mg/L。急诊予伤口加压包扎、输血支持治疗，止血、抗感染、升压、补液对症治疗。

（二）既往史

患者平素体健，否认高血压病史，否认糖尿病史，否认冠心病史，否认药物过敏史。

（三）个人史

吸烟史4年，间断吸烟；4年来间断饮酒。

（四）体格检查

体温40.1℃，脉率155次/分，血压101/50mmHg（去甲肾上腺素1.6mg/h+间羟胺6mg/h），鼻导管吸氧（3L/min）。畏寒、寒战，意识清晰。双侧瞳孔等大、等圆，直径约3mm，对光反射灵敏。心率155次/分，各瓣膜区未闻及病理性杂音。双肺呼吸音粗，未闻及干、湿性啰音。腹软，无压痛、反跳痛。四肢运动稍受限，双上肢肌力4级，双下肢肌力1级。双侧手指第一、二指节，双侧足趾全趾节，以及足背前端见紫色瘀斑，皮温低。双侧下颌处、双侧乳房下缘、双侧臀部可见手术穿刺点，少许渗出。双侧腹股沟处手术部位渗出淡红色液体，右侧缝线断裂，后背部、腰骶部、臀部、双侧大腿背部见大面积青紫色瘀斑（图7-13）。

— 231 —

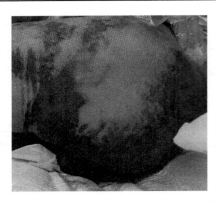

图 7-13　腰骶部、臀部、双侧大腿背部大面积青紫色瘀斑

（五）实验室及辅助检查

血气分析：pH 值 7.41，二氧化碳分压 25mmHg，氧分压 102mmHg，钾 4.2mmol/L，碳酸氢根 15.8mmol/L，乳酸 4.6mmol/L，碱剩余-7.8mmol/L，血氧饱和度 98%。

血常规：白细胞 $10.9×10^9/L$，中性粒细胞占比 0.953，血红蛋白 87g/L，血小板 $43×10^9/L$。

凝血功能：凝血酶原时间 26.1s，活化部分凝血活酶时间 87s，纤维蛋白原 1.79g/L，D-二聚体 53.78μg/mL，纤维蛋白降解产物 90.9mg/L，降钙素原>100ng/mL。

心电图：窦性心动过速，ST 段压低。

胸部 CT：双肺炎症伴双侧胸腔积液（图 7-14）。

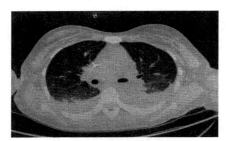

图 7-14　双肺炎症伴双侧胸腔积液

腹部 CT：腹腔积液、盆腔积液。

心脏彩色多普勒+左心功能测定+组织多普勒成像（TDI）：①二尖瓣轻度反流（瞬时反流量约 3mL）。②左心室收缩功能正常。

髋关节 MRI 平扫：①大腿周围皮下广泛水肿。②盆腔积液。

（六）诊断

①脓毒性休克。②DIC。③多器官功能障碍综合征（循环系统、凝血功能、肝脏、肾脏）。④重度贫血。⑤低蛋白血症。⑥双下肢抽脂+胸部、面部、臀部脂肪填充术后。

（七）诊治经过

患者病情危重，入院后予间羟胺+去甲肾上腺素升压，以及输血、补液扩容、抗炎、纠正 DIC、保肝、纠正贫血、升血小板、营养支持等对症处理，予亚胺培南西司他丁钠联合万古霉素抗感染治疗。10 月 10 日患者出现意识模糊，血气分析示二型呼吸衰竭，立即行气管插管、呼吸机辅助通气；患者肾功能持续恶化，于 10 月 14 日行床旁血液透析治疗后，肾功能逐渐好转。外送血 mNGS 示克雷伯菌，痰 mNGS 示热带念珠菌。臀部创面分泌物病原学培养示鲍曼不动杆菌、肺炎克雷伯菌、奇异变形杆菌，先后予卡泊芬净、替加环素、头孢哌酮钠舒巴坦钠、多黏菌素、利奈唑胺、磷霉素等抗感染治疗，患者肺部感染较前控制。10 月 18 日拔除气管插管，继续抗感染治疗。

治疗中患者双手及双足末端指/趾节逐渐出现坏死、发黑（图 7-15），臀部皮肤大片坏死瘀斑，请整形外科、麻醉科、血管外科多学科会诊，建议优先处理臀部坏死感染区域，予改善末梢循环治疗，择期行四肢坏死指节截除术。排除手术禁忌证，11 月 3 日在全身麻醉下行"臀部清创+负压封闭引流（VSD）+双手手指末节清创+人工真皮覆盖术"。11 月 10 日在全身麻醉下行"臀部清创+VSD+双脚足趾末节清创+人工真皮覆盖术"。11 月 17 日在全身麻醉下行"双手手指游离植皮术十臀部清创游离植皮术"，11 月 26 日在全身麻醉下行"双侧足趾清创+双侧足趾末端游离植皮术"，术后予输血、补液、止血、镇痛、营养支持等治疗。病理切片检查示：①双手 5 指符合脂肪栓塞坏死后病理改变（图 7-16）。②右足 5 趾均见血栓栓塞及脂肪组织坏死。后患者双手及双脚残端植皮处生长良好，腰部供皮区及臀部植皮区生长良好。于 2020 年 12 月 7 日出院转至康复医院进行后续治疗。

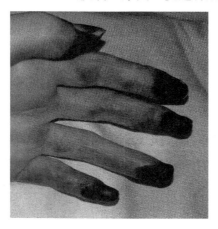

图 7-15 患者左手外观

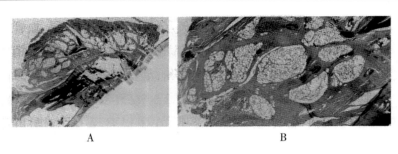

图7-16 患者手指末节清创术后病理切片

示脂肪栓塞坏死改变。A. 左拇指末端；B. 左中指末端

（八）临床结局及随访

患者出院 3 个月后至整形外科门诊复查，四肢坏死指节残端愈合情况可，腰部供皮区及臀部植皮区愈合良好（图7-17），生活质量未受较大影响。

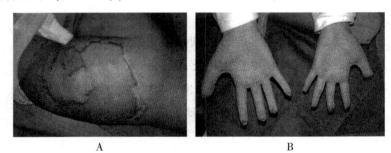

图7-17 患者出院 3 个月后随访，臀部植皮区及四肢坏死指节残端愈合情况

A. 臀部植皮处；B. 双手指节残端

二、讨论

肺炎克雷伯（KP）菌是一种常见的条件致病菌，既可引起呼吸道感染及尿路感染，也可引起医院获得性血流感染。而随着产超广谱 β-内酰胺酶（ESBL）和耐碳青霉烯类肺炎克雷伯菌（CRKP）分离株的增多，给临床治疗医院获得性肺炎克雷伯菌血流感染（nKP BSI）带来挑战。nKP 血流感染多发生于有基础疾病且多合并其他部位感染的患者，死亡病例进展迅猛，临床应尽早抽血进行病原学诊断。Pitt 菌血症评分、白细胞数、降钙素原为 nKP 血流感染死亡的独立危险因素，临床在诊断血流感染后应持续性对这些指标进行监测，如增高提示预后不良。本例患者在整形术后出现皮肤软组织感染、血流感染，后行 NGS 检测示肺炎克雷伯菌。经验性给予替加环素、多黏菌素、利奈唑胺联合抗感染治疗，治疗效果良好，为继续手术治疗奠定了基础。

随着整形美容手术的普及，近年来医源性脂肪栓塞报道逐渐增多。与传统脂肪栓塞相比，医源性脂肪栓塞具有以下临床特点：①发病原因与本地区审美偏好有关。拉美地区多继发于自体脂肪移植隆臀术后、欧美地区多继发于自体脂肪移植隆胸术后，亚洲地区多继发于面部轮廓整形术后。②病死率高，致残率高。这是一类危及受术者生命或重要器官功能的严重并发症。③发病机制多样。医源性脂肪栓塞有多重致病机制，可通过注射部位直接进入血管内；也可由于注射区域压力增加，促使破裂脂肪颗粒进入外周血管；此外，脂肪栓子还可通过继发凝血功能障碍、酸中毒等造成损伤，晚期可发生血管钙化。④临床表现不同。传统脂肪栓塞可出现低氧血症、意识障碍和瘀斑等全身损伤，严重者还可伴发弥散性凝血功能障碍。医源性脂肪栓塞则多出现与损伤病灶直接相关的局灶症状，从脂滴释出的游离脂肪酸会损伤血管内皮细胞，使血管通透性增强，出现特征性的皮下出血，形成局部皮肤瘀点、瘀斑。脂滴进入脑血管时可迅速造成意识障碍。⑤影像学表现不同。肺脂肪栓塞 24 ~ 48 小时内可在 CT 上出现散在或大片非感染性浸润灶，呈广泛性、弥漫性分布，严重者呈暴风雪样改变并有右心充血征象。MRI 的 T_2WI 对于脑脂肪栓塞的早期诊断和严重程度评估最为敏感，在患者出现中枢神经症状 4 小时时，T_2WI 可显示信号异常，弥散加权成像（DWI）可呈明显高信号影，呈细小点状和小片状，并对称分布。

本例患者为年轻女性，既往无自身免疫相关疾病，在治疗过程中出现背、腰、骶尾部皮肤大面积瘀斑，手指、足趾末端进展性发黑坏死，符合脂肪栓塞综合征临床表现。病程中，患者出现呼吸困难，多次心脏彩超检查示肺动脉压正常，排除肺动脉栓塞，但患者四肢末梢坏死未改善。为避免后期继发创面感染，遂行四肢末端指/趾节清创术，后期四肢末端及臀部创面愈合良好，术后病理学检查符合脂肪栓塞后病理改变，示末梢脂肪栓塞。由于缺少对脂肪栓塞病因的有效治疗方法，我们制订相应治疗血栓栓塞的方案，同时给予高流量吸氧、抗生素、连续性肾脏替代治疗等，最终患者成功出院。

脂肪栓塞综合征发病率低、病死率高，且临床症状多样，对此类患者，早期识别是必要的。末梢脂肪栓塞罕有报道，且针对脂肪栓塞暂无有效治疗方法，多为经验性应用抗凝治疗以及其他支持治疗等，尚缺乏抗凝治疗对于脂肪栓塞综合征较确切的疗效证据，这是今后需进一步研究的方向。在末梢脂肪栓塞发生后，患者肢体远端末梢组织出现不可逆损伤，故尽早对坏死部位行手术治疗，可提高患者生存率。

三、专家点评

本例患者是美容整形术后出现出血、栓塞、感染的患者中比较典型且危重的病例。患者由于抽脂后再注射导致严重的血流感染，出现凝血功能、呼吸系统、循环系统、肾脏多脏器功能障碍综合征。血流感染经 mNGS 明确有克雷伯菌，经过针对性抗感染治疗后患者度过危险期。同时，患者存在因脂肪栓塞所导致的末端肢体坏死，后续也做了坏死病灶的清创。本例患者病情起病急，进展快，病情危重，其救治过程可为同行提供借鉴。

（孙志民）

第二十八节　重症肺炎支原体肺炎

一、病史摘要

（一）现病史

患者女性，16 岁，因"发热伴咳嗽、咳痰 9 天，加重伴气急 2 天"入院。

入院 9 天前，患者在剧烈运动及淋雨后发热、寒战，体温最高达 40℃，伴咳嗽、咳痰，痰黄，量不多，无胸闷、气促，无心悸、胸痛，无腹痛、腹泻等不适。外院初诊查血 C 反应蛋白<8mg/L，白细胞 6.34×10⁹/L，中性粒细胞占比 0.695。胸部 CT 示左下肺炎。予头孢美唑、阿奇霉素等抗感染治疗。患者仍反复高热，体温 38~40℃，并于 2 天前出现呼吸急促，复查胸部 CT 病情进展明显，遂转诊。来院即入抢救室，当时血氧饱和度 85%，以无创呼吸机辅助通气，并拟以"重症肺炎"收治入 EICU。患者自患病以来，精神状态稍差，饮食正常，大、小便正常，体重无明显下降。

（二）既往史

患者平素体健，否认肝炎、结核、伤寒等传染病史，否认疫区、疫水接触史，否认活禽接触史，否认手术史，否认输血史。过敏体质，对花粉等过敏；在外院使用阿奇霉素时出现皮肤皮疹，外院考虑"阿奇霉素过敏"。月经初潮年龄 15 岁，3~5 天/28~30 天，目前处于月经期，经量正常，无血块、无痛经、无白带异常。

（三）体格检查

体温 39.4℃，脉率 112 次/分，呼吸 38 次/分，血压 98/65mmHg，血氧饱和度 83%。神志清，颈软，呼吸急促，无创呼吸机辅助通气中。全身皮肤、黏膜无黄染、出血点，颈部和前胸部皮肤可见红色皮疹，压之褪色。颈软，气管居中，颈静脉无怒张。两肺呼吸音粗，两肺可闻及干性啰音。心前区无异常隆起，心率 110 次/分，律齐，心音可，未闻及额外心音，各瓣膜区未闻及病理性杂音，未闻及心包摩擦音。腹平软，无压痛、反跳痛及肌卫，肝、脾肋下未闻及，移动性浊音（-），肠鸣音正常。双下肢无水肿。四肢肌力、肌张力未见异常，生理反射正常，病理征未引出。

（四）辅助检查

血常规：白细胞 3.50×10⁹/L，中性粒细胞占比 0.94，血红蛋白 123g/L，血小板 150×10⁹/L。

降钙素原 1.37ng/mL，C 反应蛋白>160mg/L。

血气分析：pH 值 7.43，氧分压 7.14kPa，二氧化碳分压 4.01kPa。

肝肾功能：尿素氮 2.9mmol/L，肌酐 43.4μmol/L，谷丙转氨酶 177.0U/L，谷草转氨酶

370.0U/L，总蛋白 51g/L，白蛋白 24.3g/L。

凝血功能：凝血酶原时间 11.40s，国际标准化比值 1.05，活化部分凝血活酶时间 27.0s，纤维蛋白原 4.56g/L，D-二聚体 10.12mg/L。

心肌损伤标志物：肌红蛋白 63.90ng/mL，肌酸激酶同工酶 1.2ng/mL，肌钙蛋白 0.027ng/mL，B 型利钠肽（BNP）123.70pg/mL。

甲型流感病毒初筛试验：阴性。

心电图：窦性心动过速。

胸部 CT（发病第 1 天）：左下肺炎（图 7-18）。

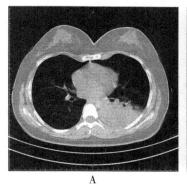 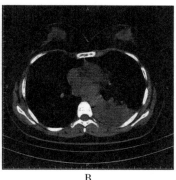

图 7-18 患者发病当日外院胸部 CT

示左下肺炎。A. 肺窗；B. 纵隔窗

（五）初步诊断

①CAP（重症）。②Ⅰ型呼吸衰竭。③肝功能不全。

（六）诊治经过

患者入院后继续使用无创呼吸机辅助通气发现氧合改善不佳，完善床旁胸片检查（图 7-18A），示两肺渗出，左肺明显。遂即予口插管、呼吸机辅助通气，模式为容量控制同步间隙指令通气（V-SIMV），潮气量（VT）400mL，吸入氧浓度（FiO$_2$）75%，呼气末正压通气（PEEP）12cmH$_2$O，血氧饱和度维持在 90%~93%。

考虑患者重症肺炎，不除外军团菌、支原体/衣原体等不典型病原体感染。院外使用阿奇霉素效果不佳且怀疑过敏，而本院无多西环素等药物，故考虑联用喹诺酮类药物，但患者不足 18 周岁，向家属充分告知并签字同意后，给予美罗培南+奥司他韦+莫西沙星方案抗感染，以及其他对症支持治疗，同时予完善病原学检查。

入院治疗 2 天患者病情好转，体温有下降趋势，波动于 37.5~38℃，呼吸困难缓解，心率维持在 25~30 次/分，呼吸机条件下调至 FiO$_2$ 60%、PEEP 6cmH$_2$O，氧饱和度（SO$_2$）维持在 90%~95%。

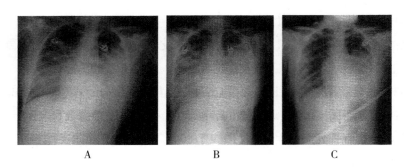

图 7-19　患者治疗过程中床旁胸片改变

A. 入 EICU 当天（发病第 9 天）；B. 入 EICU 第 3 天；C. 入 EICU 第 8 天

（七）病情演变

入院第 3 天，患者病情出现恶化，再次出现高热，体温 39℃，气促明显，心率 40 次/分，两肺可闻及较多湿性啰音，心率 126 次/分，血压 120/70mmHg，血氧饱和度（SpO_2）85%，呼吸机条件上调至 FiO_2 90%、PEEP 15cmH_2O，SpO_2 维持在 85%~90%；气道里可吸出大量黄色稀水样痰液。

针对患者病情恶化的情况，讨论后考虑为以下几种原因：①原有病情加重，合并 ARDS？②合并心肌损伤、急性左心衰？③院内继发感染，呼吸机相关肺炎（VAP）？④出现肺部并发症，肺脓肿、气胸、肺不张？⑤其他原因。

为明确病因，复查床旁胸片示两肺大片渗出影，以左侧为重（图 7-19B）。并行股动脉置管、脉搏指示连续心输出量（PICCO）监测、床旁超声、血流动力学监测。PICCO 指数：每次心脏搏动的心输出量指数（PCCI）3.94 L/（min·m^2），全心舒张末期容积指数（GEDI）542mL/min，系统血管阻力指数（SVRI）1 445，血管外肺水肿指数（ELWI）20mL/kg，肺血管通透性指数（PVPI）5.3，床旁超声心动图检查示左心收缩功能正常；胸部超声检查示两肺弥漫性 B 线，两肺少量胸腔积液，左下肺大片实变，未见气胸。从血流动力学监测提供的参数来看，患者肺水肿指数明显升高，但心功能正常，所以肺水肿更符合 ARDS 的表现。同时病原学回报肺炎支原体 IgM 抗体阳性（1∶160）；巨细胞病毒 IgM 28.10U/mL，巨细胞病毒 IgG 90.90U/mL；EBV - CA - IgM 160.00U/mL，EBV - CA - IgG 244.00U/mL；痰培养：泛耐药鲍曼不动杆菌，脑膜脓毒性伊丽莎白菌；其余结核分枝杆菌、真菌、衣原体等检查呈阴性。炎症指标：IL-2 1 838.0U/mL，IL-6 22.10pg/mL，IL-8 69.70pg/mL，IL-10 34.70pg/mL，肿瘤坏死因子-α（TNF-α）15.30pg/mL。自身免疫抗体呈阴性。结合上述检查，首先考虑支原体感染引起的重症肺炎合并 ARDS、合并病毒感染。给予调整机械通气参数（高 PEEP）、利尿、限制液体减轻肺水肿、改善氧合，并加用肾上腺皮质激素（甲泼尼龙 40mg，每 8 小时 1 次，静脉滴注）抑制炎症反应，床旁连续性肾脏替代治疗（CRRT）清除炎症介质和减轻肺水肿，加用抗病毒药物（更昔洛韦），以及纤维支气管镜灌洗+痰液引流+细菌培养等治疗。

(八) 病情转归

患者经上述治疗后，氧合逐渐改善，呼吸频率减慢，体温下降，呼吸机参数逐渐下调，复查胸片（图7-19C）及胸部CT（图7-20A）示两肺渗出较前吸收，相关炎症指标好转（图7-21），于第9天脱机拔管，改为无创呼吸机过渡。第23天出院，复查CT示双肺渗出明显吸收（图7-20B）。出院后1个月随访CT检查显示渗出吸收基本干净（图7-20C）。

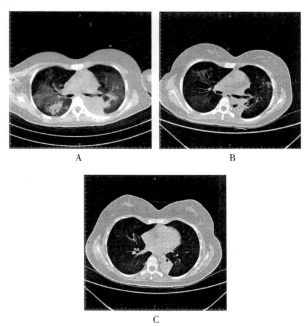

图7-20 患者治疗过程中胸部CT改变

A. 入EICU当天（发病第9天）；B. 入EICU第23天；C. 出院后1个月

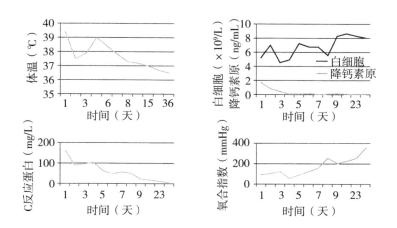

图7-21 体温、炎症指标和氧气指数（PaO_2/FiO_2）的变化趋势

（九）最终诊断

肺炎支原体肺炎。

二、讨论

肺炎支原体肺炎在我国社区获得性肺炎（CAP）中占有很高的比例，在成人 CAP 中占 10%~30%，儿童 CAP 中占15%~40%。近年来，随着我国肺炎支原体对大环内酯类药物耐药率的逐渐升高，重症肺炎支原体肺炎（SMPP）和难治性肺炎支原体肺炎（RMPP）在患者中，特别是在儿童中的比例越来越高。SMPP 是指病情严重、临床指标符合重症 CAP 诊断标准的肺炎支原体肺炎，RMPP 指肺炎支原体肺炎患儿使用大环内酯类抗菌药物正规治疗 7 天及以上，临床征象加重，仍持续发热，肺部影像学所见加重，出现肺外并发症者。

肺炎支原体肺炎临床表现以发热、咳嗽为主，稽留中高热多见。早期肺部体征不明显，胸部影像学可见结节/斑片影、磨玻璃影、树芽征、实变/支气管充气征以及胸腔积液等表现；重症患者可合并胸腔积液和肺不张，也可发生纵隔积气和气胸、坏死性肺炎等；少数患者病情进展迅速，出现呼吸窘迫综合征，甚至需要呼吸支持或体外膜氧合（ECMO）支持。大约25%的患者合并其他系统表现，包括皮肤与黏膜、心血管系统、神经系统、消化系统、血液系统。其中，皮肤、黏膜最为常见，以斑丘疹多见，重者表现为史-约综合征。心血管系统受累亦较常见，多为心肌损害，也可引起心内膜炎、心包炎等。本例患者在发病早期头颈部和前胸皮肤也出现一过性红色斑疹，易被误诊为药物过敏，要注意鉴别。

肺炎支原体（MP）感染的确诊依赖于病原学检测，因肺炎支原体培养条件苛刻、生长缓慢，故血清学检测是我国目前临床诊断肺炎支原体感染的主要方法。单次血清 MP-IgM 抗体滴度≥1：160 可以作为肺炎支原体近期感染或急性感染参考标准，恢复期和急性期血清 MP-IgG 抗体滴度呈 4 倍及以上增高或减低时，可确诊肺炎支原体感染。血清学检查结果受病程的影响，MP-IgM 在感染 1 周左右才能被检测到。肺炎支原体核酸（DNA 或 RNA）检测具有高灵敏度和特异性的特点，适用于肺炎支原体感染的快速诊断，但要与肺炎支原体感染后的携带状态相鉴别。本例患者单次血清 MP-IgM 抗体阳性（1：160），1 周后复查抗体滴度下降，结合患者的临床特征，还是符合肺炎支原体肺炎的临床诊断，如果有条件行 DNA 或肺泡灌洗液 NGS 检测则可以获取更确切的证据支持。

大环内酯类抗生素、氟喹诺酮类药物、多西环素及米诺环素等四环素类抗生素是治疗肺炎支原体感染的常用药物，抗感染治疗的疗程通常为 10~14 天。目前大环内酯类抗菌药物仍为治疗儿童肺炎支原体肺炎的首选药物，但近年来肺炎支原体对大环内酯类耐药的问题越来越严峻。体内外研究显示，四环素类、氟喹诺酮类仍然保持着对肺炎支原体的强大抑菌活性和与临床疗效。所以对这些大环内酯类耐药或初始治疗效果不佳的患者可选用四环素类或喹诺酮类药物，但要注意相关的适应证和不良反应。

有些患者免疫相关的炎症反应剧烈，合并 ARDS 或累及中枢、心肌等系统，引发心肌炎、脑膜炎、吉兰-巴雷综合征等并发症，故对发展迅速且病情严重的 SMPP，或者 RMPP 可考虑使用全身糖皮质激素，可使用甲泼尼龙 1~2mg/（kg·d），疗程 3~5 天；对于急危重症或常规剂量激素治疗无效的患者，可考虑使用冲击治疗，甲泼尼龙 20~30mg/kg 静脉滴注（最大不超过 1g/d）。对存在全身糖皮质激素应用禁忌或对其治疗无反应者，可考虑使用丙种球蛋白，推荐剂量为每次 1g/kg，用 1~3 次以抑制机体超强的免疫炎症反应。本例患者在出现高热和 ARDS 表现后给予激素治疗，临床症状很快改善，取得很好效果。

此外，对这类重症患者的容量管理也非常重要，最好结合床旁有创血流动力学监测（PICCO、FloTrack 或肺动脉漂浮导管）、床旁超声（肺内 B 线、心室腔大小/左心功能、下腔静脉变异度等）或其他技术［如超声心输出量监测（USCOM）］来评估患者的容量状态以及是否存在导致低氧血症的非肺源性因素，并根据患者容量反应性，适时采取补液、应用血管活性药或者限制液体、利尿、CRRT 等治疗，以减轻肺水肿，改善低氧血症。

三、知识拓展

1. 床旁连续性肾脏替代治疗（CRRT）　CRRT 是指所有连续 24 小时及 24 小时以上、缓慢清除水分和溶质的血液净化治疗技术的总称，包括连续性静脉-静脉血液滤过（CVVH）、连续静脉-静脉血液透析（CVVHD）、连续静脉-静脉血液透析滤过（CVVHDF）、缓慢连续超滤（SCUF）、高容量血液滤过（HVHF）等，适用于不同的疾病或不同状态。CRRT 适应证：①急性肾损伤（AKI）伴或不伴有其他脏器损伤。如 AKI 伴血流动力学不稳定，AKI 伴严重水、电解质和酸碱平衡紊乱，AKI 合并肺水肿，AKI 合并颅内高压或脑水肿，AKI 伴心功能不全，AKI 合并高分解代谢。②非肾疾病或非肾损伤的急危重症。如急性中毒、热射病、脓毒症、重症急性胰腺炎、严重创伤、急性电解质紊乱以及急性肝衰竭等疾病。行 CRRT 前要根据患者的疾病诊断、严重程度和出凝血风险选择合适的治疗模式、抗凝方案和治疗剂量，治疗过程中要加强监测，包括患者的生命体征、管路压力、液体平衡、出凝血情况以及报警处理等。

2. 急性呼吸窘迫综合征的呼吸机支持治疗　对于 ARDS 这类严重低氧性呼吸衰竭的患者，推荐使用以下治疗方式。

（1）肺保护性通气策略：控制通气模式，小潮气量，VT 4~8mL/kg（理想体重，PBW），低平台压（Pplat）≤30cmH$_2$O。

（2）建议采用高呼气末正压（PEEP）策略，参照 PEEP-FiO$_2$ 表设置最佳 PEEP，初始值一般设定为 10~12cmH$_2$O，在保持平台压≤30cmH$_2$O、呼吸驱动压（ΔP）不增加及无低血压的前提下，每次增加 2~3cmH$_2$O 的 PEEP，使血氧饱和度达 88%~95%，动脉血氧分压（PaO$_2$）达到 55~80mmHg。

（3）对于持续低氧血症、病程早期（机械通气时间<48 小时）、肺部病变呈弥漫性改变

的患者，可采取 PEEP 递增法、持续性肺膨胀等方法进行肺复张（RM），并重新滴定 PEEP。

（4）对于氧合指数（PaO_2/FiO_2）持续<100mmHg 的患者，应考虑早期（机械通气 48 小时内）给予神经肌肉阻滞药物，但应用时间不宜超过 48 小时。

（5）对于初始治疗无反应，仍存在持续严重低氧血症患者，应早期应用俯卧位通气（PPV）治疗，每天持续时间至少 12 小时。

（6）对于顽固性低氧血症（PaO_2/FiO_2<80mmHg 大于 6 小时或<50mmHg 大于 3 小时或 pH 值<7.15 的高碳酸血症）患者，应考虑进行 ECMO 治疗。

四、专家点评

尽管大部分肺炎支原体感染以轻症为主，具有自限性，但随着诊断技术的发展及对大环内酯药物耐药性的升高，重症和难治性肺炎支原体肺炎在儿童青少年的比例也逐年增多。血清学诊断有滞后性，NGS 等新技术有助于早期诊断和治疗。临床医生要注意肺炎支原体易合并其他细菌或病毒感染，1/4 的病例会发生肺外器官的损伤，暴发性重症感染患者建议早期使用激素抑制过度的免疫反应，有利于改善临床症状和预后。

（孙志民）

第二十九节　鹦鹉热衣原体重症肺炎救治

一、病史摘要

（一）现病史

患者男性，73 岁，因"胸闷 4 天，加重伴发热、气急 2 天"来诊。

患者于 2021 年 6 月 1 日无明显诱因下出现胸闷、心悸，无咳嗽、流涕、发热、肌痛等症状，就诊于社区医院，予"稳心颗粒"治疗，症状无明显好转。6 月 2 日出现腹泻，为水样稀便，无腹痛。6 月 3 日出现发热，体温最高达 39.1℃，胸闷加重伴气急，无明显咳嗽、咳痰。6 月 4 日胸闷、气急症状进一步加重。患者呼吸频促（30 次/分），入抢救室，给予头孢呋辛+阿奇霉素静脉抗感染治疗；血气分析示Ⅰ型呼吸衰竭，胸部 CT 检查示右上肺大片炎症渗出（图 7-22）。病程中患者呼吸急促，血氧饱和度 90%，予无创呼吸机辅助通气治疗。为进一步治疗，6 月 5 日转入 EICU。

（二）既往史

肥厚型心肌病病史 30 年、高血压病史 3 年。其余无特殊。

（三）体格检查

身高 168cm，体重 60kg，体温 36.6℃，脉率 110 次/分，呼吸频率 28 次/分，血压 160/

90mmHg，血氧饱和度92%（无创呼吸机辅助通气，6L/min）。神志清，呼吸急促。右上肺可闻及管状呼吸音，左肺呼吸音粗，未闻及胸膜摩擦音。余查体未见明显异常。CURB-65评分3分；肺炎严重指数（PSI）评分Ⅳ级。

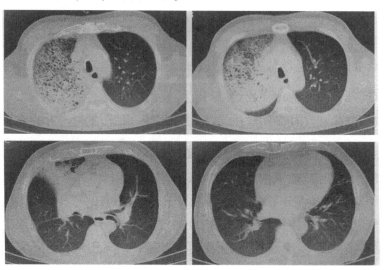

图 7-22　胸部 CT（2021-6-4）

示右上肺浸润影及实变

（四）辅助检查

血气分析：pH 值 7.38，氧分压 62mmHg，二氧化碳分压 38mmHg，乳酸 4.8mmol/L。

血常规：白细胞 16.51×10^9/L，中性粒细胞占比 0.942，血红蛋白 134g/L，血小板 78×10^9/L。

降钙素原 3.2ng/mL；C 反应蛋白 250.27mg/L。

肝功能、肾功能、凝血功能、心肌酶、尿便常规等指标均未见异常。

呼吸道"八联"、血培养、甲型流感病毒、乙型流感病毒、G^+实验检测均阴性。

肝、胆、胰、脾及四肢血管超声未见异常。

超声心动图检查示心肌肥厚，射血分数正常；心电图检查未见异常。

（五）初步诊断

①CAP。②肥厚型心肌病。

（六）诊治经过

入院后予无创呼吸机辅助通气，哌拉西林他唑巴坦钠（3.75g，每 8 小时 1 次，静脉滴注）联用阿奇霉素（0.5g，每日 1 次，静脉滴注）抗感染，并予以化痰、平喘、保肝、护胃等对症支持处理。

6 月 6 日上午患者出现呼吸困难，呼吸频率>30 次/分，血压呈下降趋势，血氧饱和度维持在 88%~90%，CURB-65 评分>3 分；PSI 评分 V 级；予床旁经口气管插管、有创呼吸机辅助通气［模式压力控制同步间歇指令通气（P-SIMV），吸入氧浓度（FiO$_2$）60%，呼气末正压通气（PEEP）10cmH$_2$O，压力 14cmH$_2$O，SpO$_2$ 95%］，留置脉搏指示连续心输出量（PICCO）血流动力学监测（表 7-5）。患者从入院至 6 月 7 日，体温不退，最高达 38.6℃，白细胞进行性升高，需机械通气维持氧合，病情进展较快。当日行纤维支气管镜检查（图 7-23），示黏膜无明显充血、红肿，各支气管腔通畅，右中叶可见少量黄色黏性痰液。送肺泡灌洗液行 NGS 检查，次日下午回报鹦鹉热衣原体（图 7-24）。

患者 NGS 示鹦鹉热衣原体，追问患者家属病史：患者 5 月 17 日于外省旅游，曾于野外林间游玩，可闻及鸟鸣声。结合患者病史、症状、体征及 NGS 结果，诊断为鹦鹉热衣原体重症肺炎，调整抗感染方案为多西环素（100mg，每 12 小时 1 次口服）联用莫西沙星（0.4g，每日 1 次，静脉滴注），更换抗生素后第 2 天患者体温降至正常，白细胞及降钙素原下降（图 7-25），呼吸机支持条件下降，血氧饱和度好转。6 月 10 日呼吸机参数：模式 PC-SIMV，FiO$_2$ 45%，PEEP 8 cmH$_2$O，PC 14cmH$_2$O，SpO$_2$ 99%。治疗过程中患者呼吸机支持条件逐渐下降（表 7-6）。

表 7-6　PICCO 血流动力学监测

PICCO		日期				
		6.3	6.8	6.9	6.10	6.11
心输出量（CO）	心指数（CI）[L/（min·m^2）]	2.43	2.41	2.59	2.81	3.07
频率（F）	心率（HR）（/min）	70	64	83	72	75
每搏输出量（SV）	每搏输出指数（SVI）（mL/m^2）	35	37	31	38	44
前负荷（回心血量）	舒张末期容积指数（GEDI）（mL/m^2）	859	807	840	810	863
后负荷（血管阻力）	平均动脉压（MAP）（mmHg）	100	92	78	95	99
	系统血管阻力（SVRI）（dyn·s·cm^{-5}·m^2）	2 986	2 746	1 950	2 437	2 286
肺（L）	血管外肺水指数（ELWI）（mL/kg）	11	10	11	9	8
	肺血管通透指数（PVPI）	1.7	1.6	1.7	1.6	1.5

注：示循环稳定，心功能稍差，无明显肺水肿。

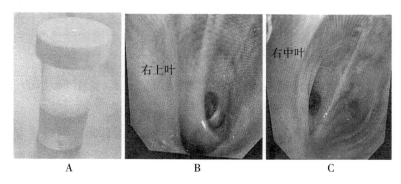

图 7-23 纤维支气管镜检查（2021-6-7）

A. 肺泡灌洗液；B、C. 镜下黏膜未见明显红肿，右中叶可见淡黄色稀薄痰液

类型	属			种		
	属名	相对丰度	序列数	钟名	鉴定置信度	序列数
G*	衣原体属 *Chiamydia*	96.9%	1,386	鹦鹉热衣原体 *Chiamydia psinod*	99%	1,002

图 7-24 肺泡灌洗液 NGS 结果

调整抗感染方案治疗后 9 天，患者感染指标持续下降，白细胞、C 反应蛋白、降钙素原均明显下降（图 7-25），接近正常范围，呼吸机支持条件继续下降，血氧饱和度及氧合指数明显改善。复查胸部 CT，患者肺部炎症较前无明显吸收（图 7-26A），考虑患者耐管较差。经详细评估，患者神志清楚，通过自主呼吸试验，予 6 月 16 日拔除气管插管，续贯无创呼吸机辅助通气（表 7-7）。

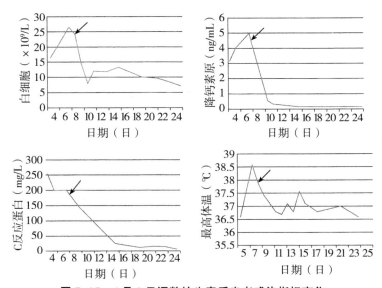

图 7-25 6 月 8 日调整抗生素后患者感染指标变化

表7-7 患者插管后至拔管前呼吸机参数变化

呼吸机参数	日期					
	6.6	6.8	6.10	6.12	6.14	6.16
模式	PC-SIMV	PC-SIMV	PC-SIMV	PC-SIMV	PC-SIMV	PSV-CPAP
FiO_2（%）	60	50	45	45	40	35
PEEP（cmH_2O）	10	10	8	8	6	6
PC（mmHg）	14	14	14	14	14	14（Ps）
F（/min）	16	16	16	14	12	—
SpO_2（%）	95	98	99	99	99	99
PaO_2/FiO_2	142	220	267	286	312	302

注：$1cmH_2O = 0.735mmHg$。

6月19日复查胸部CT，肺部炎症较前进展（图7-26B）。6月20日患者痰液NGS回报耐甲氧西林金黄色葡萄球菌（MRSA）、鲍曼不动杆菌感染；痰培养示热带念珠菌。同日患者出现胸闷、呼吸急促等症状，更换抗感染方案为替加环素（50mg，每12小时1次，静脉滴注）+米卡芬净（100mg，每日1次，静脉滴注）+利奈唑胺（600mg，每12小时1次，静脉滴注）。6月23日痰培养示多重耐药鲍曼不动杆菌（CRAB）、替加环素药敏（MIC/KB-2），继续该方案抗感染治疗，患者症状明显改善，感染指标持续下降，无创呼吸机辅助通气支持，SO_2维持98%~99%。

6月25日复查胸部CT示肺部炎症较前吸收（图7-26C），遂撤出监护室转入普通病房进一步治疗。6月25日患者症状、体征、感染指标好转，停用利奈唑胺。6月29日抗感染方案降阶为米诺环素（100mg，每12小时1次口服）+奈诺沙星（0.5g，每日1次口服）（表7-8）。转入普通病房后予鼻导管吸氧，氧流量2L/min，血氧饱和度99%；继续抗感染对症支持治疗，加强呼吸功能康复训练。7月7日复查胸部CT示肺部炎症吸收（图7-26D），步行出院。

表7-8 患者治疗周期内抗生素方案

抗感染方案	日期				
	6.4~6.7	6.8~6.19	6.20~6.25	6.25~6.29	6.30~7.7
哌拉西林他唑巴坦（3.75g，ivgtt，q8h）	√				
阿奇霉素（0.5g，ivgtt，qd）	√				
多西环素（100mg，po，q12h）		√			
莫西沙星（0.4g，ivgtt，q12h）		√			
替加环素（50mg，ivgtt，q12h）			√	√	
米卡芬净（100mg，ivgtt，qd）			√	√	
利奈唑胺（600mg，ivgtt，q12h）			√		
米诺环素（100mg，po，q12h）					√
耐诺沙星（0.5g，po，qd）					√

注：√表示使用中。

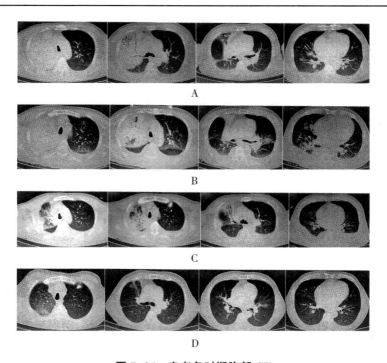

图7-26 患者各时期胸部CT

A.6月11日；B.6月19日；C.6月25日；D.7月6日

（七）最终诊断

①CAP（鹦鹉热衣原体）。②肥厚型心肌病。

二、讨论

（一）诊断经验

社区获得性肺炎（CAP）是常见呼吸道疾病之一，重症患者表现为以呼吸衰竭为主的多器官功能障碍，病死率较高。对于重症感染患者，及时明确病原体种类，进行目标抗感染治疗是成功救治重症CAP的关键。CAP常见致病病原体包括革兰阴性菌、革兰阳性菌、非典型病原体、军团菌、病毒等。本例患者入院后针对CAP常见菌使用β-内酰胺类抗生素联合大环内脂类抗生素进行抗感染治疗，效果不佳，病情进展迅速，经过及时NGS检测明确诊断，针对用药，患者病情好转。

一项荟萃分析，CAP中鹦鹉热衣原体肺炎约占1%。由于鹦鹉热衣原体缺乏特异的检测手段，其真实发病率难以确定。鹦鹉热衣原体是一种革兰阴性专性胞内寄生菌，可引起禽类呼吸道及消化道疾病，并引起人类及各种动物感染，最早从鹦鹉体内分离。人直接接触感染鸟类的粪便或者间接吸入粪便气溶胶、羽毛灰尘或呼吸道分泌物而引起感染。鹦鹉热衣原体肺炎临床表现多样，典型表现为高热、头痛、肌痛、咳嗽和肺部浸润，包括肺外表现如腹泻、心内膜炎及神经系统症状等。少数患者进展为重症肺炎，危及生命。实验室检查方面，报道称大多数鹦鹉热衣原体感染患者白细胞数正常；有研究表明，鹦鹉热衣原体感染患者可能出现肝酶异常、低钠血症和血尿素氮、肌酐升高。鹦鹉热衣原体肺炎影像学常表现为肺部渗出、实变，常累及单侧肺叶；病情进展可累及双侧，同时伴有胸腔积液。

接触家禽或鸟类是鹦鹉热衣原体肺炎的高危因素，尽管有报道称 27% 的患者没有接触家禽或鸟类。鹦鹉热衣原体肺炎的临床诊断主要包括非典型病原体肺炎症状及禽鸟类接触史，其潜伏期通常为 5~21 天。鹦鹉热衣原体肺炎常常出现肺外表现，需与军团菌肺炎相鉴别。实验室诊断需要从呼吸道分泌物中分离鹦鹉衣原体；采集双倍血清样本，通过微量免疫荧光（MIF）检测到抗体滴度大于 4 倍及以上或者 IgM 抗体滴度 1∶16 或更高。聚合酶链反应（PCR）是一种检测鹦鹉热衣原体的方法，可以快速、特异地鉴定病原体，并进行基因分型，缺点是其灵敏度较低、开展度较低，仅在特定实验室展开。近年来对于重症肺炎患者，许多研究将 NGS 技术用于诊断肺部不典型病原体感染。现在暂无鹦鹉热衣原体在呼吸道定值的报道，NGS 检测出鹦鹉热衣原体序列可诊断为鹦鹉热衣原体肺炎。对于有鸟类及禽类暴露史，肺炎进展快速，特别是进展至重症 CAP 者，建议有条件者尽早行 NGS 检测，从而尽早开始精准抗感染治疗。

（二）诊疗分析

该患者因 CAP 入院，予 β-内酰胺类抗生素联合大环内脂类抗生素进行抗感染治疗，但治疗效果不佳，病情进展迅速，发展为重症 CAP。结合患者病史，患者伴有肺外临床症状，合并有低钠血症（血钠 129mmol/L），考虑非典型病原体感染，给予经验性治疗。其治疗转折点在 6 月 8 日，当日肺泡灌洗液 NGS 示鹦鹉热衣原体，再追问患者家属，患者有野外山林旅游史、禽鸟接触史。结合病史、临床症状、NGS 结果确诊为鹦鹉热衣原体肺炎。对于不明原因的肺部感染，经验性抗感染治疗时常优先考虑常见病和多发病，而对这种少见的病原体感染常不在优先考虑范围内，因此对于部分特殊病原学感染患者，基因检测对于快速确诊感染病原体具有重要的意义。

回顾患者治疗过程，尽管报道表明大部分鹦鹉热衣原体感染者白细胞数不升，但该患者入院时白细胞 $>15\times10^9/L$，病程进展过程中白细胞最高 $>25\times10^9/L$。患者入院胸部 CT 检查见单侧肺叶渗出、实变，在治疗过程中患者肺部体征、血氧饱和度、氧合指数、感染指标、呼吸支持条件持续改善，但患者影像学表现较临床存在滞后，治疗过程中甚至出现一过性加重，出现双肺炎症合并胸腔积液。有研究报道鹦鹉热衣原体肺炎有此类影像学表现特征。由于鹦鹉热衣原体为胞内寄生菌，无细胞壁，使用作用于细胞壁的 β-内酰胺类抗菌药物无效，抗菌药物可选择干扰 DNA 和蛋白质合成的四环素类、大环内酯类和喹诺酮类药物。有指南推荐鹦鹉热衣原体感染的治疗首选多西环素或米诺环素，次选药物为大环内脂类药物。多西环素胞内浓度高，治疗鹦鹉热衣原体肺炎效果好，为一线用药，为避免复发，治疗疗程最少

3周；若存在四环素类药物过敏，可选择大环内酯类药物。常规情况下，对于轻症患者单一使用四环素类、大环内酯类、喹诺酮类药物即可，不主张联合用药。但此例为鹦鹉热衣原体感染的重症肺炎患者，病情进展迅速，联合用药可发挥不同类别抗生素的协同作用。①多西环素抗菌机制为抑制肽链的延长、抑制蛋白质的合成；莫西沙星的作用机制为干扰拓扑异构酶，从而干扰 DNA 的复制和转录，两者从不同机制达到协同的抗菌效果。②莫西沙星和多西环素在预防耐药上有协同作用，可关闭细菌突变选择窗，延缓耐药的发生。综合考虑，此例患者早期给予多西环素联合莫西沙星治疗。

通过对此病例诊疗经过的梳理，给临床诊疗工作提供了一些启发：对于 CAP 入院患者，有禽类鸟类接触史、β-内酰胺类抗生素治疗无效、肺部感染快速进展或者有肺外表现的应警惕不典型病原体（如鹦鹉热衣原体）感染。

（孙志民）

第三十节　呈大叶性肺炎样改变的腺病毒肺炎

一、病史摘要

（一）现病史

患者男性，16 岁。因发热伴咳痰 10 天，于 4 月 22 日入院。

患者入院 10 天前（4～13）出现发热症状，体温最高 42℃，为持续性发热，伴咽痛、肌肉酸痛、咳嗽、咳痰，痰为黄白脓痰；无头晕、头痛、胸闷、胸痛、腹痛、腹泻及恶心、呕吐等。至当地诊所就诊，予"甘草片"等药物（具体不详）治疗后，患者症状未见好转，仍有持续性发热。入院前 9 天至当地市人民医院就诊，先后 2 次血常规：白细胞（9.83～6.52）×10^9/L，中性粒细胞占比0.797～0.881，C 反应蛋白 115.51～203.5mg/L；胸部 CT 检查示两下肺及右上肺叶后段炎性改变，右肺上叶及左下肺部分实变，左侧胸腔少量积液。外院先后予以阿奇霉素、哌拉西林舒巴坦、奥司他韦、亚胺培南、替考拉宁抗感染治疗后，患者仍反复发热，最高体温 38.6℃，咳嗽、咳痰缓解不明显，仍有肌肉酸痛，遂于 2 天前转院就诊，于 4 月 22 日收治入院。追问病史，述起病前同学中有数人发热，但同学的具体病情及诊治不详。自发病以来，患者精神萎，胃纳稍差，高热时尿量偏少，大便正常，体重无下降。

（二）既往史

患者系高一年级学生，否认近期外出旅游史等。既往无特殊病史，否认手术史、药物过敏史。否认烟酒史，否认家族遗传性疾病史。

（三）体格检查

体温 37.3℃，脉率 102 次/分，呼吸频率 19 次/分，血压 134/81mmHg，指末血氧饱和度（SpO₂）98%。神清，精神稍萎，呼吸平稳，对答正常；皮肤、巩膜无黄染，无口唇疱疹及皮疹，全身浅表淋巴结无肿大；咽红充血，扁桃体未见肿大，颈软，气管居中；双肺听诊呼吸音粗，双下肺呼吸音稍低，左侧为甚，两肺未及啰音、哮鸣音；心率 102 次/分，律齐，未及病理性杂音。腹部平软，无压痛、反跳痛，肝、脾肋下未及，肝、肾区无叩击痛，肠鸣音 3~4 次/分；双下肢不肿。

（四）实验室及辅助检查

血常规：血红蛋白 139g/L，血小板计数 191×10⁹/L，白细胞 4.22×10⁹/L，中性粒细胞占比 0.65，淋巴细胞占比 0.277，单核细胞占比 0.071，C 反应蛋白 31.3mg/L。

血生化：血清总胆红素/结合胆红素 8.9/4.0μmol/L，谷丙转氨酶 50U/L，谷草转氨酶 104U/L，肌酐 53μmol/L，肌酸磷酸激酶 3 089U/L，肌酸激酶同工酶（CK-MB）26U/L。血电解质无特殊。

凝血功能：D-二聚体 14.55mg/L，余无特殊。

血氨：48.0μmol/L。

血乳酸、心肌损伤标志物无特殊。

降钙素原：1.0ng/mL。

肿瘤坏死因子（TNF）15.0pg/mL，白细胞介素（IL）-1β<5pg/mL，IL-2R 1 131U/mL，IL-64.5pg/mL，IL-8 10pg/mL，IL-10 6.6pg/mL。

自身抗体、人类免疫缺陷病毒（HIV）均无特殊。

胸部 CT 平扫两肺多发性炎症，双侧胸腔积液（左侧为著）伴左下肺膨胀不全，纵隔淋巴结稍大（图 7-27）。

（五）初步诊断

①CAP（非重症）。②左侧胸腔积液。

（六）诊治经过

患者 CAP 诊断明确，结合患者流行病学、治疗经过及临床表现进行综合评估，入院后予以头孢菌素类抗生素联合阿奇霉素抗感染，覆盖不典型病原体及社区获得性感染，同时予奥司他韦抗病毒，以及化痰、保肝等对症治疗。

入院后积极完善相关检查，实验室检查示患者肝酶、肌酶、血氨均稍高，HIV、梅毒非特异性抗体试验、肝炎标志物、自身抗体、细胞免疫学指标等均无特殊。行病原学检查：深部痰液 NGS 示人腺病毒 7 型，序列数为 49；后追加咽拭聚合酶链反应（PCR），亦示腺病毒感染；巨细胞 IgG、风疹病毒 IgG 弱阳性（IgM 均阴性），其余 G 试验，结核感染 T-spot 检查，军团菌抗体、支原体抗体等均阴性；痰培养及涂片、血培养均阴性。为进一步明确诊断，于 4 月 24 日行左侧胸腔穿刺置管，胸腔积液常规和生化检查示：总蛋白/白蛋白 34.94/

22.92g/L，葡萄糖5.3mmol/L，乳酸脱氢酶1 635U/L，比重1.026，红细胞120×10⁹/L，白细胞1.8×10⁹/L，中性粒细胞占比0.28，淋巴细胞占比0.72，腺苷脱氨酶64U/L，考虑渗出液可能性大，胸腔积液涂片、培养均阴性。

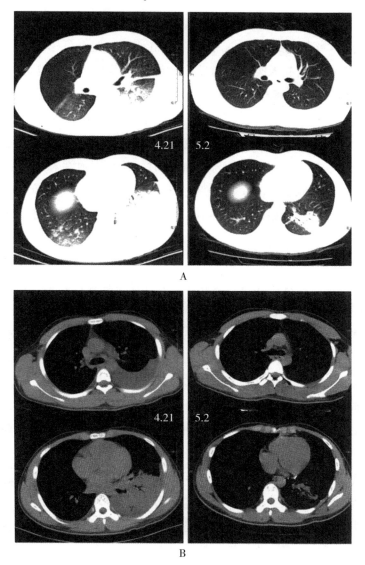

图7-27 患者治疗前后胸部CT改变

A. 肺窗；B. 纵隔窗

根据患者病原学检查结果，更换抗感染方案为利巴韦林（0.15g，每日3次）联合第3代头孢菌素类抗生素抗感染治疗。后随访胸部CT，肺部炎症病灶及胸腔积液好转。

患者入院后经抗感染对症治疗后体温渐平，未再次发热，咳嗽、咳痰明显好转，随访胸部CT较前明显吸收，予出院。

（七）最终诊断

①CAP（非重症）。②腺病毒肺炎。③左侧胸腔积液。

二、讨论

1. 腺病毒病原学特征　腺病毒主要引起呼吸道疾病，但也可感染消化道、泌尿道、眼部、心肌等而引起疾病。引起人类呼吸道感染的腺病毒经实验室鉴定可分为 B 组 55 型、7 型和 14 型。腺病毒属于腺病毒科，为无外壳的双链 DNA 病毒，不耐热，56℃、30 分钟可被灭活。

一般情况下，病毒感染时，能够激发体液免疫和细胞免疫反应，逐渐控制感染，最终清除病毒。感染早期（病初 1~3 天）出现病毒血症时，从患者血清和鼻、咽分泌物中可以检测到病毒核酸。腺病毒感染后可诱发较强的免疫反应，产生特异性抗体。一般发病后 1 周，患者体内的特异性 IgM 抗体开始产生，7~10 天 IgG 抗体开始产生，随后逐渐升高。机体对同型腺病毒再感染可产生有效免疫。

2. 流行病学　腺病毒感染患者和隐性感染者是最主要的传染源，其多通过飞沫传播，亦可通过密切接触传播。好发于儿童、青壮年，并易发生群体性感染，以冬、春季多见。免疫抑制人群可能存在较高的易感性。

本例患者系学生，其同学有数人出现发热，符合本病群体发病的流行病学表现。

3. 临床表现　腺病毒感染所致的急性上呼吸道感是腺病毒感染的主要表现形式。多数患者以急性发热起病，多见低热（体温≤37.5℃），高热者体温可达 41℃，同时伴咳嗽、咳痰，不同程度咽部不适、咽痛，有全身症状，包括乏力、恶心、食欲减退，少数有头痛、头晕，个别出现腹泻，大部分可见咽部充血、咽后壁淋巴滤泡增生，部分出现不同程度扁桃体肥大、表面可见点片状灰白色分泌物。

腺病毒感染所致的急性上呼吸道感染中，20%~40% 的患者可发展为腺病毒肺炎。多数腺病毒肺炎患者持续高热、咳嗽加重，咽部症状明显；同时可伴呼吸急促、胸闷，但肺部听诊基本无干、湿性啰音。少数发展为重症肺炎的患者，还可出现呼吸困难、心率增加等，危重患者可出现休克、呼吸衰竭、弥散性血管内凝血（DIC）等。

4. 辅助检查　实验室检查中发现多数患者白细胞数降低或正常，也有部分患者病初白细胞总数轻度升高，合并细菌感染时则明显升高。淋巴细胞比例及绝对值减少，减少的程度与病情有一定的相关性。多数患者单核细胞比例升高。肾功能一般正常。少数患者肝功能轻度异常，表现为肝酶升高，个别患者肌酸磷酸激酶、乳酸脱氢酶轻度升高。凝血功能大多正常，危重患者可出现 D-二聚体升高，随病情好转可恢复正常。多数患者 C 反应蛋白呈中等程度升高。

本例患者治疗过程中发现血氨升高，但肝功能、认知功能无特殊。血氨升高可能与感染有关，具体是否与腺病毒噬肌或影响血氨代谢相关，现阶段尚无文献支持。

急性期患者咽拭子标本应用巢式实时定量 PCR 法检测腺病毒特异性核酸，阳性结果意义较大。也可采用酶联免疫吸附试验（ELISA）、免疫荧光试验和抗体中和试验检测血清腺病毒特异性抗体。急性期血清腺病毒特异性 IgM 抗体呈阳性；急性期与恢复期双份血清腺病毒特异性 IgG 抗体呈 4 倍以上升高。该患者以 NGS 发现腺病毒，追加 PCR 法检测明确了腺病毒感染的诊断。

腺病毒肺炎主要影像学表现为肺实变和渗出影。CT 可见一侧或双侧肺呈结节状、斑片状、小片状或大片状的实变影，病变中心密度较高，呈单发或多发，边界清楚。部分患者在实变影周围出现斑片状、小片状、大片状或云絮状渗出影。个别患者可出现少量胸腔积液，多为单侧。需注意的是，大部分病毒性肺炎的影像学表现为双侧肺部受累，而腺病毒感染所致肺炎可为单侧肺部受累。

5. 诊断及治疗　腺病毒肺炎的诊断内容包括如下：①发病前 8 天内与腺病毒感染病例密切接触。②发热伴咽干或咽痛，干咳。③双侧或单侧颈部淋巴结大，呈绿豆或黄豆大小。④咽部充血，咽后壁淋巴滤泡增生，扁桃体表面覆有点、片状灰白色分泌物。⑤双肺听诊基本无干、湿性啰音，与影像学表现不一致。⑥外周血白细胞正常、升高或降低，分类淋巴细胞比例降低，单核细胞比例升高。⑦胸部影像学表现为结节状、斑片状、小片或大片状实变影，部分出现胸腔积液。

符合以上①、②、③、④、⑥者，诊断为腺病毒急性上呼吸道感染；全部符合者，诊断为腺病毒肺炎。其主要与普通上呼吸道感染、细菌性肺炎、肺炎支原体或衣原体肺炎、军团菌肺炎、其他病毒性肺炎、肺结核进行鉴别诊断。

目前，对于腺病毒感染尚无特效治疗方法。临床上以对症支持、提高机体免疫力和针对并发症的治疗为主。尚无循证医学证据的有效抗病毒药物，可考虑使用西多福韦、更昔洛韦或干扰素喷鼻，早期应用可能有缩短病程、减轻症状的作用，合并细菌感染者，根据病原可使用阿奇霉素或第 3 代头孢菌素类抗生素。重症患者可予以激素治疗，但需慎重，权衡利弊及可能存在的二重感染。

6. 总结　腺病毒感染在 20 世纪 80 年代即被报道。但至今为止，腺病毒仍是一种传染性较强的病毒。腺病毒多见于呼吸道感染，其病程多为自限性，部分患者病情可能出现严重进展。目前尚无循证医学证据的有效抗病毒药物，部分抗病毒药物可能有效。一旦怀疑腺病毒感染，应尽快采集鼻咽拭子或血液进行腺病毒 PCR 法检测，明确诊断后调整治疗，从而降低病情进展和重症的发生率。

三、专家点评

这是一个临床常见的 CAP 病例。患者为年轻男性，以发热、咳痰起病，起病时有明显炎症标志物 C 反应蛋白上升，胸部影像学特征为多发的大叶性肺炎表现。外院先后予多种广谱抗生素治疗无效。入本院时病程已有近 10 天，仍有高热。通过对病史的整理，可以发现该患者诊断相对明确，为 CAP（非重症）。

从下一步诊疗方向考虑，该患者治疗效果不佳，需考虑 2 个可能：①肺部病灶为非感染性病灶。②当前的抗感染治疗未覆盖致病病原体。根据病史判断，仍首先考虑为感染性病变所致发热，但目前抗感染治疗策略未覆盖致病病原体。CAP 抗感染治疗更多的是经验治疗。2015 年美国的流行病学调查显示需住院治疗的成人 CAP 患者有 60% 以上无法检出病原体。剩余 40% 患者中约有一半为病毒感染。《中国成人社区获得性肺炎诊断和治疗指南》（2016 年版）中也指出，我国 CAP 患者中病毒检测率为 15%~35%。从该患者的病史特点来看，年轻男性，既往体健，无免疫抑制病史，经广谱抗生素治疗无效，且存在肌肉酸痛等典型病毒感染症状，需考虑病毒感染导致的 CAP。腺病毒是临床较常见的导致 CAP 的致病病毒之一，在所有 CAP 患者中检出率为 1%~2%。目前仍没有特效治疗手段，需要靠机体自身免疫控制并清除病毒。

轻症 CAP 的治疗难点在于快速明确病原微生物，并予对症的抗感染治疗策略。早期的病原学检测依赖于细菌培养与病毒感染的抗体，但存在不少局限性，且临床检出率低。近年来发展迅速的 NGS 可以检测病原标本中的所有微生物序列，通过与标准数据库的比对，得到样本中所有微生物的数据，具有敏感性高、准确性高的特点。NGS 可早期识别致病病原体，减少不必要的抗生素使用，降低疾病负担，因此已广泛用于临床感染相关疾病的诊断。

对该患者需要考虑的另一个问题是，是否需要使用激素治疗。对于激素治疗肺炎的研究可追溯到 20 世纪 60 年代，至今仍未达成共识。研究证实，对炎症反应剧烈的 CAP 患者使用短程、小剂量激素的唯一获益在于缩短住院时间。本案例中，患者高热、C 反应蛋白明显升高，属于高炎症反应型，理应从激素使用中获益。但临床治疗中未使用激素，且患者症状迅速缓解，证明激素对轻症 CAP 的预后影响不大。因此，CAP 患者是否使用激素治疗，仍需要进行个体化评估。

（孙志民）

第三十一节　成人不典型病原体肺炎：支原体肺炎

一、病史摘要

（一）病例一

1. 现病史　患者女性，17 岁。因"咳嗽、咳痰 10 天，发热 1 周"来院。

患者 10 天前劳累后出现咽痛，伴咳嗽、咳痰，痰少，色白，不黏，易咳出，无畏寒、发热，无胸闷、胸痛，无气促，无腹痛、腹泻，无尿频、尿急、尿痛，无关节疼痛，未至医院就诊。自服头孢菌素类抗生素、感冒药、止咳糖浆（具体药名及剂量不详）治疗，服药后症状无明显好转。1周前出现发热、畏寒，体温38℃，无肌肉酸痛，仍有咽痛、咳嗽，咳黄白色痰，痰黏，易咳出，夜间咳嗽加重，可平卧，无胸闷、气促，遂至县医院就诊。查体可见咽充血，双侧扁桃体Ⅰ度肿大，心、肺无特殊。查血：白细胞8.2×109/L，中性粒细胞占比0.808，淋巴细胞占比0.117，血红蛋白137g/L，血小板204×10⁹/L，C反应蛋白27.5mg/L。当天给阿莫西林克拉维酸钾1.8g静脉滴注。次日起口服阿莫西林克拉维酸钾457mg，每日2次；奥司他韦75mg，每日1次；布洛芬混悬液（美林）退热等。患者因口服药物后出现呕吐，故奥司他韦仅服用2粒后未再服药。5天前因发热不退至市医院就诊。查体：扁桃体Ⅰ度肿大，心肺无特殊。查血：白细胞7.6×10⁹/L，中性粒细胞占比0.716，淋巴细胞占比0.197，血红蛋白148g/L，血小板233×10⁹/L，超敏C反应蛋白（hs-CRP）51.24mg/L。胸部CT平扫示：右肺上叶多发斑片影，余肺未见明显活动性、实质性病灶，所见气管、支气管通畅，纵隔内未见明显异常肿块影，无胸腔积液。考虑右肺上叶感染，静脉给予阿奇霉素0.5g，每日1次，并停服阿莫西林克拉维酸钾。4天前静脉给予头孢曲松4.0g，每日1次，用药3天后，患者咽痛缓解，仍有咳嗽、咳痰，夜间寒战，最高体温38.4℃，并解稀便3次，色黄，无黏液、脓血，无恶臭，无腹痛，无恶心、呕吐，故今日再次至市医院就诊。查血：白细胞8.2×10⁹/L，中性粒细胞占比0.783，淋巴细胞占比0.122，血红蛋白134g/L，血小板266×10⁹/L，超敏C反应蛋白112.34mg/L，动脉血气（未吸氧）：pH值7.457，氧分压74.1mmHg，二氧化碳分压32mmHg，碱剩余-0.3mmol/L。复查胸部CT示：两肺纹理增多，右肺上叶见片状高密度影，边界不清，内可见支气管影；所见各支气管管腔通畅，肺门及纵隔未见肿大淋巴结，胸膜无增厚，胸腔无积液。考虑右肺上叶炎症，静脉给予头孢曲松（2.0g，每日1次）联合阿奇霉素（0.5g，每日1次）治疗，并建议患者转院。

患者遂转诊，来院时生命体征：体温37℃，心率120次/分，血压112/72mmHg，血氧饱和度98%（未吸氧），查体无特殊。查血：白细胞7.88×10⁹/L，中性粒细胞占比0.784，淋巴细胞占比0.129，血红蛋白135g/L，血小板303×10⁹/L，C反应蛋白>90mg/L，肌酸激酶291U/L，肌酸激酶同工酶正常，肝肾功能、电解质、肌钙蛋白T、降钙素原正常，咽拭子甲型流感病毒、乙型流感病毒呈阴性。胸部CT检查示：右肺上叶见多发结节、斑片、片絮模糊影，局部肺组织实变，其内见空气支气管征；余肺未见异常密度灶，所见各支气管腔通畅，肺门及纵隔未见肿大淋巴结，胸膜无增厚，胸腔内无积液。考虑右肺上叶炎症伴肺不张，建议治疗后复查。

患者自起病以来，精神可，胃纳稍差，大便次数增多，粪质稀薄，尿量正常，体重无明显减轻。

2. 既往史　否认慢性病史，未婚未育。

3. 体格检查　体温 38.1℃，脉率 124 次/分，呼吸频率 20 次/分，血压 116/75mmHg。神志清，精神尚可，呼吸稍促，营养中等；全身皮肤无黄染，全身浅表淋巴结无肿大；巩膜无黄染、瞳孔等大、等圆、对光反射灵敏；双侧扁桃体Ⅰ度肿大，未见脓性分泌物；双肺呼吸音清，未闻及干、湿性啰音；心率 124 次/分，律齐；腹部平软，无压痛及反跳痛，肠鸣音 4 次/分；双下肢无水肿，神经系统检查（-）。

4. 初步诊断　CAP（非重症）。

5. 实验室及辅助检查　动脉血气（未吸氧）：pH 值 7.44，血二氧化碳分压 31.60mmHg，氧分压 86.10mmHg，碱剩余-2.13mmol/L，阴离子隙 14.10mmol/L。

血常规：白细胞 5.51×10⁹/L，中性粒细胞占比 0.717，淋巴细胞占比 0.192，血红蛋白 121g/L，血小板 347×10⁹/L（备注：红细胞存在冷凝集现象）（图 7-28）。

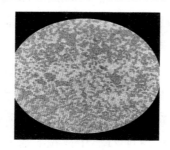

图 7-28　血常规见冷凝集现象

C 反应蛋白：42.9mg/L。

血生化：总胆红素 8.0μmol/L，直接胆红素 3.1μmol/L，白蛋白 38g/L，谷丙转氨酶 10U/L，乳酸脱氢酶 264U/L，肌酐 63μmol/L。

支原体抗体：肺炎支原体抗体 IgM≥1 : 320，IgG≥1 : 320。

细胞因子：TNF-α 23.6pg/mL，IL-1β<5.0pg/mL，IL-2R 599U/mL，IL-6 10.9pg/mL，IL-8 13pg/mL，IL-10 6.1pg/mL。

痰液 NGS：肺炎支原体，序列数 1 267（图 7-29）。

属			种			
属名	属相对丰度（%）	属严格序列数	种名	覆盖度（%）	种序列数	种严格序列数
支原体属	40.9	1 270	肺炎支原体	7.36	1 311	1 267

图 7-29　痰液 NGS 结果

降钙素原、自身抗体、巨细胞、人类免疫缺陷病毒（HIV）、梅毒抗体试验、G 试验、隐球菌凝集试验、痰涂片及培养、细胞免疫、超声心动图、腹部及泌尿系 B 超均未见异常。

胸部 CT：右肺上叶见多发结节、斑片、片絮模糊影，局部肺组织实变，其内见空气支气管征（图 7-30A），考虑右肺上叶炎症伴肺不张。

6. 诊治经过　入院后完善相关检查。结合患者临床表现、实验室检查、血支原体抗体和痰液 NGS 检测结果示支原体感染，予阿奇霉素联合头孢米诺抗感染，辅以化痰止咳治疗。复查血白细胞 4.64×10⁹/L，中性粒细胞占比 0.517，淋巴细胞占比 0.341，血红蛋白 131g/L，血小板 338×10⁹/L；C 反应蛋白 9.9mg/L。胸部 CT 示右肺上叶病灶较前片明显吸收，右肺少许炎症（图 7-30B）。

考虑诊断明确，治疗有效，予出院。

7. 最终诊断　CAP（肺炎支原体）。

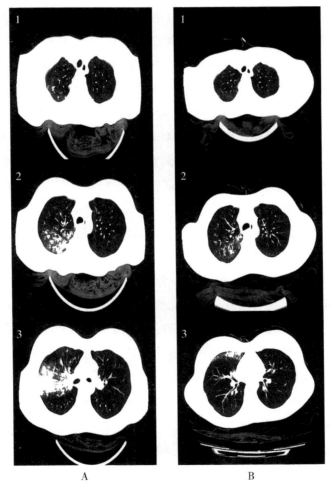

图 7-30　患者治疗前后胸部 CT 变化

A. 入院时；B. 出院时；1、2、3 展示不同层面

（二）病例二

1. 现病史　患者女性，29 岁，因反复发热 10 余天入院。

患者 10 余天前（2018-8-14）无明显诱因下出现发热，自测体温 37.6℃，伴干咳，有明显乏力及肌肉、关节疼痛，咽稍痛，无胸闷、胸痛，无恶心、呕吐，无腹痛、腹泻，无尿急、尿频、尿痛。初始未予重视，后体温进行性升高，最高体温39.5℃，于8月16日至外院就诊。查血常规示：白细胞$6.86×10^9$/L，中性粒细胞占比0.66，C反应蛋白35.64mg/L，外院考虑感染性发热，于8月16~18日予以第2代头孢菌素类抗生素抗感染，并于8月16日、17日两天予以甲泼尼龙40mg，每日1次治疗。后患者体温有所好转，复查血常规（2018-8-19）示：白细胞$4.4×10^9$/L，中性粒细胞占比0.497，C反应蛋白15mg/L，外院予以布洛芬混悬液（美林）及蒲地蓝消炎口服液。后外出至浙江、安徽旅游，旅游时再次发热，自觉体温最高超过38.0℃，伴干咳、乏力及全身酸痛，咽痛消失，自服美林后稍好转。后旅游返家，自觉咳嗽加重，咳少量黄白色浓痰，于2018年8月22日至外院就诊，外院当天查血示：白细胞$4.75×10^9$/L，中性粒细胞占比0.775，C反应蛋白130.6mg/L，收入病房，予以哌拉西林他唑巴坦、阿奇霉素抗感染，并予以甲泼尼龙40mg，每日1次（治疗时限不详）以及化痰对症治疗后，患者仍反复发热，体温波动在38.0~39.0℃。述近日出现腹泻，每日2~3次，呈黄色水样便；否认腹痛、腹胀。胸部CT检查（2018-8-25）示：右下肺大片渗出。遂转院。查血：白细胞$8.34×10^9$/L，中性粒细胞占比0.806，C反应蛋白74.2mg/L。急诊予以莫西沙星及第3代头孢菌素类抗生素抗感染。今日月经期中，病程中无胸闷、胸痛，无腹痛、腹胀，否认尿急、尿频、尿痛。起病以来，精神、胃纳、睡眠一般，小便如常，大便如上述。

2. 既往史 既往体健。否认特殊既往史，否认结核、肝炎等病史，否认头孢菌素、青霉素等药物过敏史，否认疫区驻留史。

3. 体格检查 体温36.5℃，脉率117次/分，呼吸频率18次/分，血压93/63mmHg。神清，呼吸平稳，应答流畅；全身皮肤、巩膜无黄染，浅表淋巴结无肿大；咽部稍红肿，所及口咽部无明显渗出，扁桃体无肿大；听诊两肺呼吸音清，右下肺呼吸音稍低，未及明显啰音及哮鸣音；心律齐，心脏各瓣膜区无杂音；腹软，肝、脾肋下未及，肝、肾区无叩击痛，肠鸣音4次/分；神经系统检查（-）。

4. 实验室及辅助检查

（1）留观前检查

外院血生化（2018-8-16）：白细胞$6.86×10^9$/L，中性粒细胞占比0.666，C反应蛋白35.64mg/L。

外院血生化（2018-8-19）：白细胞$4.4×10^9$/L，中性粒细胞占比0.497，C反应蛋白15mg/L，血清淀粉样蛋白>200mg/L。

外院（2018-8-22）：甲肝、乙肝、丙肝、戊肝指标均阴性。甲胎蛋白（AFP）、CA199、CA125、CA153、CA724均阴性，鳞癌相关抗原（SCC）5.4ng/mL（参考范围<1.5ng/mL），细胞角蛋白-19片段2.87ng/mL（参考范围<2.08ng/mL），铁蛋白369.4ng/mL。

三碘甲腺原氨酸 0.72nmol/L，游离三碘甲腺原氨酸 1.89pmol/L，甲状腺素 7.99nmol/L，游离甲状腺素 14.9pmol/L，促甲状腺激素（TSH）1.21μIU/mL。痰培养及涂片均阴性。咽拭甲型流感病毒阴性。

外院血生化（2018-8-22）：白细胞 $4.75×10^9$/L，中性粒细胞占比 0.775，C 反应蛋白 130.6mg/L。

外院腹部 B 超（2018-8-23）：肝、脾、胰、双肾、子宫未见明显异常。

外院胸部 CT（2018-8-25）：右下肺大片渗出（图 7-31）。

外院血生化（2018-8-25）：白细胞 $5.35×10^9$/L，中性粒细胞占比 0.856，结合胆红素 3.5μmol/L，总胆红素 8.1μmol/L，谷丙转氨酶 17U/L，谷草转氨酶 23U/L，肌酐 54.3μmol/L，C 反应蛋白 51.67mg/L，IgG4、补体 C3、补体 C4、IgA、IgM、IgG 均正常。

本院血生化（2018-8-26）：白细胞 $8.34×10^9$/L，中性粒细胞占比 0.806，C 反应蛋白 74.2mg/L。

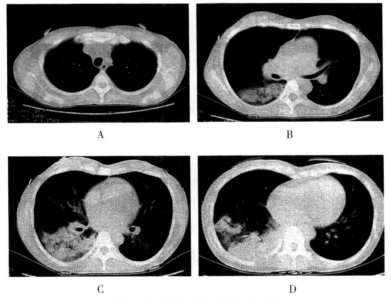

图 7-31　胸部 CT（2018-8-25）

（2）留观后检查

1）痰培养（-）。

2）G 实验、T-spot（-）。

3）支原体抗体检测（+）。

4）肺炎支原体抗体 IgM>1∶320，肺炎支原体抗体 IgG>1∶320。

5）本院胸部 CT（2018-8-26）（图 7-32）。

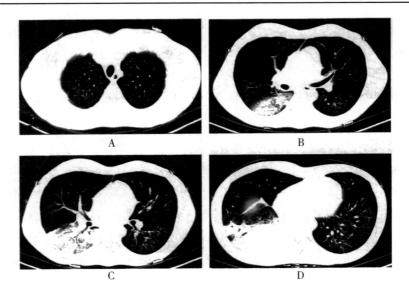

图 7-32　胸部 CT（2018-8-26）

5. 初步诊断　支原体肺炎。

6. 诊疗经过　患者入院后完善相关检查，根据患者既往病史及辅助检查，并结合血化验，肺炎支原体抗体 IgM>1：320，肺炎支原体抗体 IgG>1：320，初步诊断为支原体肺炎。予莫西沙星（0.4g，每日 1 次）+奥硝唑（1g，每日 1 次）抗感染化痰等对症治疗，同时完善支气管镜检查示未见明显异常。气管镜下取肺组织送病理活检示（右下肺背段）：肺组织肺泡间隔增宽，纤维组织增生，肺泡腔内见纤维素性渗出物，未见肿瘤性病变。支气管镜刷片及灌洗液送检脱落细胞学检查未见明确的肿瘤细胞。治疗过程中患者体温未见好转，仍有波动（最高体温 39.6℃），伴咳嗽、咳白黏痰，无胸闷、胸痛，无腹痛等，后（2018-9-1）改为莫西沙星（0.4g，每日 1 次）+美罗培南（1g，每 12 小时 1 次）抗感染，患者体温平复，波动在 36~37℃（图 7-33），咳嗽较前好转，咳少量白黏痰；复查炎症指标改善，肺炎支原体滴度下降（图 7-34）；听诊双肺呼吸音粗，右下肺呼吸音低，无明显啰音。同时进一步复查胸部 CT 平扫示炎症较前吸收（图 7-35），予以出院。

7. 最终诊断　CAP（肺炎支原体）。

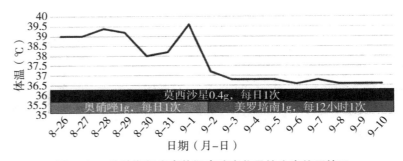

图 7-33　住院期间患者体温高峰变化及抗生素使用情况

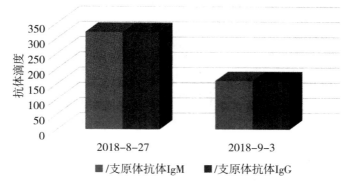

图7-34 住院期间患者肺炎支原体抗体滴度变化

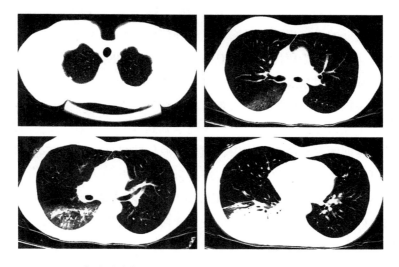

图7-35 出院前胸部CT平扫（2018-9-2）示肺部炎症较前吸收

二、讨论

1. 发病机制 肺炎支原体属于柔膜体纲中的支原体目、支原体科、支原体属，无细胞壁结构，可据此与其他致病菌相鉴别。其感染机制包括细菌的直接作用、免疫介导的间接作用，以及细胞因子、趋化因子或免疫调节相关血管炎或血栓形成所介导的作用。致病支原体具有特殊的尖端细胞器，通过穿膜蛋白（如P1、P30）介导与宿主细胞的相互作用，穿膜蛋白可促进病原体沿呼吸道上皮的黏附和滑行运动。Toll样受体2对支原体的结合和炎症介质（包括细胞因子）的激活也很重要。肺炎支原体的黏附蛋白对呼吸道上皮具有特有的亲和力。一旦附着，肺炎支原体会产生过氧化氢和超氧化物，从而损伤上皮细胞及其相关的纤毛。肺炎支原体感染临床表现受宿主的免疫能力和免疫反应的影响，提示免疫介导该感染的部分致病特征，尤其是肺外表现（如溶血、脑炎）。

2. 流行病学 肺炎支原体感染最常发生于夏季和初秋，但全年均可能发生。人群监测研究发现，18 岁以下儿童的肺炎支原体肺炎住院率为每年 1.4 次/10 000 例儿童，各年龄组相近。肺炎支原体是 CAP 的常见病因。肺炎支原体致病在 CAP 中的占比随着年龄增长而增加。肺炎支原体感染年幼患儿的部分临床表现可能与同时发生的病毒感染有关。

3. 支原体肺炎特征　支原体肺炎潜伏期为 1~3 周。发病形式多样，多数患者仅以低热、疲乏为主，部分患者可出现突发高热并伴有明显的头痛、肌痛及恶心等全身中毒症状。呼吸道症状以干咳最为突出，常持续 4 周以上，多伴有明显的咽痛，偶有胸痛，痰中带血。呼吸道以外的症状中，以耳痛、麻疹样或猩红热样皮疹较为多见。阳性体征以显著的咽部充血和耳鼓膜充血较为多见，少数患者可有颈部淋巴结大。肺部常无阳性体征，少数患者可闻及干、湿性啰音。该患者起病时有咽痛、咳嗽、咳痰、发热，当地医院抗感染治疗无效。因病原体未明确，故其治疗效果不佳，需考虑不典型病原体感染。肺炎支原体肺炎影像学病变多为边缘模糊、密度较低的云雾样片状浸润影，从肺门向外周肺野放射，肺实质受累时也可呈大片实变影。部分病例表现为段性分布或双肺弥漫性分布的网状及结节状间质浸润影。胸腔积液少见，累及上肺或同时累及双肺者更多，且吸收较慢，即使经过有效治疗，也需要 2~3 周才能被吸收。血清特异性抗体检测仍然是目前诊断肺炎支原体肺炎的主要手段。其中特异性 IgM 在感染后第 1 周即可出现，在感染后 3 周达到高峰，对早期诊断更有价值，与该患者符合。急性期及恢复期的双份血清标本中，肺炎支原体特异性抗体滴度呈 4 倍或 4 倍以上增高或减低时，均可确诊为肺炎支原体感染，这是目前国际上公认的标准。血清冷凝集试验曾是诊断肺炎支原体感染的重要方法，但其阳性率仅为 50% 左右，而且呼吸道合胞病毒、腺病毒、巨细胞病毒以及肺炎克雷伯菌感染也可诱导血清冷凝集素的产生。因此，血清冷凝集试验结果只能作为诊断肺炎支原体感染的参考。

4. 治疗　选用具有抗肺炎支原体活性的药物，如大环内酯类、四环素类或氟喹诺酮类抗生素。肺炎支原体对抑制细胞壁合成的抗生素（如 β-内酰胺类抗生素）耐药。通常使用大环内酯类或四环素类抗生素作为初始治疗。氟喹诺酮类抗生素仅用于无法选择其他安全有效药物的患儿。本例患者在治疗之初抗菌药物为头孢菌素类抗生素，未覆盖不典型病原体，所以患者病情加重。选用阿奇霉素后，患者症状、实验室检查、影像学检查均提示抗感染有效。

5. 总结　CAP 为急诊常见疾病之一，经验性治疗往往可以取得好的效果。但当经验性抗感染无效时，应详细询问病史，如有干咳、高热、头痛、咽痛、肌肉酸痛等临床表现，实验室检查提示白细胞升高不明显时，需考虑支原体感染。治疗方面应选用具有抗肺炎支原体活性的药物，如大环内酯类、四环素类或氟喹诺酮类抗生素，并在使用之后关注患者症状、血常规、影像学等变化。

三、专家点评

肺炎支原体是成人和儿童上呼吸道感染、急性支气管炎和 CAP 最常见的病因之一。其主要通过呼吸道飞沫人传人，可引起散发性感染，也可造成持续性暴发。临床表现为急性上呼吸道和急性支气管炎，一般为轻度、自限性。没有临床或影像学特征能够明确区分肺炎支原体肺炎与其他病原体引起的肺炎，不过缓慢起病，伴随鼻炎、咽炎、耳痛等症状以及存在非呼吸道表现（如溶血）可提示肺炎支原体感染。因其难以培养，且临床特征缺乏特异性，病原体诊断相对困难。

血清特异性抗体检测仍然是目前诊断肺炎支原体肺炎的主要手段，其中特异性 IgM 对早期诊断更有价值。血清冷凝集试验可作为诊断肺炎支原体感染的参考。近年来痰液 NGS 检测的广泛开展使得支原体肺炎的诊断率也有所提高，为早期进行靶向性抗感染治疗提供了帮助。

本案 2 例患者均为年轻女性，既往体健，本次发热入院，胸部 CT 表现为双肺非特异性斑片影，通过血清学支原体 IgM、IgG 及 mNGS 诊断明确。本案病例二初期用莫西沙星治疗 1 周左右体温下降不明显，后加用美罗培南，临床症状明显好转，推测支原体与细菌混合感染可能，但缺乏明确的细菌学依据，患者行纤维支气管检查时，若能同时进行灌洗液培养、革兰染色或者 NGS 检查，可提供更多的依据。虽然治疗以抗生素为主，但一些非呼吸道表现可能由免疫介导，用糖皮质激素或静脉用免疫球蛋白作为辅助治疗或许有益。

（姜腾轩）

第三十二节　潜伏在社区获得性肺炎中的隐球菌肺炎

一、病史摘要

（一）现病史

患者女性，25 岁，因"咳嗽伴发热 4 天"来院。

患者来院 4 天前无明显诱因下出现咳嗽，痰少，伴发热，最高体温 38℃，无畏寒、寒战，稍感胸闷、气促，咳嗽时明显，无胸痛、心悸，无恶心、呕吐，无头痛、头晕。遂于急诊就诊。查血常规：白细胞 7.19×10^9/L，中性粒细胞占比 0.701，余正常；肝肾功能、电解质、心肌酶、凝血功能均正常。胸部 CT 检查示右上肺炎症。超声心动图未见异常。急诊给予莫西沙星、奥司他韦抗感染及化痰等对症治疗。患者目前仍干咳，间有发热，稍感胸闷、气促，收治入院。

（二）既往史

既往体健，否认慢性疾病及传染病史、青霉素过敏史。否认疫水、疫区接触史，否认近期外出旅游，否认禽类接触史，家中豢养宠物 1 只，近期有旧屋翻新史。

（三）体格检查

体温 37.8℃，脉率 90 次/分，血压 125/65mmHg，指末血氧饱和度（SpO_2）98%（不吸

氧）。神清，气平，颈软，全身皮肤、巩膜无黄染、无皮疹。两肺呼吸音清，未闻及明显干、湿性啰音。心率 90 次/分，律齐，无杂音。腹软，右侧腹部轻度压痛，无反跳痛，肠鸣音正常。双下肢不肿，四肢肌力、肌张力正常，病理征均为阴性。

（四）实验室及辅助检查

血常规：白细胞 $7.19×10^9/L$，中性粒细胞占比 0.701，余正常。

血生化：肝肾功能、电解质、心肌酶、凝血功能均正常。

血气分析（未吸氧）：pH 值 7.40，氧分压 74.2mmHg，二氧化碳分压 39.7mmHg。

胸部 CT 平扫：右上肺炎症（图 7-36）。

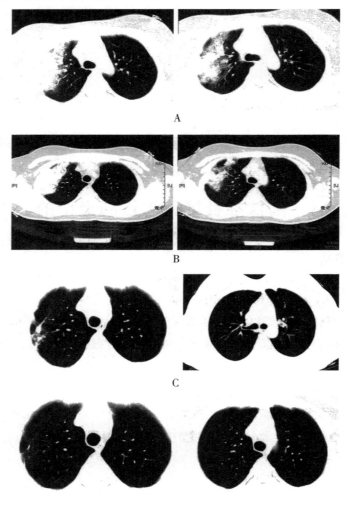

图 7-36　诊疗中肺部 CT 变化

A. 治疗前；B. 抗真菌治疗第 9 天；C. 抗真菌治疗 4 个月；

D. 抗真菌治疗 20 个月

超声心动图：正常。

心电图：窦性心动过速。

（五）诊治经过

患者入院后完善病原学检查，T-spot、呼吸道"九联"病原体检测、肺炎支原体抗体均阴性。因患者入院后无痰，未能送检痰培养。血清隐球菌荚膜抗原乳胶凝集试验 1 ∶ 320，提示隐球菌感染可能。患者胸部 CT 检查示病灶位于右上肺外侧带，予以安排行 CT 引导下经皮右上肺病灶穿刺活检，取得病理组织送检病理及微生物培养。活检病理报告示肉芽肿性病变，考虑真菌感染。病理特殊染色示过碘酸希夫染色（+）、六胺银染色（+）、抗酸染色（-），考虑隐球菌感染。穿刺组织微生物培养示隐球菌（+）；药敏试验示 5-氟胞嘧啶、两性霉素、氟康唑、伊曲康唑、伏立康唑均敏感。患者无头痛、头晕、意识改变等中枢神经系统侵犯表现，建议完善腰椎穿刺行脑脊液检查，但患者拒绝，未能完善。予氟康唑（400mg，每日 1 次），静脉滴注抗真菌治疗 9 日后，复查胸部 CT 示炎症较前稍有吸收，准予出院，序贯口服氟康唑胶囊治疗，门诊随访。

（六）临床结局及随访

门诊随访，予以口服氟康唑治疗 12 个月，复查隐球菌乳胶凝集滴度 1 ∶ 20；换用伏立康唑 200mg，每日 2 次口服抗真菌治疗，每 2 个月随访隐球菌抗原乳胶凝集滴度及胸部 CT。伏立康唑口服 8 个月后复查隐球菌乳胶凝集滴度 1 ∶ 5，胸部 CT 检查示病灶明显吸收（图 7-37），予以停药。

（七）最终诊断

隐球菌肺炎。

二、讨论

隐球菌属在自然界中广泛分布，一般染料不易着色难以发现，故称隐球菌。其中仅新型隐球菌和格特隐球菌是人类病原菌。新型隐球菌更为常见，它是一种荚膜包绕的酵母菌，常存在于鸟粪、鼠粪、土壤、空气以及水果、蔬菜中，以鸽粪中最为多见，鸽子是重要的传染源。多数由呼吸道进入人体内，部分经胃肠道感染；初感染灶多为肺部。肺部感染一般预后良好，当机体免疫力低下时可全身播散，侵犯中枢神经系统、骨骼、皮肤、黏膜和其他脏器，预后不佳，甚至导致患者死亡。

1. 肺隐球菌病的临床表现　临床表现缺乏特异性，可以无症状，可以表现为咳嗽、咳痰、发热、盗汗、胸痛、咯血等呼吸道症状，严重者可出现急性呼吸窘迫综合征，偶见皮疹及胃肠道不适，其严重程度通常取决于机体的免疫状态。在免疫功能正常的人中，大多呈亚临床的原发感染，常无临床症状，多为体检中发现；而在免疫功能受损的人中，无论是宿主的初次感染，还是潜伏性感染激活或新菌株的再次感染，其临床症状通常更多、病情更重，也有更大概率发生肺外播散。

2. 隐球菌肺病的 CT 影像学表现 病灶多位于肺部外周带，部分可紧贴胸膜分布，在形态上大致分为 4 种类型：结节肿块型（此型最为常见，多出现于免疫力正常的患者）、实变和磨玻璃影型、弥漫混合型以及弥漫粟粒型（此型较为罕见，常被误诊为结核）。

肺隐球菌病的影像学表现主要取决于宿主的免疫状态。对于免疫力正常的患者，巨噬细胞在体内吞噬隐球菌病原，并与纤维细胞、淋巴细胞及组织细胞一起形成炎性肉芽肿，在 CT 上呈现单发或多发的结节。部分内部可出现由血管炎引起的凝固性坏死而形成的空洞。纤维组织牵拉时结节亦可呈现分叶、边缘毛刺状，此时易与肿瘤相混淆。对于免疫力低下的患者，机体对病原体识别处理的能力下降，不易形成肉芽肿，病理上多表现为渗出、坏死性病变，且病原体易播散，出现多发病灶。

3. 隐球菌肺病的诊断方法

（1）隐球菌荚膜多糖 GXM 抗原检测：包括侧流免疫层析（LFIA）和乳胶凝集试验（LAT），常规检测的标本包括血清和脑脊液。具有较高的敏感性和特异性，且快速简便，但其阳性结果持续时间较长，因此不能用于判断疗程或作为完成抗真菌治疗的指标。

（2）新型隐球菌培养及药敏试验：送检标本可为痰、支气管肺泡灌洗液、血、胸腔积液、脑脊液及肺活检组织。体外药物敏感性试验应包括两性霉素 B、5-氟尿嘧啶、氟康唑、伊曲康唑和伏立康唑。肺隐球菌病病灶多在外周，常规支气管镜毛刷及支气管肺泡灌洗液培养阳性率低。肺活检组织标本常常较小，优先满足病理检查的需要；肺活检组织可经过研磨后培养或将穿刺针置于血培养瓶中培养以提高培养阳性率。培养过程一般需要 4~7 天。

（3）组织病理学检查：是确诊肺隐球菌病的"金标准"。可选择 CT 或 B 超引导下经皮肺穿刺活检、经支气管镜肺活检及胸腔镜辅助肺活检等方法获取组织标本。活检病理标本行特殊染色以提高隐球菌的检出率，墨汁染色、六胺银染色、PAS 阳性证实有荚膜的隐球菌存在。

4. 腰椎穿刺行脑脊液检测 如果证实或怀疑隐球菌感染，无论感染部位如何（禁忌患者除外），都应腰椎穿刺行脑脊液检测，明确有无中枢神经系统侵犯，尤其是对存在意识状态改变或脑膜刺激症状而怀疑存在脑膜脑炎的患者。对细胞免疫功能受损即使未观察到疑似脑膜脑炎的症状也建议完善脑脊液检测。

5. 肺隐球菌病的抗真菌治疗

（1）无免疫抑制肺隐球菌病患者

1）无症状患者：密切观察，氟康唑 200~400mg/d，疗程 6 个月。

2）轻至中度症状、无播散患者：氟康唑 400mg/d，疗程 6~12 个月。

3）重度症状患者：①诱导治疗，两性霉素 B（每日 0.5~1mg/kg）联合氟胞嘧啶（每日 100mg/kg），疗程≥4 周。②巩固治疗，氟康唑 400mg/d，疗程 8 周。③维持治疗，氟康唑 200mg/d，疗程 6~12 个月。

（2）免疫抑制肺隐球菌病患者

1）无症状、轻至中度症状、无播散患者：氟康唑 400mg/d，疗程 6~12 个月。

2）重度症状患者

A. HIV 患者：①诱导治疗，两性霉素 B（每日 0.5~1mg/kg）联合氟胞嘧啶（每日 100mg/kg），疗程≥2 周。②巩固治疗，氟康唑 400mg/d，疗程≥8 周。③维持治疗，氟康唑 200mg/d，治疗≥12 个月或直至宿主免疫功能的恢复。

B. 器官移植患者：①诱导治疗，两性霉素 B 脂质体（每日 3~4mg/kg）联合氟胞嘧啶（每日 100mg/kg），疗程≥2 周。②巩固治疗，氟康唑 400mg/d，疗程≥8 周。③维持治疗，氟康唑 200~400mg/d，疗程 6~12 个月。

3）其他患者：①诱导治疗，两性霉素 B（每日 0.5~1mg/kg）联合氟胞嘧啶（每日 100mg/kg），疗程≥4 周。②巩固治疗，氟康唑 400mg/d，疗程 8 周。③维持治疗，氟康唑 200mg/d，疗程 6~12 个月。

不能耐受氟康唑者，可选用伊曲康唑、伏立康唑或泊沙康唑。

对药物治疗后症状、体征无缓解，影像学检查示肺部病灶持续存在的患者，可考虑行外科手术治疗。对局限性肺隐球菌病优选胸腔镜或胸腔镜辅助小切口手术，术后抗真菌治疗 2 个月，避免真菌播散。

6. 总结　肺隐球菌病是一种常见的机会感染性疾病，临床表现缺乏特异性，从无症状，到急性呼吸窘迫综合征均有，胸部 CT 影像学检查示炎性肉芽肿、磨玻璃影、实变到弥散粟粒样等不同表现，临床表现严重程度及影像学表现差异通常取决于机体的免疫状态。血清隐球菌荚膜多糖抗原检测、新型隐球菌培养和药敏试验，以及组织病理学检查是临床诊断的重要依据。证实或怀疑隐球菌感染，无论感染部位如何，除禁忌患者外，都应进行腰椎穿刺，行脑脊液隐球菌检测，明确有无中枢神经系统侵犯。隐球菌抗真菌感染疗程相对较长，具体用药、剂量、疗程视患者基础健康状态及病情严重程度不同而异。治疗过程中需关注隐球菌抗原滴度变化、培养结果、症状与体征及病灶变化，同时监测血象、肝肾功能等，密切关注用药不良反应。

三、专家点评

本例隐球菌肺炎患者通过隐球菌荚膜抗原阳性结果给予临床提示，通过 CT 导引下穿刺行组织病理学诊断明确，初始治疗合适，随访预后良好，提供了一个较为完整的教学案例。

2010 年，美国感染病学会（IDSA）对隐球菌感染治疗指南作了更新，针对不同宿主（免疫抑制和非免疫抑制）、不同感染部位（中枢神经系统和中枢外感染）、不同严重程度（如轻中度或重症肺炎）分别作了详细的治疗推荐。由于中枢神经系统对于隐球菌感染具有高度易感性，因此在临床上，一旦考虑隐球菌肺炎，无论宿主的免疫状态如何、无论肺炎严重程度如何，都建议行腰穿检查排除中枢神经系统感染。一旦确诊隐球菌脑膜炎，需经历诱导治疗（多烯类+氟胞嘧啶）、巩固治疗和维持治疗3个阶段，指南建议重症隐球菌肺炎或急性呼吸窘迫综合征（ARDS）类同于隐球菌脑膜炎的治疗方案进行。

本病例遗憾之处在于：①未获得患者或家属知情同意行腰穿检查，所幸初始按非重症肺炎方案进行（氟康唑0.4g/d）治疗后预后良好。②指南推荐隐球菌肺炎非重症患者疗程为6~12个月，该病例在经氟康唑治疗后影像学有所吸收的情况下，更换为伏立康唑，疗程延长至20个月，病史中未加以说明。需要指出的是，血清学隐球菌荚膜抗原滴度通常下降迟缓，阳性并非继续治疗的指征。

（姜腾轩）

第三十三节　非人类免疫缺陷病毒相关耶氏肺孢子菌肺炎

一、病史摘要

（一）现病史

患者男性，60岁，因"发热伴咳嗽、咳痰5天"于2020年11月18日就诊入院。

患者入院5天前无明显诱因出现发热，体温未测，伴咳嗽、痰少，有明显胸闷、气促，自行服用"泰诺"等药物治疗，发热有所好转，但是气促无缓解。半天前，患者上述症状加重，遂至社区医院就诊，测体温38.1℃，为进一步诊治转院。

来院时患者气促明显，测外周血氧饱和度低，即入抢救室，心电监护示血氧饱和度85%左右，予以面罩吸氧5L/min。急查血常规：白细胞25.07×10^9/L，中性粒细胞占比0.885，C反应蛋白A 91.56mg/L，血清淀粉样蛋白A 110.24mg/L。胸部CT检查示：两肺弥漫渗出性改变及结节影，部分呈间质性改变（图7-37A），前纵隔团块影，纵隔内多发肿大淋巴结，主动脉及部分冠状动脉钙化；心包少量积液。为进一步诊治以"重症肺炎"收入监护病房。

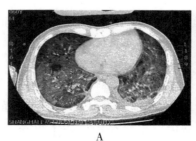 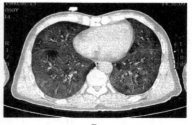

A　　　　　　　　　　B

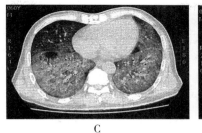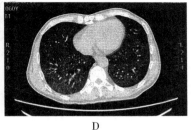

C　　　　　　　　　　　D

图 7-37　患者胸部 CT 动态变化

A. 入院当天；B. 入院 5 天；C. 入院 14 天；D. 入院 28 天

（二）既往史

患者平素体健，否认冠心病、高血压、糖尿病、血液病、风湿免疫系统疾病、恶性肿瘤等病史，否认长期应用激素及免疫抑制类药物史，否认肝炎、结核、艾滋病等传染性疾病史，否认手术史，否认输血史，否认食物及药物过敏史。

（三）体格检查

体温 37.4℃，血压 122/67mmHg，心率 106 次/分，呼吸频率 28 次/分，血氧饱和度 90%（面罩吸氧，5L/min）。神志清，气促，言语清；浅表淋巴结未及肿大，口唇无发绀；两肺呼吸音粗，未及明显干、湿性啰音；各瓣膜听诊区未闻及病理性杂音；腹部查体无特殊。

（四）实验室及辅助检查

血常规：白细胞 $25.07×10^9/L$，中性粒细胞占比 0.885，C 反应蛋白 91.56mg/L，血清淀粉样蛋白 A 110.24mg/L。

降钙素原：0.410ng/mL。

血生化：钾 3.4mmol/L，钠 128mmol/L，氯 89.0mmol/L，葡萄糖 7.7mmol/L，肌酐 68μmol/L，白蛋白 30g/L，总胆红素 15.9μmol/L，谷丙转氨酶 37U/L，谷草转氨酶 57U/L，淀粉酶 79U/L。

呼吸道病原学：甲型流感病毒（-），乙型流感病毒（-），呼吸道合胞病毒抗原（-），肺炎支原体抗原（-），腺病毒抗原（-），新型冠状病毒核酸（-）。

血气分析：pH 值 7.388，二氧化碳分压 41.3mmHg，氧分压 56.5mmHg，碳酸氢根 24.20mmol/L，碱剩余 -0.10mmol/L，细胞外液碱剩余 -0.20mmol/L，氧饱和度 86.50%，标准碳酸氢根 24.10mmol/L。

胸部 CT：①两肺弥漫渗出性改变及结节影，部分呈间质性改变（图 7-37A）。②前纵隔团块影，纵隔内多发肿大淋巴结。③主动脉及部分冠状动脉钙化。

— 269 —

（五）初步诊断

①重症肺炎，Ⅰ型呼吸衰竭。②电解质紊乱，低钠低氯血症。

（六）诊治经过

患者入院后予高流量吸氧（34℃，50 L/min，氧浓度60%），美罗培南（倍能）（1.0g，每8小时1次）联合莫西沙星（0.4g，每日1次）抗感染，同时化痰平喘，激素联合免疫球蛋白抗炎，补充白蛋白、营养等对症支持治疗。

并进一步完善相关检查如下：

乙肝病毒、丙肝病毒、梅毒、HIV等筛查均为阴性。

流式细胞计数T/B细胞百分比：CD3 55.5%、$CD4^+$ 21.1%、$CD8^+$ 31.8%、CD4/CD8比值0.66、$CD19^+$ 4.8%。

细胞因子：IL-10 11.91pg/mL，IL-6 6.35pg/mL，IL-8 61.49pg/mL。

单纯疱疹病毒Ⅰ型IgG抗体6.530 COI，巨细胞病毒抗体IgG 49.160IU/mL。

G试验454.80pg/mL，风疹病毒抗体IgG 12.200IU/mL，内毒素<5.00pg/mL。

综上所述，首先考虑患者病毒感染可能。第3天加用更昔洛韦250mg，每12小时1次抗病毒治疗。治疗第5天，复查胸部CT示：①两肺弥漫渗出性改变及结节影，部分呈间质性改变（图7-37B），两侧少量胸腔积液，较前（2020-11-18）进展。②前纵隔团块影，纵隔内多发肿大淋巴结。③主动脉及部分冠状动脉钙化，心包少量积液。

予抗细菌与病毒感染治疗。患者肺炎进展，遂于第5天加用卡泊芬净50mg，每日1次抗真菌治疗。治疗第2~9天期间，持续予以高流量鼻导管吸氧（34℃，50L/min，氧浓度60%）。随访血气分析，血氧分压维持在60~80mmHg，动脉血氧饱和度维持在95%~97%，未见二氧化碳潴留，无明显酸碱平衡紊乱。随访感染指标亦未见好转。

入院后第10天行纤维支气管镜检查与肺泡灌洗，同时将肺泡灌洗液送宏基因组二代测序（mNGS）检查，结果回报（图7-38）副流感嗜血杆菌、屎肠球菌、耶氏肺孢子菌、人类疱疹病毒5型（巨细胞病毒）。遂将抗生素治疗方案调整为复方磺胺甲噁唑片（1.92g，每日3次）、卡泊芬净（50mg，每日1次）、利奈唑胺（300mg，每12小时1次）、哌拉西林钠他唑巴坦钠（5g，每8小时1次）、更昔洛韦（250mg，每12小时1次）联合抗感染治疗。抗生素方案调整治疗后4天，患者血气中氧分压上升至90mmHg，氧疗由高流量鼻导管改为鼻导管吸氧，血常规中白细胞明显下降，感染指标明显好转，予以复查胸部CT示两侧胸腔积液基本吸收，但两肺弥漫渗出性改变较前相仿（图7-37C），提示抗感染治疗有效。

入院后第15天，患者一般情况明显好转，氧合逐渐改善（图7-39），转入普通病房继续予抗耶氏肺孢子菌肺炎（PJP）治疗；2周后复查胸部增强CT示：两肺弥漫渗出性改变及结节影较前明显吸收（图7-37D）。复查感染指标均正常，淋巴细胞明显回升（图7-40）。

入院后 29 天患者康复出院。

（七）最终诊断

①重症肺炎（PJP、屎肠球菌感染）。②Ⅰ型呼吸衰竭。

1、细菌列表

类型	属				种				
	中文名	拉丁名	序列数	相对丰度	中文名	拉丁名	序列数	覆盖度	置信度
G⁻	嗜血菌属	*Haemophilus*	71	27.20%	副流感嗜血菌	*Haemophilus parainfluenzae*	65	0.22%	99.0
G⁺	肠球菌属	*Enterococcus*	23	27.20%	屎肠球菌	*Enterococcus faecium*	21	0.05%	95.0

类型：G⁺：革兰阳性菌；G⁻：革兰阴性菌

2、真菌列表

属				种				
中文名	拉丁名	序列数	相对丰度	中文名	拉丁名	序列数	覆盖度	置信度
肺孢子菌属	*Pneumocystis*	37 494	99.91%	耶氏肺孢子菌	*Pneumocystis jirovecii*	37 491	27.06%	99.0

3、病毒列表

中文名	拉丁名	相对丰度	序列数	覆盖度	置信度
人类疱疹病毒5型（巨细胞病毒）	Human herpesvirus 5	87.84%	130	3.82%	99.0

图 7-38　患者肺泡灌洗液 mNGS 检查

示副流感嗜血杆菌、屎肠球菌、耶氏肺孢子菌、人类疱疹病毒 5 型（巨细胞病毒）

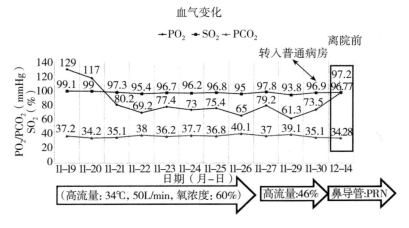

图 7-39 患者治疗过程中血气变化及辅助呼吸设备参数变化

PO$_2$：氧分压；SO$_2$：氧饱和度；PCO$_2$：二氧化碳分压

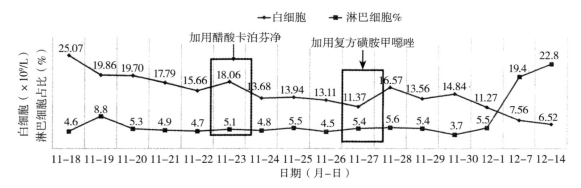

图 7-40 患者治疗过程中血白细胞及淋巴细胞动态变化

二、讨论

1. 什么是 PJP 耶氏肺孢子菌（PJ）和巨细胞病毒（CMV）是免疫抑制状态下最常见的两种机会性感染病原体。肺孢子菌肺炎（PJP）即为耶氏肺孢子菌入侵肺部引起的机会性疾病，是艾滋病患者最为常见和严重的机会性感染之一。目前，由于激素、免疫抑制剂及化疗药物等的使用，PJP 已经成为非 HIV 相关的免疫功能缺陷患者需要关注的焦点。非艾滋病耶氏肺孢子菌肺炎（非 HIV-PJP）以发热和呼吸困难为首发症状。肺部体征少，体征与症状的严重程度不成正比。PJP 对免疫功能受损患者的发病率和病死率的影响相当大，可迅速发展为重症肺炎，伴严重的氧合障碍、弥漫性和进展性肺泡损伤、不可逆的呼吸衰竭，病死率高。耶氏肺孢子菌一般不导致系统性感染，仅在肺部繁殖，引发严重损害肺换气功能的间质性肺炎。大约 50% 的 PJP 患者有急性肺损伤，与其他细菌性肺炎相比，PJP 患者更易发生肺功能持续减退。巨细胞病毒（CMV）感染亦是免疫抑制患者最常见的感染之一，可以引起眼、肺、肝、胃肠道等多个器官损害，甚至导致患者死亡。有研究认为，免疫抑制患者发生 PJP 感染时，常常合并 CMV 再激活或感染。有研究表明，非 HIV-PJP 患者合并 CMV 血症者 28 天死亡风险明显增高。

耶氏肺孢子菌通过主要表面糖蛋白（MSG）的抗原转换，逃避宿主免疫系统清除，而宿主利用 dectin-1 识别 1，3-β-D-葡聚糖（1，3-β-D-glucan，BG）、甘露糖受体识别 MSG，启动天然免疫反应，继而 CD4$^+$T 细胞聚集活化，调控细胞免疫和体液免疫。分泌干扰素 γ 的细胞毒型 CD8$^+$T 细胞有助于控制耶氏肺孢子菌感染，特异性抗体有助于调理加强吞噬细胞清除耶氏肺孢子菌，聚集的中性粒细胞和非细胞毒性 T 细胞（TCL）与肺损伤有关。基于 PJP 的免疫调控，有研究表明，当 CD4$^+$ 细胞<200×10^6/L，常可发生 PJP；而一旦 CD4$^+$ 细胞<50×10^6/L，可能会引起 CMV 感染。PJP 为免疫抑制患者最严重的机会性感染之一，主要发生在 T 细胞免疫功能异常，特别是外周血 CD4$^+$ 细胞计数<200×10^6/L 的患者中。近年来，非艾滋病免疫抑制患者肺孢子菌感染呈显著增加趋势。这些患者临床症状及影像学表现常不典型，但病情进展迅速，病死率高。需对高危人群提高警惕，充分利用新的检测技术，早期诊断、及时治疗以改善疾病的预后，降低病死率。

2. 何种原因导致 PJP　本例患者基础免疫功能失衡是非 HIV-PJP 患病的基础，首先本例患者胸部 CT 检查示前纵隔占位，纵隔内多发肿大淋巴结，非侵袭性胸腺瘤可能性大，淋巴瘤待排，且血液中肿瘤相关指标升高，恶性肿瘤不能排除，考虑恶性肿瘤导致患者基础免疫水平低下可能；其次在天然免疫反应产生的趋化因子和炎症细胞因子帮助下，CD4$^+$T 细胞聚集、活化可以产生适应性免疫，强化免疫效应细胞包括单核细胞、巨噬细胞的清除作用。本例患者 CD3（55.5%）偏低，CD4$^+$（21.1%）偏低，CD8$^+$（31.8%）偏高，CD4/CD8 比值 0.66 偏低，CD19$^+$（4.8%）偏低。动物研究表明，CD4$^+$T 细胞缺失的小鼠对肺孢子菌十分敏感，而重建 CD4$^+$T 细胞后感染明显缓解。因此，本例患者 CD4 水平偏低，是感染 PJP 的免疫学基础。

3. 治疗非 HIV-PJP 的首选抗菌药物有哪些　对于非 HIV-PJP 患者，目前复方磺胺甲噁唑为治疗 PJP 的首选药物。其特点为成本低，临床疗效好，经静脉应用和口服的生物利用度高，在治疗成人和儿童的推荐剂量为 15～20mg/（kg·d），分为 3～4 次，口服或静脉注射，疗程 21 天。卡泊芬净可抑制 β-1，3-葡聚糖合成对细胞壁的作用，由于人体不含有葡聚糖合成酶，从理论上讲，棘白菌素类药安全性高。大鼠实验中，卡泊芬净显示了与甲氧苄啶/磺胺甲噁唑（TMP/SMZ）具有相似的疗效，卡泊芬净可提高大鼠存活率，降低肺水肿和耶氏肺孢子菌孢子负荷量，对 PJP 有潜在的临床疗效。在一项回顾性研究中，4 例实体器官移植患者的重度 PJP 研究中，使用卡泊芬净作为标准复方磺胺甲噁唑联合补救性治疗方案，可快速使机体改善和肺炎痊愈。二线治疗首选药物是伯氨喹和克林霉素的联合方案，伯氨喹（30mg，每日 1 次）联合克林霉素（600mg，每 8 小时 1 次），但伯氨喹的肝、肾毒性较大，易发生血液系统损害，如中性粒细胞减少症、血小板减少症、高铁血红蛋白血症等。激素可以减轻肺部严重感染时的炎症反应，指南强烈推荐糖皮质激素的辅助性治疗用于成人HIV-PJP合并低氧血症的患者，且有相对明确的积极作用；在患有PJP和呼吸衰竭的非HIV患者中不推荐常规辅助使用糖皮质激素，目前尚存在一定的疑问，需要进一步探究。

4. PJP影像学有何特殊表现　PJP病变进展时两肺多出现不同程度的弥漫性病变：①两肺磨玻璃状影，表现为两侧大致对称自肺门开始的向外周辐射的弥漫性浸润性病变，边缘模糊，以中下肺野为重，同时伴有肺野透亮度降低。②两肺网格状影，可伴斑片状及结节状改变。病变严重时斑片、结节相互融合，出现范围不等的肺段、肺叶实变。③两肺磨玻璃状影与网格状影混合，形成"碎石路征"，可见含气支气管通过。④少见的合并表现有胸腔积液、肺气囊、肺大疱、结节灶、空洞、自发性气胸等。⑤病变分布于肺尖相对少见。

结合以上表现，本例患者与其病情变化相符。

三、专家点评

该病例以急诊常见主诉咳嗽、咳痰、发热来诊，自述平时体健，以低氧血症、呼吸衰竭为突出表现，重症肺炎的初步诊断容易得出；病原菌的识别对患者的精准治疗以及预后具有至关重要的作用，经过系列筛查后明确为PJP。患者看似免疫功能正常，但经过检查发现有胸腺瘤的可能，且细胞免疫指标均下降，这些结果更加支持患者的病原学可能诊断。回顾本例患者的诊治过程，体现出对急诊就诊的重症肺炎病例，首先予以积极氧合支持以及其他脏器功能支持手段，在此基础上积极明确病因病原学，以及开展针对性治疗的重要性。

（徐　蕾）

第三十四节　伴颅内静脉窦血栓形成的肺炎克雷伯菌肝脓肿

一、病史摘要

（一）现病史

患者男性，54岁，因"发热伴寒战2天"来医院急诊。

患者2021年1月28日开始于无明显诱因下出现发热、畏寒、寒战，最高体温40℃，发热无规律。无明显咽痛、咳嗽、咳痰，无明显腹痛、腹胀、腹泻，无明显尿急、尿频、尿痛等，否认不洁饮食及受凉史，未予足够重视。至1月31日患者出现反应迟钝，对答不畅，持续半小时后自行缓解，遂外院急诊就诊。外院血常规：白细胞 4.58×10^9/L，中性粒细胞占比0.907，血小板 53×10^9/L，C反应蛋白320.42mg/L，谷丙转氨酶92U/L，谷草转氨酶165U/L，总胆红素38.7μmol/L，D-二聚体42.9mg/L，血清肌钙蛋白T 0.025ng/mL，肌酸磷酸激酶706U/L，血清肌酐142μmol/L。予吲哚美辛栓退热，氨苄西林2.0g静脉滴注，每日 2 次抗感染治疗。次日复查血常规：白细胞 2.2×10⁹/L。于 2 月 1 日由救护车转院就诊。

（二）既往史

否认其他重要既往史、个人史、婚育史及家族史。

（三）体格检查

体温 36.1℃，血压 125/88mmHg，心率 107 次/分；呼吸频率 20 次/分，指末血氧饱和度 98%。神清，精神萎。皮肤、巩膜无黄染。颈软，无抵抗。心律齐，心脏听诊无特殊。腹膨隆、软，中上腹轻压痛，无反跳痛，墨菲征（-），肝区叩痛（+），麦氏点压痛（-）。

（四）实验室及辅助检查

血常规：白细胞 10.21×10⁹/L，中性粒细胞占比 0.863，血红蛋白 153g/L，血小板 35×10⁹/L，C 反应蛋白 245.22mg/L，降钙素原>100ng/mL。

血生化：谷丙转氨酶 206U/L，谷草转氨酶 366U/L，总胆红素 33.6μmol/L，D-二聚体 4.98mg/L，磷酸肌酸激酶 2 224U/L，血清肌酐 120μmol/L，钠 130mmol/L，钾 3.3mmol/L。

腹部超声：肝右后叶见 46mm×37mm 稍低回声区，边界尚清，周边回声稍增强，未见明显血流信号。胆囊、胰腺、双肾及输尿管未见明显异常。

腹部 CT 平扫：肝右后叶下段见片状稍低密度区（图 7-41），范围约 55mm×45mm；肝囊肿，胆结石可疑；肠管积气扩张。

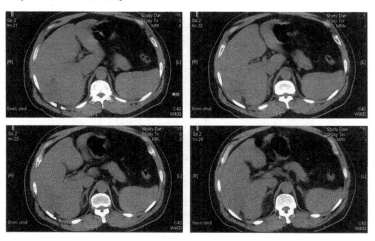

图 7-41 腹部 CT

（五）初步诊断

①多器官功能障碍综合征（肝脏、肾脏、凝血）。②脓毒血症。③肝脓肿。④电解质紊乱。

（六）诊治经过

来院后立即告病危，予心电监护，记 24 小时出入液量，留取血培养后即刻予经验性抗感染治疗：美罗培南 1.0g，每 12 小时 1 次（根据肾功能调整剂量），以及必要的稳定内环境、脏器支持等治疗。次日血培养危急值报告革兰阴性杆菌生长。2 月 4 日血培养菌种鉴定为肺炎克雷伯菌（图 7-42）。肝脏增强 MRI 检查示：肝内可见多发类圆形异常信号，T_1WI 呈等低信号，T_2WI 呈高信号，弥散加权成像（DWI）呈高信号，增强后见明显不均匀环形强化，较大一枚位于肝右叶，大小约 59mm×49mm，内见分隔样强化（图 7-43）。

普外科会诊认为，脓肿引流和积极抗菌是肝脓肿治疗的基础，在 B 超或 CT 引导下经皮肝穿刺抽脓或置管引流术已作为治疗化脓性肝脓肿的首选方案。一般认为对于直径<5cm 的肝脓肿可行肝穿刺抽脓，对于直径≥5cm 的肝脓肿需放置导管引流，并且认为是最重要的治疗方式。对存在腹膜炎、厚壁脓肿、脓肿破裂、多房性大脓肿以及抽脓或引流效果不佳的患者，应积极手术治疗。对于之前有胆道手术史的患者，可以选择内镜逆行胰胆管造影（ERCP）引流。本例患者，因脓肿为多发，最大者直径约为 5cm，影像学检查示脓肿未完全液化，且较大脓肿内形成分隔，不易引流充分，先前内科保守治疗已有较好的治疗反应，综合评估下，可暂不引流，继续抗菌治疗。

检验项目：需氧血培养　　　　　　　　　　　标本状态：血培养血量 8~10mL

检验结果：肺炎克雷伯菌

药敏结果：肺炎克雷伯菌　　　　　　　　　　耐药提示：
专家评语：

序号	抗菌药物	折点	结果	解释	序号	抗菌药物	折点	结果	解释
1	头孢唑林	<=19;>=23	21mm	中介	13	美罗培南	<=1;>=4	<=0.25 μg/mL	敏感
2	头孢呋辛	<=14;>=18	20mm	敏感	14	环丙沙星	<=0.25;>=1	<=0.25 μg/mL	敏感
3	头孢噻肟	<=22;>=26	28mm	敏感	15	复方SMZ	<=2/38;>=4/76	<=20 μg/mL	敏感
4	磷霉素	<=12;>=16	15mm	中介	16	多西环素	<=4;>=16	1 μg/mL	敏感
5	庆大霉素	<=12;>=15	19mm	敏感	17	米诺环素	<=4; >=16	<=1 μg/mL	敏感
6	氨下西林/舒巴坦	<=11;>=15	17mm	敏感					
7	头孢他啶	<=4; >=16	<=0.12 μg/mL	敏感					
8	头孢吡肟	<=2;>=16	<=0.12 μg/mL	敏感					
9	氨曲南	<=4;>=16	<=1 μg/mL	敏感					
10	哌拉西林/他唑巴坦	<=16/4;>=128/4	<=4 μg/mL	敏感					
11	头孢哌酮/舒巴坦	<=16;>=64	<=8 μg/mL	敏感					
12	亚胺培南	<=1;>=4	<=0.25 μg/mL	敏感					

图 7-42　血培养及药敏试验结果

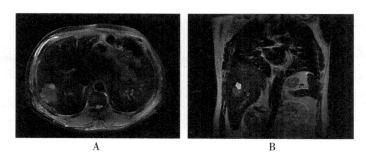

图 7-43 肝脏增强 MRI

A 横断位；B 冠状位；提示肝脏多发性脓肿，肝右叶异常灌注

为评估全身脏器受累及脓肿播散情况，行眼科检查未见眼内播散。头颅 MRI 示：两额顶颞叶及侧脑室旁多发缺血灶；右侧横窦血栓形成可能。进一步完善磁共振静脉成像（MRV）检查，示：右侧横窦及乙状窦多发充盈缺损，管腔显影纤细，脑静脉窦血栓形成（CVST）（图 7-44）。四肢血管超声未见异常。

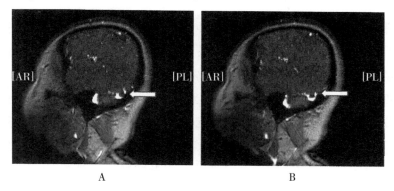

图 7-44 头颅 MRV

根据药敏及肾功能情况调整抗菌方案为：亚胺培南西司他丁（1.0g，静脉滴注，每 8 小时 1 次）+阿米卡星（0.6g，静脉滴注，每日 1 次）+甲硝唑（0.5g，静脉滴注，每 12 小时 1 次）抗感染治疗，并低分子肝素抗凝及脏器支持治疗。后患者体温降至正常，未再发生反应迟钝等表现，血常规基本恢复正常，肝肾功能等生化指标均明显好转，在急诊病房治疗 7 天后转康复医院继续治疗。

（七）临床结局及随访

强化治疗 2 周后，抗菌药物降阶梯为头孢哌酮钠舒巴坦钠 3g，静脉滴注，每 12 小时 1 次治疗。总治疗满 1 个月后再次随访，患者持续体温平，血小板、肝肾功能、电解质以及凝血功能均恢复正常水平。复查肝增强 MRI 示：肝右叶脓肿治疗后改变，较前摄片范围缩小（图 7-45），改口服抗生素头孢克肟联合甲硝唑出院，定期随访。

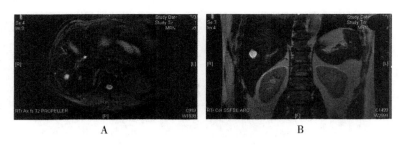

图 7-45　治疗 1 个月后复查肝脏增强 MRI

A 横断位；B 冠状位；示病灶较前明显缩小吸收

（八）最终诊断

①多器官功能障碍综合征（肝脏、肾脏、凝血功能）。②脓毒血症。③肝多发脓肿。④电解质紊乱。⑤右侧横窦及乙状窦静脉血栓形成。

二、讨论

1. 化脓性肝脓肿临床特征　化脓性肝脓肿是最常见的内脏脓肿，约 80% 是由细菌引起。常见病原体为肺炎克雷伯菌、大肠埃希菌等肠杆菌科细菌以及革兰阳性球菌（如金黄色葡萄球菌、链球菌）、厌氧菌。在我国，超过 80% 的肝脓肿病例是由肺炎克雷伯菌引起的。糖尿病是肺炎克雷伯菌肝脓肿最主要宿主危险因素之一。肺炎克雷伯菌肝脓肿除了典型的化脓性肝脓肿表现（发热、寒战、右上腹痛、白细胞及肝酶升高）外，部分病例还会出现"侵袭综合征"，包括眼内炎、中枢神经系统感染、其他肝外脏器感染、多器官功能障碍综合征等。肝脓肿继发 CVST，是一种罕见且严重疾病，除肝脓肿的表现外，可伴有头痛、视神经盘水肿、视力丧失、局灶性或全面性癫痫发作、局灶性神经功能障碍、意识模糊、意识改变和昏迷；如不及时治疗，患者死亡风险高，即便幸存也多遗留严重后遗症（失明、神经功能受损等）。因此急诊医生对于肝脓肿并发罕见 CVST 的并发症需有所认识。

（1）发病机制：相当比例的肝脓肿在 1 次或 1 次以上肝门部位脓毒血症发作后产生，侵袭途径可分为胆道系统、门静脉、肝动脉、从邻近的感染病灶直接侵袭（图 7-46）。一半肝脓肿病例是由胆道感染引起，胆道结石、局部恶性肿瘤或空肠造口术后狭窄都是引起胆道感染的高危因素。胆管中的细菌增殖并上行，进而侵袭肝实质，最终形成肝脓肿。门静脉途径可能源于腹腔感染（如阑尾炎、憩室炎、结直肠癌和炎症性肠病等）。肝动脉途径通常涉及链球菌或葡萄球菌血症，导致继发性肝脓肿，此时的重点应放在寻找通过血行播散到肝脏的其他感染源上（如感染性心内膜炎）。

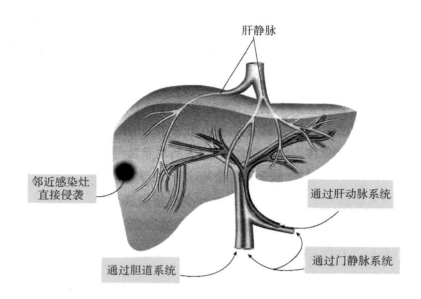

图7-46 肝脓肿的感染途径

肺炎克雷伯菌肝脓肿常为隐源性（原发性）感染，即在没有肝胆疾病情况下发生的肝脓肿。入侵途径可能是直接穿过肠道屏障侵入肝脏而导致。另外，糖尿病是肺炎克雷伯菌肝脓肿发病最主要的危险因素之一。中国台湾地区的3项研究显示，70%~78%的肺炎克雷伯菌肝脓肿患者存在糖尿病。虽然其确切机制尚未确定，但可能的机制是血糖控制不佳会损害中性粒细胞对肺炎克雷伯菌 K1/K2 荚膜血清型的吞噬作用。

（2）流行病学：肝脓肿约占所有内脏脓肿的50%，占腹腔脓肿的13%。本病在不同国家和地区其发病率截然不同。在美国，肝脓肿的发病率约为 2.3/10 万人，且主要发生在老年男性、有糖尿病基础疾病以及患有肿瘤等免疫低下的患者中，最常见病原体是米勒链球菌，其次是肺炎克雷伯菌。而在韩国和中国台湾地区报道的发病率则更高（17.6/10 万人），且常见病原体是肺炎克雷伯菌。2021 年一项国内报道的单中心回顾性研究中，一共包含1 572例肝脓肿患者，其中肺炎克雷伯菌感染占所有鉴定菌株的 85.6%。这些均提示宿主遗传因素可能发挥一定作用。

（3）治疗：该类患者多以高热等急症前来就诊。一旦诊断肝脓肿，应积极寻求与外科的合作，及时行穿刺引流、外科手术等。在及时进行病原学检查的同时，应积极进行经验性抗菌治疗。抗菌方案的制订多需联合用药：使用广谱的，特别是能覆盖肠杆菌科细菌、金黄色葡萄球菌、链球菌、厌氧菌以及溶组织内阿米巴等的抗菌药物。方案包括：①第3代头孢菌素类抗生素（如头孢曲松）联合甲硝唑（甲硝唑可覆盖溶组织内阿米巴）。②β-内酰胺类/β 内酰胺酶抑制剂复方制剂（如哌拉西林/他唑巴坦）联合甲硝唑。③合成的青霉素类（如氨苄西林）联合氨基糖苷类（如阿米卡星）、甲硝唑。

对于以上药物过敏或不可用的情况下，可选择替代方案：①氟喹诺酮类联合甲硝唑。②碳青霉烯类或联合甲硝唑。对肝脓肿引发严重脓毒血症或感染性休克的危重患者，急性期选择强化治疗是必要的。有明确病原体时，应根据药敏结果及时调整用药。

对于引流充分的患者可予2~4周静脉抗菌药物治疗，而对于引流不完全或未行引流的患者建议接受4~6周的静脉抗生素治疗。剩余疗程可根据培养结果和药敏试验结果选用特定的口服药物序贯治疗（应包含覆盖厌氧菌的药物）。

（4）预后：随着诊疗技术的进步，多数病例通过穿刺引流和广谱、高效的抗菌药物使用而预后良好，院内病死率为2.5%~19%。老年人、重症监护病房（ICU）住院以及存在感染性休克、急性呼吸衰竭、胆源性脓肿、癌症、真菌感染、肝硬化、慢性肾衰竭的患者发生肝脓肿后病死率更高。存在胆道疾病的患者肝脓肿复发更常见。

2. 该患者患肝脓肿并发CVST，是偶然事件还是二者有相关性　CVST是一种罕见、危重的脑血管疾病，每年发病率为5/100万人。已报道的CVST发生的危险因素：中枢神经系统感染和邻近局部感染（如耳部、鼻旁窦、口面部或颈部）、口服避孕药的使用、妊娠和产褥期、全身炎症性疾病，以及所有深静脉血栓形成的原因。对于本例患者而言，其CVST主要的危险因素为肝脓肿。肝脓肿引起的全身炎症反应产生大量的炎症因子，而引起高凝状态（包括凝血级联激活、血小板激活和纤溶酶原激活），致使患者易患CVST。故肝脓肿可能是该患者血栓形成的原因，进而导致CVST。然而，肝脓肿与CVST形成的关系及其病理生理机制仍需进一步的研究。

3. CVST临床表现纷繁复杂，何时需纳入CVST诊断的考量？又该如何快速诊断　CVST临床表现多样，包括头痛、癫痫、恶心、局灶性神经功能障碍和意识丧失，可单独出现或合并出现。在这些表现中，头痛通常是CVST最早和最常见的症状。80%~90%的患者表现为局灶性或弥漫性头痛。对于急诊科医生，应该首先以常见病或是"一元论"评估初诊患者，当患者存在CVST发生的高危因素，并且处于高凝状态［静脉血栓栓塞症（VTE）风险评分（Padua评分）>4分为高危患者］，在排除颅内感染、脑出血、脑脓肿等颅内疾病的情况下，出现临床上不能解释的头痛、癫痫、意识改变或其他神经功能障碍表现时，需纳入CVST诊断的考量。

诊断是CVST管理中最具挑战性的部分。单纯头部CT诊断CVST可能作用有限。CT检查常表现为一些如脑水肿或出血等非特异性表现，甚至部分患者可无明显异常。对于临床上高度怀疑CVST，我们推荐头颅MRV+头颅增强MRI的组合，以快速诊断。数字减影血管造影（DSA）检查仍是诊断CVST的金标准，但由于是有创性检查，故不作为急诊的首选。

4. 肝脓肿合并CVST急诊处理有哪些重点　肝脓肿是急诊科常见急症，易并发脓毒血症，除了脏器评估和支持治疗外，急诊处理还需做到以下几点：①第一时间留取血培养，尽可能获取病原学资料。②"先开枪再瞄准"。对肝脓肿引发严重脓毒血症或感染性休克危重患者的强化期治疗是必要的，由于国内肝脓肿大部分病原学是肺炎克雷伯菌，所以建议强化期抗菌方案为碳青霉烯类联合阿米卡星以及甲硝唑，后续再根据药敏以及患者治疗反应调整用药。③内外科联动。脓肿引流和积极抗菌是肝脓肿治疗的基石。④评估侵袭综合征情况，常见包括眼内炎、中枢神经系统感染、其他肝外脏器感染、多器官功能障碍综合征等。⑤强化控制血糖。糖尿病是肺炎克雷伯菌肝脓肿发病的主要危险因素之一，且高血糖亦不利于感染控制。

肝脓肿合并罕见的 CVST 并发症，需增加针对血栓治疗和对症治疗。对症治疗包括处理颅内高压、头痛、癫痫等。抗血栓治疗的目的是防止血栓的扩展，使闭塞的静脉窦/静脉再通，以及治疗潜在的血栓前状态，防止身体其他部位发生静脉血栓。在 CVST 急性期，低分子肝素是临床一线的抗血栓药物。急性期后建议对大多数患者继续抗凝治疗至少 3 个月。

5. 总结　当有发热、寒战、肝区叩痛、白细胞增高、肝功能异常等表现的患者来诊时，应警惕肝脓肿。常见病原体为肺炎克雷伯菌、大肠埃希菌等肠杆菌科细菌以及革兰阳性球菌（如金黄色葡萄球菌、链球菌）、厌氧菌。在国内，尤其是在糖尿病基础疾病的患者中，大多数病原菌为肺炎克雷伯菌。这对经验性抗菌药物的选择至关重要。

脓肿引流和积极抗菌是治疗关键。本病例所使用的抗菌方案（碳青霉烯类联合阿米卡星以及甲硝唑）在肝脓肿引发严重脓毒血症或感染性休克危重患者的强化期治疗是必要的。同时根据脓肿大小、位置、液化程度综合考虑，以决定是否需要引流或手术治疗。得益于临床医生对肝脓肿诊断的敏锐性，以及穿刺引流和广谱、高效的抗菌药物使用，该例患者预后良好。

三、专家点评

肝脓肿是急诊常见急症，病例日趋增多。起病隐匿、临床不典型者易误诊、漏诊，造成不良结局。急诊医生对高热、畏寒、寒战者均应排查肝脓肿的可能，尤其是当有糖尿病、胆石症等基础疾病患者出现间歇性高热、炎症毒性表现突出时，要重点怀疑，并对其进行详细的病史询问和针对性的体格检查。影像学、超声等的检查是发现肝脓肿最为有效的诊断方法。

肺炎克雷伯菌肝脓肿是最为多见也是最为凶险的一类肝脓肿，常可导致侵袭综合征，并发症多，发生率高，需多学科合作治疗。一旦诊断为肺炎克雷伯菌肝脓肿，需注意侵袭综合征发生的可能，应积极综合评估并密切观察可能存在的并发症。其中，肺脓疡、脑脓肿、化脓性眼内炎、凝血功能异常是比较常见的并发症。该例患者出现 CVST 是比较少见的，可能与细菌感染所致的凝血功能启动有关。

肝脓肿的治疗，常需外科穿刺引流和经验性抗菌用药，在留取病原学检查标本的同时，及时给药。

（徐　蕾）

第三十五节 肺炎克雷伯菌致侵袭性多发脓肿

一、病史摘要

（一）现病史

患者男性，57 岁，因"肛周脓肿术后 8 天，发热 3 天"来诊。

患者因"肛旁肿痛 5 天"于当地医院就诊。查体见肛外时钟 5 点位肛缘处肿块，范围 4cm×4.5cm，波动感明显，有一小溃口；指诊大量粪便。外院考虑"肛周脓肿"，遂于 2018 年 11 月 19 日在腰麻下行直肠后间隙切开+肛周脓肿切开引流术+脓腔搔刮术，术中取脓液培养，示肺炎克雷伯菌。术后予肛洗坐浴、止痛及对症治疗 5 天后，于 2018 年 11 月 23 日好转出院。患者出院后第 2 天出现高热，最高体温 39.9℃，伴全身乏力及纳差，无头痛、头晕，无咳嗽、咳痰，无腹痛、腹泻，无恶心、呕吐，无尿急、尿频、尿痛，无言语含糊及肌力改变等不适。当地医院给予头孢西丁抗感染治疗 3 天后患者体温无下降（38～40℃）。2018 年 11 月 27 日转院就诊。

（二）既往史

患者平素体健，否认疫水接触史，否认野禽及家鸽饲养史。高血压病史 10 年余，平素口服厄贝沙坦氢氯噻嗪片 75mg（每日 1 次）、氨氯地平片 5mg（每日 1 次）；否认糖尿病、冠心病、脑梗死、慢性阻塞性肺疾病（COPD）、肝炎、结核病等病史。否认食物、药物过敏史。

（三）体格检查

体温 40℃，脉率 109 次/分，呼吸频率 25 次/分，血压 134/85mmHg。嗜睡状态，精神萎靡，呼吸平稳，查体配合度欠佳。全身皮肤无黄染，无肝掌、蜘蛛痣，全身浅表淋巴结无肿大，双侧瞳孔等大等圆、对光反射灵敏。听力正常，外耳道无分泌物，耳郭、乳突无压痛。伸舌居中，扁桃体无肿大。颈软，双肺听诊呼吸音清。心率 109 次/分，律齐，各瓣膜听诊区无杂音。腹部平软，肝、脾肋下未及，肝、肾区无叩击痛，肠鸣音 2～3 次/分。神经系统检查配合欠佳。肛外时钟 6～7 点位肛缘处可及一陈旧性手术瘢痕。

（四）实验室及辅助检查

血常规：白细胞 12.03×10⁹/L，中性粒细胞占比 0.85，C 反应蛋白 85.3mg/L。

降钙素原：0.35ng/mL。

D-二聚体：1.43mg/L。

血生化：总胆红素 19.7μmol/L，结合胆红素 11.0μmol/L，谷丙转氨酶 70U/L，谷草转氨酶 57U/L。

心肌损伤标志物、肾功能、肝炎标志物、肿瘤标志物、人类免疫缺陷病毒（HIV）检测均正常。

头颅及胸部 CT：未见明显异常。

腹盆 CT：肝膈顶部占位，脓肿可能性大（图 7-47）。

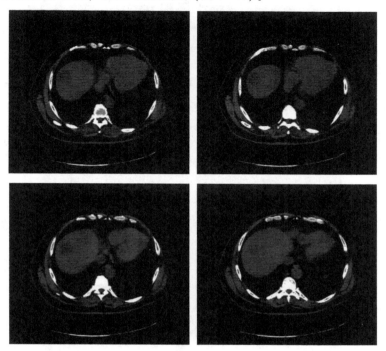

图 7-47　腹盆腔 CT（2018-11-27）

示肝膈顶部占位，脓肿待排；左肾盏微小结石或钙化灶

（五）初步诊断

①发热伴肝内占位：肝脓肿可能。②肛周脓肿术后。③高血压 1 级。

（六）诊治经过

入院后予美罗培南抗感染、脏器功能支持及对症治疗后，患者体温逐渐平复，精神状态明显好转，但患者逐渐出现言语含糊、口角歪斜、左侧肢体乏力，左侧肌力 II～III 级，巴氏征阳性。完善头颅 CT 检查示左侧基底节区及左侧脑桥低密度灶（图 7-48）；头颅 MRI 检查示脑内多发脓肿（图 7-49）。腰椎穿刺检查示脑脊液无色、透明、无凝块，蛋白定性试验（+），红细胞 $20×10^6/L$（20/mm³），白细胞 $60×10^6/L$（60/mm³），多核细胞占比 0.12，单核细胞占比 0.88。脑脊液生化：蛋白质 1.07g/L，葡萄糖 4.0mmol/L，氯 123 mmol/L。脑脊液肿瘤标志物（-）。脑脊液、血液 NGS 均回报肺炎克雷伯菌。

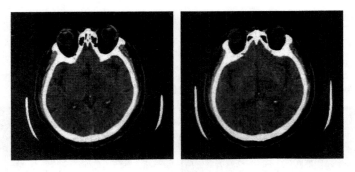

图7-48 头颅CT平扫（2018-12-2）

示左侧基底节区及左侧脑桥呈低密度灶

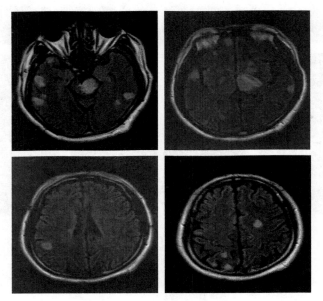

图7-49 头颅CT平扫+FLAIR+DWI（2018-12-4）

示脑内多发脓肿；脑内多发缺血梗死灶

（七）临床结局及随访

根据患者手术史、检查结果、治疗经过，考虑肺炎克雷伯菌血流感染致侵袭性脓肿（肝脓肿、脑脓肿）诊断明确，抗生素方案加强至美罗培南2g，每8小时1次，静脉滴注，持续1个月；患者体温平、言语含糊、肌力基本恢复正常；随访腹部CT（图7-50），头颅CT、MRI检查示脓肿逐渐吸收（图7-51～图7-53），遂予出院。

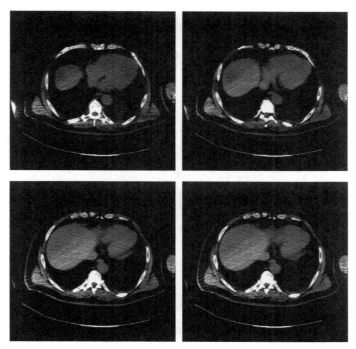

图 7-50　腹盆腔 CT 平扫（2018-12-11）

结合病史，考虑肝膈顶部脓肿，较 2018-11-27 摄片略有缩小

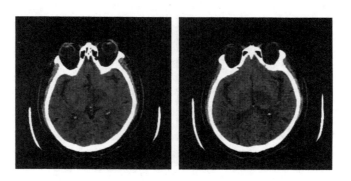

图 7-51　头颅 CT 平扫（2018-12-11）

示脑内多发低密度灶，结合病史及 MRI，考虑多发脓肿

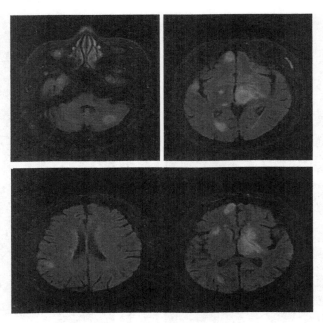

图 7-52　头颅 MRI 平扫+增强（2018-12-18）

脑内多发脓肿复查，较前（2018-12-4）病灶有吸收改善，脑内有多发缺血梗死灶

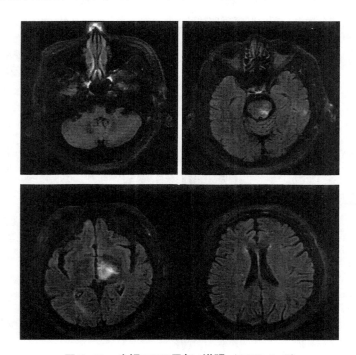

图 7-53　头颅 MRI 平扫+增强（2018-1-8）

脑内多发脓肿复查，脑内病灶较前（2018-12-18）明显减少、缩小

出院 1 个月、半年及 1 年随访，患者均体温平，无肢体活动障碍，正常生活。

（八）最终诊断

①肺炎克雷伯菌血流感染致侵袭性脓肿（肛周脓肿、肝脓肿、脑脓肿）。②高血压病。

二、讨论

1. **肺炎克雷伯菌致侵袭性脓肿特征**　肺炎克雷伯菌是一种革兰阴性、可产气、有荚膜、不能活动的肠杆菌科细菌，广泛存在于自然界，是人体肠道和口腔的常驻菌，也是人体感染的常见菌之一。肺炎克雷伯菌侵袭性感染可能涉及肝脏、肺、尿道、腹腔、血液和中枢神经系统，且多为重症感染，治疗不及时者及部分重症患者有生命危险。CT 平扫和增强是腹腔深部脓肿的最佳影像学显示方法，MRI 平扫和增强 MRI 多用于扫描头颅、脊柱和腹部深部脓肿病灶的感染。

2. **肺炎克雷伯菌流行病学**　人类是肺炎克雷伯菌的主要宿主。1882 年卡尔·弗雷德兰德首次将肺炎克雷伯菌描述为一种从肺炎死亡者肺部分离的细菌。社区中，肺炎克雷伯菌在粪便标本中的带菌率为 5%~38%，鼻咽部为 1%~6%，皮肤上很少携带。肺炎克雷伯菌肠道定植的危险因素包括糖尿病、酗酒、恶性肿瘤、肝胆疾病、慢性阻塞性肺疾病、肾衰竭和糖皮质激素治疗等。

3. **肺炎克雷伯菌致侵袭性脓肿治疗**　肺炎克雷伯菌所致侵袭性脓肿的治疗基于原发病灶脓肿的引流需联合敏感的抗生素治疗。影像学（超声或 CT）引导下的经皮穿刺引流可用于诊断和治疗，优于外科引流。即使是根据血培养阳性诊断的患者，也推荐采用经皮穿刺引流进行治疗。

抗生素的选择、时间长短取决于感染部位、脓肿的大小、脓肿的演变以及感染的转移性。对于大多数病例，抗生素治疗应持续 4~6 周，最短的治疗时间通常认为是 2 周；对于需要后续引流或影像学检查发现持续存在脓肿的患者，可能需要更长的疗程。对于糖尿病患者，严格的血糖控制认为利于感染的治疗。对于转移性感染患者，除了全身性抗生素治疗外，还需要予以局部治疗或清创。

4. **肺炎克雷伯菌致侵袭性脓肿预后**　肺炎克雷伯菌致侵袭性脓肿整体预后良好，但转移性脓肿所致并发症有致命风险。如肝脓肿引起脓毒性肺栓塞，联合其他肺外重要器官的转移性感染（如颅内感染和心包炎）病死率较高，转移性眼内炎患者的病死率相对较低，但即使进行积极治疗，并发症（如视力下降或失明）发生率仍较高。

5. **总结**　为了避免肺炎克雷伯菌致侵袭性脓肿患者中遗漏隐匿性脓肿，特别是脑脓肿，需要对有或无危险因素的患者，特别是糖尿病患者进行全面广泛的影像学检查。对于隐匿性脑脓肿患者，应采用连续的神经影像学随诊来监测治疗效果，确定治疗方案。治疗应引流联合早期、足量、长程抗生素。

三、专家点评

此病例详细、完整地描述了肺炎克雷伯菌侵袭性脓肿的临床特点、发病机制、临床表现、诊治方案及预后等，有较高的临床指导意义和学习价值。

此患者为中年男性，既往体健，经肛周脓肿手术后出现肝脓肿，继而发现脑脓肿，经多项病原学检测均证实为肺炎克雷伯菌所致的多部位感染，故肺炎克雷伯菌侵袭性脓肿（肛周脓肿、肝脓肿、脑脓肿）诊断明确。经过早期、足量、长程的抗生素，脏器功能支持及对症治疗后，康复出院。此病例有 3 个重要的临床发现：①患者既往体健，免疫正常。②隐匿性脑脓肿，发病初期无其他器官脓肿表现，肛周脓肿手术治疗结束后出现肝脓肿，抗感染过程中出现脑脓肿所致的言语含糊及一侧肌力明显下降的临床表现。③明确的肺炎克雷伯菌所致的多发性、转移性、侵袭性脓肿，经积极治疗后预后良好。

总之，肺炎克雷伯菌是一种革兰阴性菌，糖尿病、酗酒、恶性肿瘤、肝胆疾病、慢性阻塞性肺病、肾衰竭和接受糖皮质激素治疗的患者最常引起单器官或多器官感染。肺炎克雷伯菌一般通过传统培养或 mNGS 的方法从血液或感染部位的脓液中鉴定出该细菌而确诊。抗生素方案一般根据药敏试验结果确定，但需注意超广谱 β-内酰胺酶（ESBL）或耐碳青霉烯酶菌株的治疗方案的调整。

（李昌盛）

参考文献

[1] 方铭，胡敏. 实用急诊手册 [M]. 北京：化学工业出版社，2019.

[2] 秦啸龙，申文龙. 急诊医学 [M]. 北京：人民卫生出版社，2019.

[3] Shirley Ooi，Peter Manning. 急诊医学精要 [M]. 马青变，熊辉，译. 北京：科学出版社，2018.

[4] 施海彬，张劲松，赵卫. 急诊介入治疗学 [M]. 北京：人民卫生出版社，2018.

[5] 刘凤奎. 急诊症状诊断与处理 [M]. 北京：人民卫生出版社，2018.

[6] 刘大为. 实用重症医学 [M]. 北京：人民卫生出版社，2017.

[7] 王新花，张力，李金霞. 临床危重症诊治与监护 [M]. 北京：科学技术文献出版社，2018.

[8] 兰超，李莉. 急诊ICU手册 [M]. 郑州：河南科学技术出版社，2019.

[9] 于学忠，陆一鸣. 急诊医学 [M]. 北京：人民卫生出版社，2021.

[10] 保尔·兰肯. ICU诊疗精要 [M]. 于荣国，译. 北京：中国科学技术出版社，2017.

[11] 杨毅，黄英姿. ICU监测与治疗技术 [M]. 上海：上海科学技术出版社，2018.

[12] 贾大成. 院前急救手册 [M]. 北京：人民卫生出版社，2021.

[13] 郭毅. 急诊医学 [M]. 北京：人民卫生出版社，2016.

[14] 马明信. 实用内科门诊急诊手册 [M]. 北京：北京大学医学出版社，2016.

[15] 曹小平，曹钰. 急诊医学 [M]. 北京：科学出版社，2015.

[16] 孟庆义. 急诊内科诊疗精要 [M]. 北京：军事医学科学出版社，2015.

[17] 王一镗. 王一镗急诊医学 [M]. 北京：清华大学出版社，2015.

[18] 屈沂. 急诊急救与护理 [M]. 郑州：郑州大学出版社，2015.

[19] 王丽云. 临床急诊急救学 [M]. 青岛：中国海洋大学出版社，2015.

[20] 张文武. 急诊内科手册 [M]. 北京：人民卫生出版社，2017.